国家中医药领军人才"岐黄学者"支持计划项目
国家中医药管理局全国名中医传承工作室项目

慢性心力衰竭
中西医结合诊治
新进展

New Progress In The Diagnosis And Treatment Of
Chronic Heart Failure With Integrated Traditional Chinese
And Western Medicine

主编 李应东

甘肃科学技术出版社

甘肃·兰州

图书在版编目（CIP）数据

慢性心力衰竭中西医结合诊治新进展 / 李应东主编
. —— 兰州 : 甘肃科学技术出版社，2024.3
ISBN 978-7-5424-3132-5

Ⅰ．①慢… Ⅱ．①李… Ⅲ．①慢性病 －心力衰竭－中
西医结合－诊疗 Ⅳ．①R541.6

中国国家版本馆CIP数据核字(2023)第159732号

慢性心力衰竭中西医结合诊治新进展
MANXING XINLISHUAIJIE ZHONGXIYI JIEHE ZHENZHI XIN JINZHAN

李应东　主编

责任编辑　陈学祥
封面设计　麦朵设计

出　版　甘肃科学技术出版社
社　址　兰州市城关区曹家巷1号　730030
电　话　0931-2131572(编辑部)　0931-8773237(发行部)

发　行　甘肃科学技术出版社　　印　刷　兰州新华印刷厂
开　本　880毫米×1230毫米　1/16　印　张　15.75　插　页　2　字　数　434千
版　次　2024年4月第1版
印　次　2024年4月第1次印刷
印　数　1~2500
书　号　ISBN 978-7-5424-3132-5　　　定　价　138.00元

编 委 会

序 一

　　随着中国人口老龄化程度加深，预计未来20年心力衰竭发病率将增加25%。慢性心力衰竭（chronic heart failure，CHF）是多种心血管疾病的终末阶段，具有高死亡率和高发病率的特点，确诊后五年存活率不足50%，与恶性肿瘤存活率相当。因此，如何进一步提高患者的生活质量，降低心衰的死亡率及再住院率是当务之急。中医药是治疗CHF的重要措施，具有多靶点、多环节、多层次的作用机制，而循证医学证据指导下的心衰个体化治疗，又与中医辨证论治的理念不谋而合。我国CHF治疗实践证明，充分应用现代西医治疗成果，同时运用中医药有助于改善CHF临床症状、改善生活质量、提高运动耐量，甚至有改善预后的协同效应，这为中西医结合进行心力衰竭的防治提供了新的思路。

　　我和本书主编李应东教授同窗挚友四十余载，道相近，年相若，且经历相似，其作为全国名中医、国家中医药领军人才、岐黄学者，对中西医结合防治心血管疾病事业的守护、践行、奋斗精神令人敬佩！四十载大医精诚添春色，教书育人满杏林，他是甘肃中医药大学原党委书记、二级教授、主任医师、博士生导师，兼任中华中医药学会心血管病分会副主任委员、中国中西医结合学会活血化瘀专委会副主任委员、世界中医药学会联合会睡眠分会副会长等学术职务。主持完成了21项国家级、省部级科研课题，获10项省部级科研奖励，编写出版著作8部，发表学术论文128篇，发明专利5项，培养硕士、博士80余名。他主张"病证结合、方证相应"的学术思想，强调"心身同治、形神共调"，在CHF的中西医结合防治方面积累了丰富的临床经验。为进一步挖掘中西医结合优势，解CHF防治难题，其领导的团队进行了大量的临床研究和基础研究，精心编撰《慢性心力衰竭中西医结合诊治新进展》一书，本书从CHF的病因病机、诊断治疗、预后保健、院外管理以及相关的实验与临床研究等方面，进行了归纳、分析与探讨，比较系统地阐述了中西医结合防治CHF的诊疗路径和研究进展，在继承中医学宝库的基础上，融入现代医学的最新研究成果，在中医药的传承创新和现代化的道路上迈出了坚实的一步，彰显了中西医结合诊疗的特色和优势。本书还介绍了其他类似书籍较少涉猎的内容，如CHF的康复运动、心理问题、睡眠障碍、护理和疾病管理等。全书内容条分缕析、逐层深入，具有较强的可读性、指导性、实用性。

　　作为心力衰竭战线的"老兵"，深刻体会了中西医结合防治CHF的意义与价值。本书的出版将对推动中西医结合防治CHF的可持续发展，对临床防治CHF大有裨益，必将得到从事中西医结合防治CHF的临床心血管医生及非专科医生，尤其是基层医生的青睐！感谢应东教授及团队的付出与贡献！

张　健

中国医学科学院阜外医院心力衰竭中心主任

中国医师协会心力衰竭专业委员会主任委员

2024年立春于阜外医学院

序　二

　　心力衰竭(简称心衰)是由于心脏结构或功能异常导致心室充盈或射血能力受损所致的一组复杂临床综合征。心衰为各种心脏病的严重和终末阶段,是 21 世纪最重要的慢性心血管病症。西医学认为,心肌病理性"重构"是心衰发生发展的基本机制。导致心衰进展的两个关键过程,一是心肌死亡事件的发生,如急性心肌梗死、重症心肌炎所致的心肌损伤与坏死等;二是神经内分泌系统过度激活所致的系统反应,其中肾素-血管紧张素-醛固酮系统和交感神经系统两者的过度兴奋起着主要作用。切断这两个关键过程是有效预防和治疗心衰的基础,可改善病人预后。中医学认为慢性心衰属本虚标实之证,心气亏虚为其发病之本。心衰病机可用"虚""瘀""水"概括,益气、活血、利水为心衰的治疗大法。心衰的治疗目标不仅是改善症状、提高治疗生活质量,更重要的是防止和延缓心室重构的发展,从而维持心功能、降低心衰的病死率和再住院率。

　　近年来,先后有多部西医心力衰竭专著发布,如《心力衰竭》《实用心力衰竭学》《临床心力衰竭学》《心力衰竭规范化防治——从指南到实践》等,为规范慢性心衰的临床诊治起到了积极的作用。然而,至今国内外尚缺乏慢性心衰的中西医结合诊疗专著。甘肃中医药大学李应东教授主编的《慢性心力衰竭中西医结合诊治新进展》一书,从多个方面对心力衰竭的中西医结合诊疗进行了系统、深入地论述,是中西医结合心衰诊疗领域不可多得的一部专著。本书从慢性心力衰竭的流行病学、中西医诊断与评估、中西医结合及非药物治疗到慢性心衰与睡眠呼吸障碍,再到慢性心衰患者的康复、心理、护理和疾病管理以及慢性心衰名医论粹及诊治难点和慢性心力衰竭中医药研究进展等都进行了详细地论述,内容翔实、新颖,可读性强,适合作为中西医结合心血管临床医务人员的参考书。

　　相信本书的出版可为中西医结合心血管医务人员提供必要的帮助,提高广大医务人员对中西医结合诊疗心衰的认识及诊治水平。

毛静远

天津中医药大学第一附属医院

2024 年 3 月

序　三

　　近年来，由于人口老龄化和疾病谱的变化，全球心血管疾病的发病率显著上升，作为心血管病严重和终末阶段的心力衰竭，其发病率和死亡率都在升高，成为新世纪心血管病领域面临的重大挑战。虽然现代医学在心力衰竭防治中取得了显著进展，然而在心衰反复住院、生活质量下降等方面缺乏理想的治疗方案。针对此问题，中医药有其独特的疗效。

　　本书主编李应东教授和我是校友，相识数十载，与其领导的甘肃中医药大学及其附属医院心血管科渊源颇深。作为甘肃中医药大学附属医院心血管中心的首席专家，甘肃中医药大学中西医结合学院的博士生导师，我见证了中心的建立与成长，同时与李教授合作，共同牵头国家中医药管理局重大疑难疾病中西医临床协作试点项目。通过与李应东教授数十年的学术交流，与心血管中心十余载的临床交流，使我这个中医"门外汉"，也对中医有了一定的认识和推广宣传。李应东教授是全国名中医，也是国家中医药领军人才、岐黄学者，且作为国家级师带徒指导老师，于临床一线工作四十余载，在心脑血管疾病的中西医结合防治方面积累了丰富的临床经验，主张中医治疗慢性心力衰竭以补益脾肺之气温补心肾之阳治其本，活血利水治其标。李教授团队根据多年从事中西医结合防治心血管病的临床实践和科学研究体会，并参阅国内外文献资料，紧跟时代发展变化，精心编纂了《慢性心力衰竭中西医结合诊治新进展》一书献给广大学者。该书以慢性心力衰竭为主线，紧密围绕临床，全面、系统地介绍了慢性心力衰竭的流行病学、病因、发病机制、临床表现、诊断及治疗的中西医研究，还介绍了慢性心力衰竭与睡眠障碍、心衰的心脏康复及双心治疗的中医理论等内容。全书按类分述，内容丰富、全面，实用性较强。相信此书的出版对医务工作者及教研人员都是一部很好的参考书籍。鉴于此，我乐于为该书作序并愿借此机会推荐给同行及所有读者，相信此书的出版对慢性心力衰竭的中西医防治一定能起到积极作用。

张　钲

兰州大学第一医院

2024 年 3 月

序　四

　　慢性心力衰竭(chronic heart failure,CHF)是各种心脏疾病的终末期,其特点是患病率高、死亡率高及再住院率居高不下。2021版欧洲心脏病学会（European Society of Cardiology,ESC）心力衰竭(heart failure,HF)指南提出,可能在未来25年内,由于人口增长、大多数国家人口老龄化趋势的增加,发生慢性心力衰竭患者的绝对人数将显著增加50%,这将给国家和社会增添沉重的社会负担和经济压力,这是不容忽视的问题。作为临床工作者,我们责无旁贷,针对不同阶段的慢性心力衰竭患者的情况,以指南为导向,以循证依据为参考,结合我国国情,推崇中西医综合诊治已刻不容缓。

　　在30多年的临床工作中,笔者见证了慢性心力衰竭的治疗变迁,也目睹了无数慢性心力衰竭患者的喜悦和悲伤,我们在临床实践和科研研究中不断地探索慢性心力衰竭的防治。笔者的团队在十几年的努力中,先后参与了北京阜外医院张健主任的全国心衰项目研究,建立了中医药慢性疾病防治实验室,成立了慢性心力衰竭课题组,承担了甘肃的重大项目——甘肃省中医药防治慢性心力衰竭重点实验研究,构建了以疗效导向下慢性心力衰竭全程防控能力提升数字化关键技术及平台,开展了中医药防治重大疾病科研——慢性心力衰竭中医药综合防治方案构建及技术推广研究,并每年举办国家级慢性心力衰竭防治会议。在几十年不断的探索和挖掘中,发现中医药与化学药物的联合应用优势显著,是防治慢性心力衰竭的必然趋势,有较好的临床潜力,并不断得到广泛应用,且效果稳定。因此,中西医结合综合治疗慢性心力衰竭模式是值得深入研究的治疗手段。

　　本次编撰此书,以笔者的团队为核心,组织中西医结合博士,参与者包括甘肃省中医药大学中西医结合学院刘凯院长、西北民族大学医学部副主任、第一临床医学院副院长寇炜,青年岐黄学者、甘肃中医药大学附属医院赵信科副院长等一批年轻有为的博士,团队尚显年轻,临床经验不足,书中仍有许多不足之处,还请读者海涵。

　　慢性心力衰竭是心血管疾病防治中的优势病种,及早发现,及早干预,为患者选择合理的治疗方式,防微杜渐,及时止损,是利国利民的优化手段,也是我们中西医人努力的目标和使命所在,同时能更好地保障人民群众的生命安全和身体健康,为全面推进健康中国建设、构建人类卫生健康共同体贡献中国智慧和力量。

　　通过本书的编撰,希望对临床一线医务者及基层工作者的工作和学习有所帮助,通过我们的微薄之力,使得慢性心力衰竭防治的星星之火可以燎原,让中西医事业和谐并进,再创辉煌。

李应东

甘肃中医药大学附属医院

2024年3月

前　　言

　　慢性心力衰竭(chronic heart failure,CHF)是由多种因素引起心室充盈或射血异常导致心脏结构和功能出现进行性异常改变，引起心室收缩或舒张功能障碍的一组复杂临床综合征，且导致代偿机制、心室重塑、舒张功能不全及体液因子改变。其发病率高，预后差。根据我国流行病学调查数据分析，我国每年慢性心力衰竭患病人数呈上升趋势,35~74 岁的病患高达 450 万，重度慢性心力衰竭患者 1 年内病死率更是高达 50%,且病死率与年龄呈正相关，甚至 5 年生存率堪比某些恶性肿瘤，成了心血管疾病治疗中的棘手课题，因此，也引起国内外学者的极大关注和研究。

　　2022 年 1 月美国 AHA/ACC/HFSA 发布的最新心衰指南 *2022 AHA/ACC/HFSA Guideline for the Management of Heart Failure* 指出，心力衰竭仍然是全球发病率和死亡率的主要原因。指南为慢性心力衰竭患者的治疗提供了一种基于循证研究的心力衰竭患者管理方法，旨在提高护理质量并满足患者生存质量的需求。根据《中国心力衰竭诊断和治疗指南 2018》的诊断标准，防治目标主要追求病情延缓、预后改善、生活质量提高及病死率、再住院率降低。治疗包括一般治疗即生活方式干预、休息与活动、心理和精神治疗、病因治疗及消除诱因;药物治疗即利尿剂、"金三角"、正性肌力药、钙通道阻滞剂、扩血管药等。然而，随着科学技术的发展和人民生活水平的提高，人们对疾病的认识已不满足于治疗，而要求全面提高健康水平和生存质量。

　　近年来党和国家对国民健康给予高度重视，习近平总书记在不同场合多次强调，坚持中西医结合防治，中西药并用，不断优化诊疗方案，充分发挥中西医结合的优势，能够为人民群众构筑更牢固的健康防线，也是中医药传承精华、守正创新的生动实践。

　　近几十年来，随着国内外对慢性心力衰竭基础和临床的深入研究，尤其在综合治疗方面，在采用现代医学理论、诊疗技术和中医学传统理论、治疗方法相结合的中西医结合诊疗心力衰竭的模式下，拓展了慢性心力衰竭的治疗新思路，且新技术不断涌现和更新。虽然中、西医两种医学理论体系和临床实践都具有各自的优势和特色，但是将二者有机地结合，取长补短、相辅相成，可以更好地提高临床疗效，降低病死率和经济负担。那么如何合理应用中、西医理论体系和治疗方法解决临床实际问题，达到中西医结合辨病、辨证有机结合，形成具有中国特色的中西医结合综合医疗模式，依照指南和中医辨证，实现宏观与微观、辨证与辨病、中药与西药、药物与非药物等方面有机结合，达到治疗效果的最优化，是临床工作者急需解决的问题。同时，团结广大中西医结合学者，通过中西医结合与基础医学的深度交叉融合，医学与多学科的交叉，推进中西医结合诊疗的研究，推动中医西医相互融合，繁荣发展中西医结合科学技术，真正实现中西医结合系统性、多层次、多靶点疾病的标本兼治，推动中医药走向世界。

　　基于此，我们组织编撰了《慢性心力衰竭中西医结合诊治新进展》一书，采用了中西医研究相结合的方式，涉足内容丰富，覆盖面广，力图尽可能囊括国内外现有慢性心力衰竭的研究，反映慢性心力衰竭从古到今、从中医到西医、从国内到国外的研究情况，更翔实地探究了慢性心力衰竭近年来的最新研究现状与成果。本书共分为十一章，第一章概述了慢性心力衰竭的流行病学成果、慢性心力衰竭的概念、分类、病因、病机、治疗与预防以及中医药治疗心衰病的现状研究;第二章阐述了慢性心力衰竭的诊断与评估、临床表现、辅助检查、诊断标准与分期、合并症与并存症及预后评估要点;第三章全面介绍了现有慢性心力衰竭的不同治疗方式,包括一般治疗、药物治疗(西医、中成药)、非药物治疗、康复治疗、心脏移植及生物与基因治疗等;第四章对慢性心力衰竭的中医药治疗进行深入研究,包括病名释义、病因病机、主要证候及病机要点、诊断依据及治疗要点、病证鉴别、证治分类、其他疗法、预后转归及调摄等;第五章汇聚了慢性心力衰竭名医论粹经验,包括国医大师、全国名中医、岐黄学者的各家学说;第六章系统地阐述了慢性心力衰竭诊治难点,包括如何有效控制心衰的复发、降低再次住院率、射血分数保留的心力衰竭的治疗、早期干预、预防心衰进展、顽固性心力衰竭的治疗及合并症或并发症的中医药干预;第七章总结慢性心力衰竭的康复与心理干预,包括慢性心力衰竭的中西医结合康复运动,慢性心力衰竭患者的心理评估与干预及中医药辨证施治;第八章介绍了慢性心力衰竭的护理及院外管理;第九章拓展了慢性心力衰竭与睡眠障碍的评估与治疗;第十章总结了慢性心衰与勃起功能障碍;第十一章总结了慢性心力衰竭中医药研究进展,包括基础研究、临床研究及中药作用机制研究。

真诚希望本书的出版可以帮助中西医结合研究领域的临床医师、医学生、广大患者深入浅出地了解和掌握慢性心力衰竭的中西医结合诊治进展,也能成为临床医生、科研人员的好帮手,以便更好地提高临床诊治能力和技术为更多患者服务。本书在编写过程中参考和借鉴了大量的国内外专著和文献资料,由于篇幅所限不能详列所有相关的参考文献,希望各位同仁海涵,谨致以诚挚的感谢。最后,在此也感谢各位编者的辛勤付出,鉴于能力和水平有限,难免挂一漏万或有不尽如人意之处,衷心恳请各位专家和学者提出批评指正、不吝赐教,我们将竭尽全力,诚恳改进,以期更加完善和充实。

编者

2024 年 3 月

目　　录

第一章　慢性心力衰竭概述 …………………………………………………… 001

　第一节　慢性心力衰竭的流行病学 …………………………………………… 001

　第二节　慢性心衰的概念、分类及病因 ……………………………………… 004

　第三节　慢性心力衰竭的发病机制、治疗与预防 …………………………… 008

　第四节　中医药治疗心衰病现状 …………………………………………… 014

第二章　慢性心力衰竭的诊断与评估 ………………………………………… 021

　第一节　临床表现 …………………………………………………………… 021

　第二节　实验室和其他辅助检查 …………………………………………… 026

　第三节　诊断标准与分期 …………………………………………………… 030

　第四节　合并症与并存疾病 ………………………………………………… 038

第三章　慢性心力衰竭的治疗 ………………………………………………… 042

　第一节　慢性心力衰竭的治疗原则 ………………………………………… 042

　第二节　慢性心力衰竭的治疗方法 ………………………………………… 042

第四章　中医对慢性心力衰竭的认识及证候诊断 …………………………… 089

　第一节　病名释义及范围 …………………………………………………… 089

　第二节　病因病机 …………………………………………………………… 091

　第三节　主要证候及病机要点 ……………………………………………… 094

　第四节　诊断依据及治疗要点 ……………………………………………… 099

　第五节　病证鉴别 …………………………………………………………… 102

　第六节　证治分类 …………………………………………………………… 104

　第七节　其他疗法 …………………………………………………………… 109

　第八节　预后转归及调摄 …………………………………………………… 113

第五章　慢性心力衰竭名医荟萃 ……………………………………………… 116

　第一节　国医大师 …………………………………………………………… 116

　第二节　全国名中医 ………………………………………………………… 126

第六章　中西结合防治慢性心力衰竭难点的策略 …………………………… 134

　第一节　预防慢性心力衰竭病情加重或反复的策略 ……………………… 134

　第二节　射血分数保留心力衰竭的治疗 …………………………………… 136

　第三节　如何早期干预，预防心衰进展 …………………………………… 138

　第四节　顽固性心力衰竭的治疗 …………………………………………… 139

　第五节　慢性心力衰竭合并症或并发症 …………………………………… 142

第七章　慢性心力衰竭的康复与心理干预 ……………………………… 147

　第一节　慢性心力衰竭的中西医结合运动康复 ……………………………… 147

　第二节　慢性心力衰竭患者的双心治疗 ……………………………………… 157

第八章　慢性心力衰竭的护理及院外管理 ………………………………… 170

　第一节　护理评估与措施 …………………………………………………… 170

　第二节　院外管理模式与实践 ……………………………………………… 175

第九章　慢性心衰与睡眠呼吸障碍 ………………………………………… 195

　第一节　慢性心力衰竭与睡眠障碍 ………………………………………… 195

　第二节　睡眠障碍的诊断与评估 …………………………………………… 198

　第三节　睡眠障碍的治疗 …………………………………………………… 202

第十章　慢性心衰与勃起功能障碍 ………………………………………… 211

第十一章　慢性心力衰竭中医药研究进展 ………………………………… 220

　第一节　基础研究 …………………………………………………………… 220

　第二节　临床研究 …………………………………………………………… 225

　第三节　中药作用机制研究 ………………………………………………… 230

第一章　慢性心力衰竭概述

第一节　慢性心力衰竭的流行病学

一、慢性心力衰竭发病率情况

心力衰竭是所有心血管疾病发展到中晚期的一组复杂临床综合征。社会经济的发展,城镇化进程的加速,人口老龄化不断加深,使得心力衰竭发病率逐年增加。其高患病率、高死亡率、高医疗负担使之逐渐成为威胁人民健康的重大问题。

（一）总体发病率情况

我国35~74岁成人慢性心力衰竭(chronic heart failure,CHF)发病率约为0.9%。2018年国内心血管疾病流行病学调查结果显示,心血管疾病病死率占总病死率第一位,占我国总死亡人数40%以上,据此保守估计约有400万例慢性心力衰竭患者。最新的一项基于0.5亿中国城镇职工医疗保险数据的调查发现,我国心衰标准化患病率为1.1%,发病率为275/100 000(人·年),据此估算25岁及以上心衰患者达1205万,每年新发297万。根据欧洲和美国的现有数据,心衰的患病率从1%到14%不等,成年人患病率范围为1%~3%。全球心力衰竭负担数据显示:2017年全球心力衰竭患者达6430万,较1990年的3350万增加了91.9%,并且70~89岁老年心力衰竭患病人数是40~59岁人群的3.7倍。

（二）不同年龄、性别的发病率情况

随着人均寿命延长,老年人心衰发病率显著高于中青年。一项中国慢性病前瞻性研究显示基线年龄越大,心衰发病率越高。2017年一项社区调查显示,年龄每增加10岁发病率增加约1倍。详见表1-1。

表1-1　心力衰竭患者年龄分布

	年龄（岁）	发病率（%）
	<40	6.7
	40~49	10.7
住院患者	50~59	18.8
	60~69	23.5
	70~79	30.8
	35~44	0.3
	45~54	0.6
社区患者	55~64	1.3
	65~74	2.6
	≥75	4.1

自 2017 年中国心衰中心建立以来,心衰中心质控平台收集的患者数据显示心衰患者总体男性多于女性(男 59.5%,女 40.5%)。年龄构成方面,发病人群主要为老年人群,以>50 岁患者为主,>60 岁患者占比超过 60%。详见表 1-2。全球心力衰竭负担数据显示 70~89 岁老年心力衰竭患病人数是 40~59 岁人群的 3.7 倍。

表 1-2 2018~2020 年心力衰竭患者的年龄及性别分布

项目	2018 年 (165 476 例)	2019 年 (107 226 例)	2020 年 (83 435 例)	2021 年 (23 815 例)
年龄(岁),($\bar{x}\pm s$)	67.7±14.0	70.1±13.0	70.3±13.0	71.4±12.5
性别[例(%)]				
男	101 542(61.4)	62 712(58.5)	48 101(57.7)	13 689(57.7)
女	63 726(38.5)	44 436(41.4)	35 311(42.3)	10 125(42.5)
缺失值	208(0.1)	78(0.1)	23(0.0)	1(0.0)

有研究筛选 2008~2019 年解放军总医院心血管内科老年心力衰竭患者 1087 例,年龄 60~103(72.00±7.60)岁;男性 6146 例(56.52%),女性 4728 例(43.48%);男性平均住院年龄明显小于女性[(71.36±7.47)岁 VS(72.84±7.68)岁];男性以 60~69 岁构成比最大(47.56%),女性以 70~79 岁构成比最大(41.56%)。杨若彤等研究亦显示心力衰竭发病率男性高于女性。中国部分地区慢性心衰患者住院病例回顾性调查纳入 10 714 例心衰患者,其中女性 4644 例(43.3%)。

(三)不同地域的发病率情况

根据近几年的流行病学资料报道,全国各地 HF 流行病学可能存在差异,城市(1.1%)高于农村(0.8%)、北方(1.4%)高于南方(0.5%)。同样,2019 年阜外医院一份覆盖了中国大陆 31 个省份的数据发现:北方的发病率明显高于南方,城市人群高于农村人群。

(四)不同类型的发病率情况

2021 年 ESC 心衰指南将心衰分为:射血分数降低的心力衰竭(heart failure with reduced ejection fraction,HFrEF),射血分数轻度降低的心力衰竭(heart failure with mildly reduced ejection fraction,HFmrEF),射血分数保留的心力衰竭(heart failure with preserved ejection fraction,HFpEF)。

由葛均波院士等人开展的迄今为止中国最大规模的全国性、回顾性慢性心衰研究 REPRESENT-HF 显示,在 2020 年 3 月至 2018 年 12 月纳入全国 300 多家医院的 84 787 例成人慢性心衰住院患者,根据左室射血分数区分,HFpEF 患者最多,占 41.07%,HFrEF 患者占 36.09%,HFmrEF 患者占 22.84%,而且 HFpEF 患者年龄更大、女性患者比例更高。李琳等分析天津市 9 所三级医院 1799 名心衰患者,发现随着年龄增长,HFrEF 占比逐渐减少,HFpEF 占比逐渐增加,HFmrEF 保持占比约 1/3,不随年龄变化,说明 HFpEF 已成为我国慢性心衰的主要类型。

国外的数据显示,普通人群中 HFpEF 的患病率为 1.1%~1.5%,占所有心衰病例的一半以上,其患病率正以每年 1% 的速度增长,表明其可能成为最流行的心力衰竭形式。针对住院心衰患者的一项研究显示,约 50% 心衰患者为 HFrEF。针对门诊心衰患者的报道显示,60% 为 HFrEF,24% HFmrEF,16% 为 HFpEF,且 HFpEF 超过 50% 的患者都是女性。

(五)不同病因的发病率情况

2020 年的中国心衰质控分析数据显示,住院心衰患者因高血压(56.3%)、冠心病(48.3%)引起者最多，其次为瓣膜性心脏病（18.7%）和扩张型心肌病（16.3%）(部分患者存在多种病因)。与美国GWTG-HF项目比较，我国的患者年龄较小、女性比例较低，心衰病因中高血压的比例明显较低，冠心病和瓣膜性心脏病的比例也较低，见表1-3。

表1-3　中国及美国心衰住院患者病因比较

病因	2020年指控分析 (2017-01~2020-10)	China-HF研究 (2012-01~2015-09)	美国GWTG-HF项目(2014-01~2018-12)	
			联邦医保优良计划 (MA)	联邦医保额外付费服务(FFS)
高血压[例(%)]	19 659(56.3)	6968(50.9)	79 367(85.5)	143 341(85.0)
冠心病[例(%)]	16 885(48.3)	6785(49.6)	52 508(56.6)	95 002(56.3)
瓣膜性心脏病[例(%)]	6517(18.7)	2126(15.5)	19 287(20.8)	32 783(19.4)
扩张型心肌病[例(%)]	5687(16.3)	2186(16.0)	—	—

不同病因出现心衰的类型亦不同，如高血压患者较多出现的是HFpEF，冠心病患者则多为HFm-rEF，见图1-1。

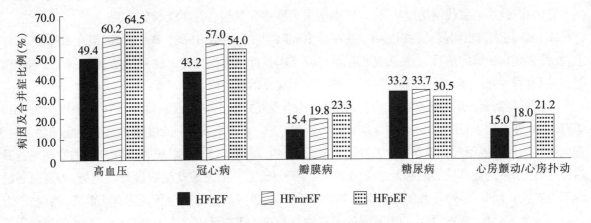

图1-1　不同类型心衰的病因比较

(引用自:国家心血管病医疗质量控制中心专家委员会心力衰竭专家工作组.2020中国心力衰竭医疗质量控制报告[J].中国循环杂志,2021,36(03):221-238.)

二、流行概况及其原因

(一)年龄、性别差异的原因

现如今，我国的人均寿命较前延长，且已迈入老龄化时代，老年人的心衰发病率显著高于中青年。其重要的发病原因是基础慢性疾病的积累与心脏老化性改变的叠加，导致了心力衰竭的发病。各种心脏疾病的终末阶段均会不同程度地导致心力衰竭的发生，包括冠心病、高血压、心律失常、心脏瓣膜病、心肌病、慢性阻塞性肺疾病等。这其中，又以冠心病、高血压所占比例最高。张健等研究发现，约49.4%的心衰患者同时患有冠心病，54.6%的患者同时患有高血压。众所周知，冠心病、高血压、慢性阻塞性肺疾病等疾病老年人的发病率明显高于中青年。

女性心力衰竭发病风险为男性的0.78倍。研究显示，心衰的病程进展过程中，女性患者心肌细胞坏死和凋亡水平明显低于男性,因此认为女性具有心力衰竭发病的保护因素:一方面可能是由于雌激素的保护作用,雌激素可以通过调节肾素–血管紧张素系统、下调心肌成纤维细胞的增殖和胶原蛋白合成、清除炎症因子、减轻细胞毒性等发挥保护心脏的作用;另一方面,与男性相比,女性在危险因素控制,如吸烟、高血压、糖尿病等方面具有优势,而且女性的生活方式相对比男性健康,同样女性在服用药物的依从性上强于男性。

(二)地域差异的原因

慢性心力衰竭的发病率城市高于农村,可能与城市生活的快节奏、居民生活压力大、饮食不健康、缺乏锻炼等不良生活习惯密切相关。农村地区生活水平及医疗条件有限,居民文化程度较低,导致农村人群疾病知晓率及就诊率偏低,可能发病率在数据上低于城市人群。我国北方的发病率高于南方,考虑与地域、气候环境、饮食习惯等有关。北方地处高原,气候干燥寒冷,高血压、冠心病、肺部疾病、慢性阻塞性肺疾病等疾病发病率高于南方人群,因此慢性心力衰竭的发病率具有地域差异。

(三)不同类型发病率差异的原因

从国内外 HF 的流行病数据可以看出,国内外 HF 发病率有差异,但总体来说是逐年上升的,且随人群年龄增长而增加。各国的发病率差异可能由人群特性、生存环境、饮食运动习惯、生活方式及经济发展、医疗条件不同所引起的。全球 HF 的发病类型已经逐步从以 HFrEF 为主转变为以 HFpEF 为主,可能是由于人口老龄化及高血压、糖尿病、肥胖、房颤、血脂异常、肿瘤等疾病的流行,各种因素导致的微血管内皮炎症,心脏代谢功能异常,心肌细胞离子异常等引起心脏功能紊乱有关。

HFpEF 还表现出明显的性别差异。在诊断 HFpEF 上,女性患 HFpEF 概率更高,但在 HFpEF 治疗上,女性表现出更好的预后,心血管死亡和再住院率明显低于男性患者。这可能是由于心脏结构和功能、外周血管、内分泌激素、微循环的改变、怀孕和子痫等因素引起。

心血管疾病是一组心脏和血管疾病,也是全球引发死亡的主要原因。据世界卫生组织估计,2019年有 1790 万人死于心血管疾病,占全球死亡人数的 32%。心力衰竭是一个主要的公共卫生问题,困扰着全世界数百万成年人。随着人口老龄化加剧,冠心病、高血压、糖尿病、肥胖等慢性病的发病呈上升趋势,医疗水平的提高使心脏病及心衰患者生存期延长,心衰的患病率呈明显升高趋势,心衰患者群体不断扩大。同时,尽管心力衰竭的诊疗水平不断提高,患者的生活质量和预后有所改善,然而,心力衰竭总的预后仍然较差,发生心力衰竭的患者约一半在 5 年内死亡;心力衰竭的诊断和治疗费用高昂,加重了患者、家庭和社会的经济负担,给社会带来沉重的公共卫生经济负担。

第二节　慢性心衰的概念、分类及病因

一、概念

心衰是由多种原因导致心脏结构和/或功能异常改变,使心室收缩和/或充盈障碍,从而引起症状和体征的复杂临床综合征。诊断心衰必须在结构和/或功能异常的基础上有利钠肽水平升高和/或心源性肺瘀血/体循环瘀血的客观证据。主要表现为呼吸困难、疲乏和液体潴留(肺瘀血、体循环瘀血及外周水肿)等。

慢性心力衰竭是各种终末期心血管疾病引起心室充盈和/或射血功能障碍,心输出量下降不足以供应机体需求,器官和组织血液灌流不足的综合征,临床表现为体力活动受限、呼吸困难、体液潴留等。

慢性心衰是一组复杂的自发进展性的临床综合征，此类患者常因各种诱因急性加重而需要反复住院治疗。慢性心衰加重是在基础病因和/或诱因作用下，涉及一系列复杂的细胞分子机制，心肌能量代谢、心肌细胞数量、细胞结构、细胞外基质等发生变化，导致心肌细胞坏死、心肌纤维化、心室扩大和/或心肌肥厚等病理性重构加剧，心肌收缩力及心室顺应性进一步下降。慢性心衰加重的患者是指在病情稳定一段时间后出现心衰症状和/或体征的加重，需要调整治疗方案。

二、类型

(一)根据症状和体征分类

分为左、右、全心功能不全。左心衰是指左心室代偿功能不全而发生的心力衰竭，临床上较为常见，以肺循环瘀血为特征，临床上较为常见。单纯的右心衰主要见于肺源性心脏病及某些先天性心脏病，以体循环瘀血为主要表现。左心衰竭后肺动脉压力增高，使右心负荷加重，右心衰竭继之出现，即为全心衰竭。

(二)根据血流动力学及左室结构改变分类

分为收缩功能不全、舒张功能不全。

1. 收缩功能不全

收缩功能不全患者通常具有远心性左室重构，增加的左室舒张容量，前负荷异常和收缩功能以及左室弹性的下降，所谓收缩功能下降就是指心肌纤维对抗负荷的短缩能力的缺陷，心室部分失去了向压力较高的主动脉内泵血的能力。收缩功能不全是基于进行性左室扩大和收缩功能异常、心输出量减低而产生的。

2. 舒张功能不全

舒张功能不全病理特征为心室舒张压升高，可出现左心室肥厚、左心房扩大等心脏结构重构。有左室迟缓，充盈和弹性等方面心脏超声或心导管检查结果的异常。此类患者可出现慢性心功能不全的症状和体征，如劳力性呼吸困难、咳嗽、肺水肿等。

(三)根据射血分数分类

可分为射血分数降低的心力衰竭、射血分数保留的心力衰竭、射血分数轻度减低的心力衰竭以及射血分数改善的心力衰竭。

慢性心衰的分类主要依据左心室射血分数（left ventricular ejection fraction，LVEF）。分为 HFrEF（LVEF≤40%）、HFpEF（LVEF≥50%）、HFmrEF（LVEF 40~50%）。以及射血分数改善的心力衰竭（heart failure with improved ejection fration，HFimpEF）。见表 1-4。

要强调的是，2013 年将 LVEF 介于 HFrEF 和 HFpEF 之间的心衰定义为 EF 临界值（borderline）的心衰。新的证据提示，这部分患者也能从指南导向的药物治疗（guideline-directed medical therapy，GDMT）中获益。因此，2022 美国心脏病学会（ACC）、美国心脏协会（AHA）及美国心衰学会（HFSA）更新发布了 2022 年心力衰竭管理指南，与 2021 年欧洲心脏病学会（European Society of Cardiology，ESC）指南一致，将 LVEF 介于 HFrEF 和 HFpEF 之间的心衰更名为 HFmrEF。但新指南更强调，LVEF 是动态变化的，尤其是 HFmrEF 不能仅测量一次 LVEF 值，动态观察和评估更有意义。而 LVEF 持续下降则是预后不良的因素。见表1-5。

另外，新指南中 HFimpEF 作为 HFrEF 的一个亚组，定义为既往 LVEF≤40%，随访期间 LVEF 升高至>40%的心衰。同时指出，尽管这部分患者射血分数改善，但并不意味着心肌完全恢复或功能正常，而且射血分数改善后也可以再次出现降低，这部分患者应继续使用指南导向的药物治疗。此外，由

表 1-4　根据 LVEF 对心力衰竭进行分类

HF 分类(根据 LVEF)	标准
HFrEF HFimpEF	LVEF≤40%
HFimpEF	既往 LVEFz≤40%,复测 LVEF>40%
HFmrEF	LVEF 41%~49% 证据表明左室充盈压自发或诱发升高(例如利钠肽升高,无创/有创血流动力学检查)
HFpEF	LVEF≥50% 证据表明左室充盈压自发或诱发升高(例如利钠肽升高,无创/有创血流动力学检查)

表 1-5　基于 LVEF 的心力衰竭分类和变化轨迹

首次分类	多次评估再分类
HFrEF LVEF≤40%	HFrEF LVEF≤40%
	HFimpEF LVEF>40%
HFmrEF LVEF 41%~49%	HFrEF LVEF≤40%
	HFmrEF LVEF 41%~49%
	LVEF≥50%*
HFpEF LVEF≥50%	HFrEF LVEF≤40%
	HFmrEF LVEF 41%~49%
	HFpEF LVEF≥50%

注:(1)HFrEF:射血分数降低的心力衰竭;(2)HFpEF:射血分数保留的心力衰竭;(3)HFmrEF:射血分数轻度降低的心力衰竭;(4)HFimpEF:射血分数改善的心力衰竭;(5)* 对 LVEF 轻度升高(从 41%~49%升至≥50%)治疗的证据有限;不确定将这部分患者视为 HFpEF 还是 HFmrEF 治疗

于心衰的体征和症状经常是非特异性的,并常与其他临床症状重叠,HFmrEF 和 HFpEF 的诊断除了典型的临床症状和体征外,建议增加左心室充盈压升高(静息或负荷时)的证据来辅助 HFmrEF 和 HFpEF 的诊断。需要注意的是,利钠肽水平升高可支持诊断,但即使 N 末端 B 型利钠肽原(NT-proBNP)<125pg/ml 或 BNP<35pg/ml,并不能完全排除 HFmrEF 或 HFpEF 的诊断。

综上所述,LVEF 对心力衰竭分为 4 类的临床意义:

HFmrEF 中的 mr 的含义不再为"中间值(mid-range)",而是"轻度降低(mildly reduced)",新的证据显示,与 HFpEF 患者相比,HFmrEF 患者可从神经内分泌阻滞治疗中获益,改善临床结局。

扩展了 HFmrEF 人群,使更多患者能够从神经内分泌阻滞治疗中获益。HFmrHF 患者随访过程中有 52%的患者 LVEF 改善>50%,临床结局更好。

新的心衰分类新增了 HFimpEF,研究显示 HFimpEF 患者的临床结局更好,但应继续使用 GDMT(指南导向的药物治疗)。

HFimpEF 是 HFrEF 患者随访过程中的诊断,而不适合于新发心衰的诊断,作为 HFrEF 的一个亚类更符合临床实践。

三、病因

心衰是各种心脏疾病的严重表现或晚期阶段,死亡率和再住院率居高不下。除心血管疾病外,非心血管疾病也可导致心衰,原发性心肌损害和异常是引起心衰最主要的病因。识别这些病因是诊断的重要部分,从而能尽早采取某些特异性或针对性的治疗。

原发性心肌损害和异常是引起心衰最主要的病因,除心血管疾病外,非心血管疾病也可导致心衰,包括缺血性心脏病、心脏毒性损伤、免疫及炎症介导的心肌损害、内分泌代谢性疾病、遗传学异常等。其次为心脏负荷异常,包括压力负荷过度、瓣膜和心脏结构的异常、容量负荷过度等,以及部分心律失常所致心力衰竭。同时,近年来检测心肌损伤能力逐年提高,对心脏毒性和包括炎症在内的损伤模式认识的进一步提高,心衰、心衰前或 B 期心衰可能会继续增加。除了 EF 的分类和 HF 的分期外,临床医生还应寻求心衰的原因,因为适当的治疗可能需要病因决定。

(一)心肌病变

1. 内分泌代谢性疾病

以糖尿病心肌病最为常见,糖尿病心肌纤维化主要发生在糖尿病心肌病的晚期,是最常见的糖尿病心血管并发症,也是糖尿病及并发症致残致死的主要元凶。其他如甲状腺功能亢进症、甲状腺功能减退症及系统性红斑狼疮等。

2. 缺血性心脏病

缺血性心肌病多发生于老年人群。冠状动脉(冠脉)粥样硬化所致心肌缺血、梗死及瘢痕形成、冠状动脉微循环异常、内皮功能障碍是引起心衰的最常见原因,约占 46.8%。主要表现为扩张型心肌病,同时伴有收缩功能损害,是导致患者心衰的最重要原因,缺血性心肌病发病进展缓慢,在发生心衰后,则发展迅速,可表现出劳力性呼吸困难、端坐呼吸等,已成为危害国民健康的常见疾病。

3. 遗传学因素

各种类型的心肌病和心肌炎均可导致心衰,以扩张型心肌病、肥厚型心肌病和病毒性心肌炎最为常见,其中扩张型心肌病占比高达 26.6%。

4. 放射性心肌损伤

研究发现,RIHD 表现为心脏的迟发应激反应,发病率呈上升趋势。RIHD 是由于胸部放疗时心脏全部或部分受到过度辐射导致的急慢性心包炎、心肌炎、心脏瓣膜病、冠状动脉损伤及心肌纤维化等一系列并发症。放射线可引起急性或迟发性心肌细胞受损,出现核损伤、功能障碍乃至凋亡,伴随过度的氧化应激及炎症反应,最终发展为不可逆的心肌纤维化,引起心脏结构重塑、心脏功能异常,最终发展为慢性心衰。因此,本病是慢性心力衰竭的重要病因之一。

5. 自身免疫性疾病所致心肌损害

根据浸润炎症细胞的组成和分布、心肌损伤的组织学类型和程度以及炎症累及的部位不同,心肌炎可分为淋巴细胞性心肌炎(LM)、巨细胞性心肌炎(GCM)、嗜酸性粒细胞性心肌炎、心脏结节病、中性粒细胞性心肌炎等。

6. 心肌毒性损害

酒精和毒品滥用、铜及铅等重金属中毒以及抗肿瘤药物(蒽环类抗生素和曲妥珠单抗)等均可直接损害心肌,进而导致心衰。

7. 右心室起搏诱发心肌病(PICM)

右心室起搏诱发心肌病是指心脏收缩功能正常[左心室射血分数(LVEF)≥50%]的患者在接受心脏起搏器植入手术后，在起搏器依赖模式下，出现 LVEF 下降≥10%，造成左心室收缩功能异常(LVEF<10%)同时排除其他原因引起的心肌病。引起 PICM 的机制尚不明确，研究表明或与起搏器植入的部位相关。传统的右心室起搏器常将电极固定于右心室心尖部(RVA)，其操作难度小，不易脱落，但其改变了心脏的电传导顺序，继而引起结构重构，严重者造成左心室收缩功能下降，形成 PICM。

(二)心脏负荷异常

1. 压力负荷(后负荷)过重

常见于高血压和主/肺动脉瓣狭窄等引起心室射血阻力增加的疾病。高血压是我国最常见的心血管疾病，长期血压控制不佳的患者常合并心、脑、肾、眼靶器官损害，其中心脏损害的典型表现为初期心室肥厚的代偿性心室重构，后期因压力负荷不能代偿、心功能下降出现心力衰竭。心衰是高血压心肌损害的终末阶段，病死率高。

2. 容量负荷(前负荷)过重

见于瓣膜性心脏病或引起全身循环高动力状态的疾病或生理过程(贫血、肾衰竭、脓毒症及妊娠等)。此外，缩窄性心包炎、心包积液甚至医源性液体输入过多也可引起心衰。

(三)心律失常

1. 心房颤动

已有证据表明，房颤可以引起心衰，其机制包括快速心室率、心室充盈量减少及心房收缩功能障碍。房颤引起心肌损伤机制：①房颤患者快速室率：诱发心肌病可使心肌细胞数量减少；②心脏交感神经激活：孤立性房颤患者的心脏交感神经显像显示，房颤可直接激活心脏的交感神经功能；③房颤诱发的心肌细胞凋亡：已有研究表明，不断进展的心肌损伤被认为是心衰进展的重要过程。因此，房颤诱发的心肌损伤在心衰进展中起十分重要的作用。

2. 室性心律失常

室性心律失常在临床上十分常见，包括室性早搏、室性心动过速、心室扑动和心室颤动。室性心律失常多发生于结构性心脏病和离子通道病患者，但在心脏结构正常的人群中也并非少见。室性心律失常的发生机制为异常自律性增高、早期与晚期后除极所致的触发活动以及折返。频发室早导致心脏扩大、心功能下降，室速、室扑及室颤可导致血流动力学不稳定，导致急性心衰甚至心源性猝死。心力衰竭合并室性心律失常，还可造成血液动力学障碍，加重病情，严重威胁患者生命安全。

3. 传导功能异常及窦房结功能异常等严重缓慢性心律失常也可诱发心力衰竭，具体病因见表1-6。

第三节　慢性心力衰竭的发病机制、治疗与预防

一、慢性心力衰竭的发病机制

心力衰竭是各种心血管疾病发展到心功能降低的"最终形式"或"最后共同通路"，是临床上常见的严重心血管疾病。其发病机制众多，从经典的神经内分泌系统的激活、细胞因子的改变、心肌肥厚及心室重塑，到近年来的心脏能量代谢异常、肠道菌群紊乱等方面，现有较多书籍阐述上述机制。因此，本书根据最新的心衰分型阐述其发病机制。

表 1-6 心衰病因

病因分类			具体病因或疾病
心肌病变	缺血性心脏病		心肌梗(心肌疤痕、心肌顿抑或冬眠)、心外膜冠状动脉病变、冠状动脉微循环异常、内皮功能障碍
	心脏毒性损伤	心脏毒性药物	抗肿瘤药(如蒽环类)、免疫调节药物(如曲妥珠单抗、西妥昔单抗)、抗抑郁药、抗心律失常药物、非甾体抗炎药、麻醉药物等
		药物滥用	酒精、可卡因、安非他命、合成代谢类固醇等
		重金属中毒	铜、铁、铅、钴等
		放射性心肌损伤	
	免疫及炎症介导的心肌损害		
	感染性疾病		细菌、病毒、真菌、寄生虫(Chagas 病)、螺旋体、立克次体
	自身免疫性疾病		巨细胞性心肌炎、自身免疫病、嗜酸性粒细胞性心肌炎(Churg-Strauss)
心肌浸润性病变	非恶性肿瘤相关		系统性浸润性病(心肌淀粉样变性、结节病)、贮积性疾病(血色病、糖原贮积病)
	恶性肿瘤相关		瘤转移或浸润
内分泌代谢性疾病	激素相关		糖尿病、甲状腺疾病、甲状旁腺疾病、肢端肥大症、生长激素缺乏、皮质醇增多症、醛固酮增多症、肾上腺皮质功能减退症、代谢综合征、嗜铬细胞瘤、妊娠及围产期相关疾病
	营养相关		肥胖;缺乏维生素 B1、L-肉毒碱、硒、铁、磷、钙;营养不良
遗传学异常			遗传因素相关的肥厚型心肌病、扩张型心肌病及限制型心肌病、致心律失常右室心肌病、左室致密化不全、核纤层蛋白病、肌营养不良
应激			应激性心肌病
心脏负荷异常	压力负荷过度		高血压
瓣膜和心脏结构的异常	后天获得		二尖瓣、三尖瓣、主动脉瓣、肺动脉瓣狭窄或关闭不全
	先天性疾病		先天性心脏病(先天心内或心外分流)
	心包及心内膜疾病		缩窄性心包炎、心包积液、嗜酸性粒细胞增多症、心内膜纤维化
	高心输出量状态		动静脉瘘、慢性贫血、甲状腺功能亢进
	容量负荷过度		肾功能衰竭、输液过多过快

续表

	病因分类	具体病因或疾病
肺部疾病		肺源性心脏病、肺血管疾病
心律失常	心动过速	心房颤动、室性心律失常
	心动过缓	窦房结功能异常、传导系统异常

(一)射血分数降低的心力衰竭

HFrEF 是由显著的初始损伤或疾病状态影响到心脏并导致心室收缩力下降,心输出量减少。这些疾病状态可以是心血管病的起源,如任何原因引发的心肌损伤、瓣膜病或快速性心律失常,亦可以是涉及其他器官系统然后发展为继发性心血管异常的。约有 2/3 的 HFrEF 病例是由冠状动脉疾病引起的。HFrEF 的机制涉及心肌收缩力下降、神经内分泌系统的异常和过度激活、心室重构等影响心脏基质的局部变化。

1. 神经内分泌机制

交感神经系统异常或过度激活时,过度释放去甲肾上腺素(NE),心肌间质 NE 浓度显著升高并产生心脏毒性效应,诱导心肌细胞凋亡、β 肾上腺素能受体(β-AR)脱敏,引起射血分数降低,心功能下降。肾素-血管紧张素-醛固酮系统(RAAS)的激活,参与调控环鸟苷单磷酸(cGMP)/蛋白激酶 G(PKG)信号通路,诱导心肌肥大、凋亡和间质纤维化。RAAS 激活后的主要活性物质为血管紧张素 II(Ang II)。Ang II 引起心室后负荷增加,心肌细胞肥厚、凋亡,间质纤维化和血管、心室的重构;还能促使心肌交感神经释放肾素,提高去甲肾上腺素的分泌量,诱导血管加压素、肾上腺素、醛固酮的分泌,进一步加快心衰的病程。

2. 离子的缺陷

心脏最基本的收缩功能主要通过离子交换而进行,其中 Na^+、Ca^{2+} 较为关键。研究表明,提高 Ca^{2+} 浓度虽然可能有效地增强心脏的收缩,但也可导致心律失常、心肌重塑等病理改变。而离子的缺失可造成心脏收缩功能下降,并进一步激活钾通道的表达异常,加重心室的重构而导致心力衰竭。

3. 心肌肥厚

心肌损伤后心肌可出现代偿性的肥厚,在一定程度上增加心脏做功,改善心肌收缩功能。但长时间或过度的心肌肥厚会导致间质纤维化、心肌细胞凋亡,引起心功能下降。当前负荷(瓣膜关闭不全)和后负荷(高血压、血管狭窄)升高时,可引起心脏肥大。前负荷增加以心腔扩大为主;后负荷增加则以心室壁肥厚为主。早期心室肥大属于生理反应,晚期则成为心力衰竭和心脏猝死的主要因素。心肌肥厚和扩张则是心肌细胞肌节增多及重组的结果。另外,心肌细胞肥厚也与神经内分泌的过度激活相关。

4. 心室重塑

心室重塑是当心脏长期压力和容量负荷过重时,心肌室壁张力、促进细胞因子、信号肽释放的增多,引起神经内分泌系统激活或氧化应激反应导致心室重塑,心室腔扩大、室壁肥厚等改变。此外,冠心病、心肌梗死后出现心肌受损和心肌细胞凋亡,心室进行性扩大,出现心室重塑,从而影响心脏原有的结构,最后发展至不可逆性心肌损害的终末阶段,进一步引起心脏功能改变最终导致心衰的发生。此外,成纤维细胞的增生、心肌细胞外基质过度沉积或降解增加等,均能引起或加强心室重塑的过程,从而引起心衰。

(二)射血分数保留的心力衰竭

研究认为,HFpEF存在3种血流动力学机制和3种细胞分子机制。血流动力学机制包括:左室舒张功能障碍、左心房高压、肺血管疾病及右心室功能障碍、血浆容量扩大。分子机制包括:全身微血管炎症、心脏代谢异常、细胞和细胞外结构异常,详见图1-2。

1. 左心充血、舒张功能不全、左心房高压

心肌松弛功能障碍和心室僵硬度增加导致的左心室舒张功能下降和充盈压力升高被认为是HFpEF发生的主要机制。心肌细胞内钙循环的异常与其密切相关。细胞质中Ca^{2+}浓度的迅速下降使得心室等容舒张期的心肌由收缩状态转舒张状态,Ca^{2+}浓度下降延迟将导致心肌松弛功能障碍;心肌细胞肌质网钙回摄减少,心肌收缩力下降,引起左心室舒张期延长、充盈缓慢、射血阻力增加、左心室舒张压升高,导致左心房高压。同时,心室僵硬

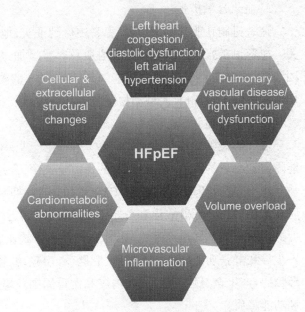

图1-2 射血分数保留的心力衰竭机制

(引用自:LAM CSP,VOORS AA,DE BOER RA,et al. Heart failure with preserved ejection fraction:from mechanisms to therapies[J]. Eur Heart J,2018,39(30):2780-2792.)

度增加、收缩不同步等原因可引起心房收缩功能减退,HFpEF时左心室的高压状态,会引起左心房压力升高和体积增大,导致HFpEF进一步加重。HFpEF的心室顺应性下降可引起心室充盈受损,使左室舒张末压升高,导致肺瘀血和每搏输出量减少,使得HFpEF进一步恶化,详见图1-2。

2. 肺血管疾病、右心室功能障碍

HFpEF患者左心室充盈压升高,左心房压力升高,引起肺血管内皮损伤、肺毛细血管重构和肺纤维化,导致肺静脉充血和肺动脉高压。肺动脉高压增加右心室后负荷,造成右心室功能障碍,右心功能不全,详见图1-3。还可使舒张期室间隔向左侧移位,进而影响左心室充盈,进一步加重HFpEF。

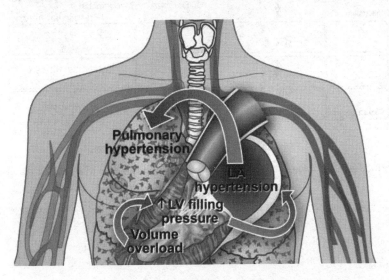

图1-3 HFpEF的左心房高压、肺动脉高压机制

(引用处同图1-2)

3. 血浆容量扩张

这一机制在肥胖的 HFpEF 患者中得到证实,他们的肺毛细血管楔压的增加与血浆容量的扩张有关。血容量扩张导致右心扩张和心脏总容量增加,从而引起心包对心脏的束缚增加,心室间的相互作用增强,导致左心室充盈压升高。心包切除的实验模型证明了心包抑制在 HFpEF 中的作用,表明心包切除术缓解了 HFpEF 大型动物模型中左心室舒张末期压力的升高。

4. 全身微血管炎症

慢性心衰的免疫炎症激活释放炎症介质,进一步增强促炎症和顺应性过程,导致左心室重塑、功能障碍和心衰的发生。在 HFpEF 的炎症模式中,合并症导致微血管炎症,通过减少一氧化氮(NO)的生物利用率、减少环鸟苷单磷酸(cGMP)的可用性,抑制一氧化氮-环磷酸鸟苷-蛋白激酶 G 信号通路,使肌联蛋白(Titin)低磷酸化和胶原生成增多,对邻近的心肌细胞产生负性作用,进而增加心室僵硬度,促进心肌肥大和间质纤维化,见图 1-4。微血管缺血、左心室重塑和内皮向间质转化等引起的纤维化进一步导致舒张功能障碍。高血压、肥胖、心房颤动、糖尿病、慢性肾脏疾病等高负荷状态均可引发微循环障碍,产生全身性炎症反应,内皮和血管周围环境的生理受到影响,最终导致心肌纤维化、心肌僵硬和功能障碍。

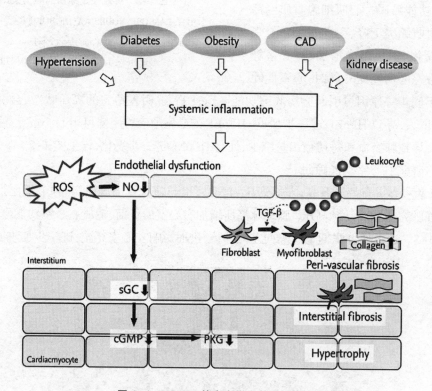

图 1-4　HFpEF 的全身微血管炎症机制

(引用自:KIM M N,PARK S M. Heart failure with preserved ejection fraction:insights from recent clinical researches[J]. Korean J Intern Med,2020,35(3):514-534.)

注:CAD:冠状动脉疾病;ROS:活性氧;NO:一氧化氮;TGF-β:转化生长因子-β;sGC:可溶性鸟苷酸环化酶;cGMP:环鸟苷一磷酸;PKG:蛋白激酶 G。

5. 心脏代谢异常

心力衰竭时,心肌细胞缺血、缺氧,线粒体结构和数目发生改变,代谢途径也随之改变,从而影响心肌能量供给。线粒体的结构和功能的异常(增生和细胞器大小减小、细胞器呼吸不良、线粒体膜电位降低和膜渗透孔打开)引起 ATP 合成减少,心肌细胞的能量供应减少。而心室收缩和舒张均为耗能过程,其中肌丝的分离及随后的心肌舒张都需要 ATP。线粒体结构和功能异常,还使得电子传递链活性受损,衰竭的心脏从脂肪酸代谢转换到葡萄糖代谢。线粒体的葡萄糖氧化显著降低,同时糖酵解速率增加,导致糖酵解和葡萄糖氧化解偶联,引起心脏的乳酸盐和质子产生增加,心脏的效率及功能下降。随着心衰的发展,血中游离脂肪酸水平升高,并以甘油三酯的形式储存于心肌中,加重脂毒性及心衰。

6. 细胞和细胞外结构变化

从 HFpEF 患者获得的心肌组织中发现了心肌结构和功能的改变,包括心肌细胞肥大、心肌纤维化和心肌细胞僵硬。Titin 是心肌被动张力、心肌细胞僵硬程度的主要调节因子,像一个双向的弹性线圈,防止肌节(舒张晚期)过度伸展,同时调节心肌的主动张力、维持心肌的紧张度。心肌细胞的硬度主要由 Titin 决定。在 HFpEF 中,较低的蛋白激酶 G(PKG)活性导致 Titin 的低磷酸化,这反过来增加心肌细胞硬度。细胞外基质(ECM)增生及成分的改变增加了心室的充盈压,舒张期的室壁僵硬度增加,引起舒张功能不全。

二、慢性心力衰竭的治疗

治疗慢性心力衰竭的药物经历了两千年的探索,药物的种类在不断地发生变化,从最开始的"洋地黄""利尿剂"类,后来出现"血管扩张剂""非洋地黄正性肌力药物"类,到 RRAS 系统的神经内分泌拮抗剂,再到近年来出现的"血管紧张素受体脑啡肽酶抑制剂(ARNI)"和"钠-葡萄糖共转运蛋白 2 抑制剂(SGLT2i)",药物的种类越来越多,疗效也较 20 世纪七八十年代明显提高。较多学者的研究均表明,血管紧张素转换酶抑制剂(ACEI)、血管紧张素受体拮抗剂(ARB)、β 受体阻滞剂和盐皮质激素受体拮抗剂(MRA)可显著降低慢性心力衰竭患者的全因死亡率、心血管死亡率、全因住院率,改善患者预后、再住院率,使患者明显获益。阻断 RRAS 系统及交感神经的药物已成为心衰治疗的基石,被称为治疗的"金三角",能改变衰竭心肌的生物学性质,延缓甚至逆转心肌重构。血管紧张素受体脑啡肽酶抑制剂(ARNI)和钠-葡萄糖共转运蛋白 2 抑制剂是近年来备受关注的治疗药物。2016 年沙库巴曲缬沙坦钠(ARNI 代表药物)被欧洲心脏病学会推荐用于心衰患者的治疗,并为治疗带来更多获益。SGLT2i 是一种降糖药,2021 年美国心脏病学会更新的新版共识推荐在心衰患者管理中应用 ARNI 和 SGLT2i,病死率和住院率显著降低,生活质量改善。因此,以 RRAS 抑制剂(ACEI/ARB/ARNI)+β 受体阻滞剂+MRA+SGLT2i 的"新四联"治疗成为近年来最新的治疗组合。与既往的治疗方案比较发现,"新四联"治疗可使心血管死亡或心衰再入院的终点事件风险下降 62%,心血管疾病的死亡风险下降 50%,心衰入院风险下降 68%,全因死亡风险下降 47%,生存期则增加 6.3 年。此外,除了药物治疗,还有干细胞治疗、基因疗法、心脏再同步化治疗及心室辅助装置等非药物治疗方案。总之,慢性心力衰竭的治疗应该早期联合药物治疗,结合患者的病因等进行个体化的治疗。随着对心力衰竭发病机制的深入认识、对心力衰竭指标的不断发现、对治疗方法的不断探索,将会为心力衰竭的治疗带来更好的疗效。

三、慢性心力衰竭的预防

2021 年美国心力衰竭协会、欧洲心脏病学会心力衰竭协会及日本心力衰竭学会共同发布《HF 的通用定义和分类》共识,将成人慢性心力衰竭分为 A 期(HF 风险期)、B 期(HF 前期)、C 期(HF 期)和D期(HF 晚期)。A 期和 B 期人群往往合并有高血压、动脉粥样硬化性心血管疾病、糖尿病、肥胖等危险因素,尽管并不是都会发生 CHF,仍要进行危险因素干预(如戒烟、戒酒,降低血脂、减轻体重),强调生活方式的重要性,降低心脏的损害。如已伴有结构性心脏病者,宜尽早予以抵抗心肌重塑的药物。C 期和 D 期则应建立完善的随访机制,及时进行标准化治疗,减少再入院率。如图 1-5。总体而言,CHF 的预防包括对危险因素的干预,对无症状左心室收缩功能障碍的干预、健康教育及完善的随访体系。

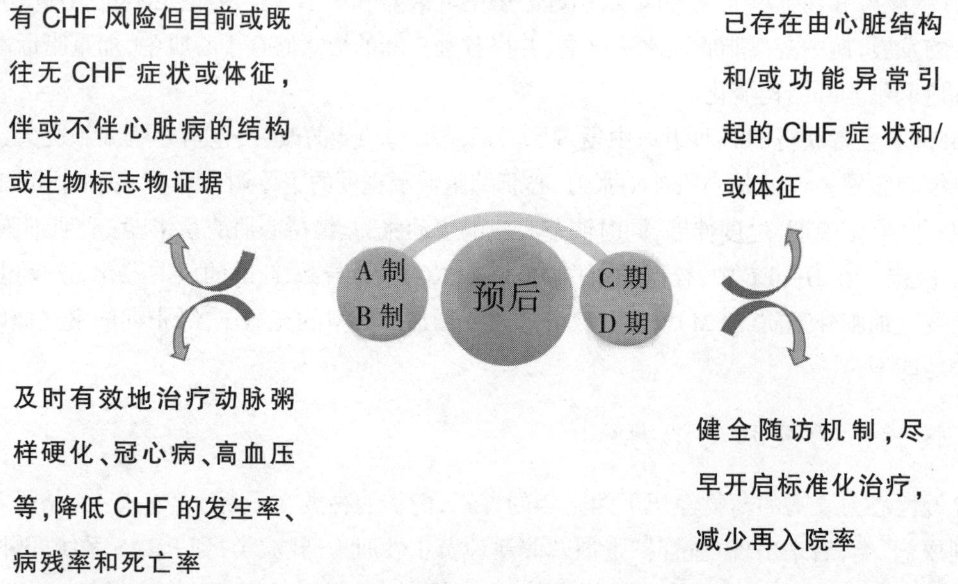

有 CHF 风险但目前或既往无 CHF 症状或体征,伴或不伴心脏病的结构或生物标志物证据

已存在由心脏结构和/或功能异常引起的 CHF 症状和/或体征

A 制 B 制　预后　C 期 D 期

及时有效地治疗动脉粥样硬化、冠心病、高血压等,降低 CHF 的发生率、病残率和死亡率

健全随访机制,尽早开启标准化治疗,减少再入院率

图 1-5　慢性心力衰竭的预后

第四节　中医药治疗心衰病现状

慢性心力衰竭是 21 世纪医学领域最严重的疾病之一,已经严重影响人类的健康,其病死率不亚于部分肿瘤。随着我国人口老龄化的加剧,慢性心衰作为常见的心脏疾病,其发病率具有逐年增高的趋势。如何积极防治心衰的发生发展,从而改善预后,是当今心血管病研究的热点、难点之一。近年来,随着人们的不断研究,对于心衰的认识、诊断、治疗都有着重大的改变,中医药防治心衰研究也取得了一定成绩。在西医常规抗心衰治疗的基础上,运用中医学思想指导心衰防治,延缓了疾病进展,降低了心衰的发生率和死亡率,西医在治疗心衰中所取得的成就不容忽视,但其弊端也慢慢被人们所发现,如长期服用利尿剂、洋地黄等对身体的损害,不能从本质上改善患者的健康状况以及容易复发等不足,同时也有研究表明西医在治疗心衰上长期应用西药易产生耐药性,且有明显的不良反应。而中医学是以中医理论为指导,从整体观念出发,基于辨证论治,一人一方,精准施治,不仅疗效显著,更能提高患者的生活质量。在治疗心衰上中医具有很好的疗效,且具有不良反应明显较西药小的优势。

一、中医药治疗心衰的辨证分型

2014 年的《慢性心力衰竭中医诊疗专家共识》中主要分为:①阳虚血瘀证:治以真武汤合血府逐瘀汤加减;②气虚血瘀证:治以保元汤合血府逐瘀汤加减;③气阴两虚兼血瘀证:治以生脉散合血府逐瘀汤加减。杨培君等将心衰分为五个证型:①气阴两虚:治以炙甘草汤合生脉散化裁;②气虚血瘀:治以保元汤合桃红四物汤化裁;③心肾阳虚:治以附子汤加减化裁;④阳虚水泛:治以真武汤合参附汤合葶苈大枣泻肺汤加减化裁;⑤心阳虚脱:治以四逆加人参汤化裁。陈可冀院士将心衰主要分为三个证型:

①气虚血瘀：治以加味保元汤加减；②中阳亏虚、水饮内停：治以苓桂术甘汤加减化裁；③肾阳虚衰、水饮泛滥：治以真武汤加减化裁。

二、中医治疗心衰的理论基础

中医学无心力衰竭的病名。根据其临床表现，多属喘证、水肿、心水、支饮和心痹等范畴。其病位主要在心，可累及肺、脾、肝、肾。心衰的基本病性为本虚标实、虚实夹杂，本虚以气虚为主，常兼阴虚、阳虚，标实以血瘀为主，常兼痰饮。唐·孙思邈在《备急千金要方·心脏门》中首次直接提出"心衰"这一病名。宋·赵佶《圣济总录·心脏门》有云："心衰则健忘，不足则胸腹胁下与腰背引痛，惊悸，恍惚，少颜色，舌本强。"但是与现代心衰含义不同。在中医学中虽然没有心衰的病名，但是对心衰的症状进行了详细的描述。如《黄帝内经·灵枢·水胀》中提到"水始起也，目窠上微肿，如新卧起之状，其颈脉动，时咳，阴股间寒，足胫肿，腹乃大，其水已成矣。以手按其腹，随手而起，如囊裹水之状"。《金匮要略·水气病脉证并治第十四》："心水者，其身重而少气，不得卧，烦而躁，其人阴肿"等多处描述中可以看出，其症状类似于现代心衰。《素问·通评虚实论》指出："气虚为阳虚之渐，阳虚为气虚之极。"心衰之病必先伤气，气虚血瘀为心衰发生发展之根本，贯穿于心衰病程始终。心衰晚期或危重阶段常阳虚兼阴虚。心衰病因病机为诸病理因素致心气衰弱，气不行血，血不利为水，瘀血、水饮停滞，瘀水互结，阻滞经络气血运行，损及心阴、心阳，从而发展为心衰之病。若诸病理因素及脏腑相互影响，易酿成虚实夹杂之证，终将阴竭阳脱而亡。现代医学心衰的神经内分泌机制认为，心衰发生发展的基本病理生理是多种内源性神经内分泌及细胞因子慢性、长期激活导致的心室重构。心功能不全—神经内分泌激活—心室重构—心功能不全加重，恶性循环，造成肺循环和/或体循环瘀血、水钠潴留。可见，现代医学病理生理学机制与中医学病因病机有异曲同工之妙。治疗方面，《素问·汤液醪醴论第十四篇》指出"平治于权衡，去宛陈莝……，开鬼门，洁净府"，与现代医学利尿、抗栓和扩血管等治疗原则有相通之处。

中医学整体观念内涵主要体现在统一性和完整性。中医学认为，人体是一个有机的整体，人体各个部分在结构上不可分割，在功能上相互协调、相互为用，在病理上相互影响；而且，人体与自然界也是密不可分的，自然界的变化随时影响着人体。心衰治疗模式随着时代进步逐渐发生变化。从历年心衰指南的变化可以看出，其治疗思想与中医"整体观念"不谋而合，突出体现了机体、病程、治疗是一个整体的理念。当把心衰的发生、发展全程作为一个整体看待时，其治疗的每一阶段、每一步就更具针对性了。ACC/AHA 分期和分级的实质是重视患者的个体特征，并将不同阶段的治疗（含"治未病"）纳入整体治疗体系，为整体提高患者生活质量服务。心衰的生物学治疗开辟了治疗新纪元，其核心是抑制与心肌重构有关的刺激、介导因素，从而改善心肌的生物学功能。这表明脱离了整体观念，任何一种生物学治疗都是不完整的，因为影响心肌重构有关刺激、介导因素本身就是复杂的，甚至是未知的。人体每个脏腑、组织或器官各有其独特的生理功能，在结构上彼此衔接、沟通。通过经络系统"内属于脏腑，外络于肢节"的联系作用，以五脏为中心，构成了心、肝、脾、肺、肾五个生理系统，即五脏一体观。机体某种内脏器官的功能异常，不仅由某一具体器官的功能异常所导致，也能由其他器官的功能异常引起，即中医五行生克乘侮等生理病理机制。从新的指南中可以看出，心衰不仅是"心"本身的病变，肺、肾等其他器官也会受其影响，出现各种病症。神经内分泌的激活不会只涉及单一器官或组织，往往会调动多个器官参与，因此，心衰干预需要针对整个机体。虽然今后对心衰病理生理机制认识还会有新的进展与发现，甚至可能会出现颠覆性变化，但对"人体是有机整体"的认识，现代医学与中医是一致的。形体与精神是生命两大要素，二者相互依存、相互制约，是统一性的反映。近年来，现代医学提出了"生物-心理-社会"的医学模式，与中医学"人与自然统一性"的整体观念有异曲同工之妙。我国 2007

年心衰指南加入了心理和精神治疗,也是对指南中整体观念的进一步补充。

三、中医治疗心衰的发展沿革

历代医家用益气补肾、利水化痰、活血化瘀、疏通脾肺等方法来治疗心悸、胸痹、瘀痰、脾弱这类病症的记述为多,并配以温补滋养为主的方剂。由于心衰的病因病机不同,故各医家对心衰的辨证治疗有所差别。王冰在《重广补注素问》中论述道:"肝藏血,心行之。"这是晋隋唐医家在《内经》学说的基础上,首次提出"心行血"的认识,是对心理论的重大贡献。朱丹溪认为心肾关系在心与他脏关系中,居重要地位。朱丹溪曰:"人之所生,心为火居上,肾为水居下,水能升而火能降,一升一降,无有穷尽,故生意存焉。"提出了心肾关系为坎离既济,进一步提出了"坎离既济"学说。他指出:"凡肾水欲生而沃心,心火欲降而滋肾,则坎离既济,阴阳谐和,火不炎上则神自清,水不渗下则精自固。"宋代医家陈无择创三因学说,并指出:"思想成病,其病在心";"多欲则伤心"。李杲认为:"心气不足可导致其火大炽";"心火亢盛……营血大亏……是血中伏火日渐煎熬,血气日减"。刘完素、张元素还提出了"火极似水"的病机,正如在对"战栗"一症分析中指出:"此由心火热甚,亢极而战,反兼水化制之,故寒战也,然寒战者,由火甚似水,实非兼有寒气也,故以大承气汤下之,多有燥粪,下后热退,则寒栗愈矣。"刘完素曰"喜为心火之志也",此处心火乃是心的代称。刘完素、张元素均认为"诸痛痒疮,皆属心火";张子和还认为"《内经》曰神有余者笑不休,此所谓神者,心火是也"。这一理论对心火的论述,为现在心火理论研究奠定了基础。在儿科疾病中,钱乙认为小便赤涩、血淋、小儿合面睡、上窜咬牙,皆心热也,并创制了名方——导赤散,至今在临床上仍为治疗心火亢盛的代表方剂。明代医家李梴在《医学入门》中首先将心分为"血肉之心"与"神明之心",明确心有两种不同概念,其所谓"血肉之心"乃指位于胸中之心脏,而"神明之心"无具体形态,指主宰人体生命活动的功能。明代医家李时珍进而提出"脑为元神之府"之说,将神之功能与脑联系起来,如《本草纲目》曰:"鼻气通于天,天者头也,肺也,肺开窍于鼻而阳明胃脉环鼻上行,脑为元神之府,而鼻为命门之窍……"然李时珍也主张心为神明之府;在《本草纲目》曰"心,藏神,为君火",并明确提出"山药,镇心神,安魂魄,主健忘,开达心孔,多记事"。王清任在《医林改错》中对"心主神志"的理论提出了修正,强调"灵机记性不在心在脑";指出:"灵机记性在脑者,固饮食生气血,长肌肉,精汁之清者,化而为髓,由脊骨上行入脑,名曰脑髓。盛脑髓者,名曰髓海";"小儿无记性者,脑髓未满;高年无记性者,脑髓渐空"。可见王清任已明确认识到人的精神与思维活动器官是脑而不是心,这在当时对心脑的认识无疑是一进步。而张锡纯《医学衷中参西录》则认为:"人之元神藏于脑,人之识神发于心。识神者,思虑之神也。"清代唐容川在《血证论》中从血虚、瘀血、火扰、水饮、痰浊等方面论述心病之病因病机,认为"血虚则神不安而怔忡,有瘀血亦怔忡;火扰其血则懊憹;神不清明则虚烦不眠,动悸惊惕;水饮克火,心亦动惊;血攻心则昏迷,痛欲死;痰入心则癫;火乱心则狂"。薛立斋对瘀血攻心的治疗做了进一步阐述,若阳气虚寒,用岩蜜汤温之;瘀血上冲,用失笑散散之;血既散而痛仍作,用八珍汤补之。大凡心腹作痛,以手按之却不痛血虚也,需用补养之剂;按之而痛益甚者瘀血也,宜用行血利气之药。

四、名老中医对慢性心衰治疗的研究现状

当代中医各家对中医药治疗心衰也有不同的观点。邓铁涛教授提出治疗心衰应"五脏相关,以心为本";"本虚标实,重在补虚";"阴阳分治,温补为上";"病症结合,灵活变通"。郭维琴教授认为在中医治疗心衰应分期而论:早期气虚血瘀,治以益气活血兼以健康宣教治未病;中期阳虚水泛,治以温阳利水兼以养阴护津;后期阴阳俱虚,治以阴阳双补兼以益气固脱。颜德馨教授根据"气为百病之长,血为

百病之胎"的理论认为心衰的基本病因病机与气血失常关系密切,为本虚标实之证。心主血脉,心气血不足,推动无力,往往出现瘀血之证;心阳虚衰,故出现虚寒证候,因此颜教授认为心阳气虚、心血瘀阻是心衰病机的关键,并提出"有一分阳气,便有一分生机";"瘀血乃一身之大敌"的观点。路志正教授认为心衰辨证主要为脾肾阳虚、水停心肺甚则阴竭阳脱,治疗上强调标本同治,提出了温补脾肾,泻肺利水的治疗方法,并指出遣方用药可随证加减。吴以岭院士则提出"心气虚乏是慢性心衰发生的中医病机根本,瘀血阻络是其中心环节"。心气不足是慢性心衰的基本病机,久虚病损则会导致气血津液输布的异常,故出现血瘀和水泛等诸证。周华教授指出心衰发病的原因在于心阳亏虚日久,阴阳互根,阳虚则化阴无力,阴盛格阳,心阳无法温煦肾水,肾阳不足无以治水,继而水湿泛溢,水湿上犯于肺可见咳喘难以平卧,水邪下趋则见为双下肢水肿,治疗上提倡"心肾同治"。李佃贵教授认为慢性心衰的主要病因无外乎脏腑的虚损、忧思过度、外邪侵袭、饮食劳倦。病久而正气损耗,导致心血虚、心气虚、心阳虚、心阴虚。其他脏腑的亏损,都可对心脏有所影响。心衰病的基础是脏腑功能的虚损,在此基础上复感外邪,进而影响血脉运行和心脏的功能。过忧则心血耗损,过劳则心气耗伤,进而引起心悸气短。饮食失节,以致脾胃损伤,湿盛而生痰,痰湿致使心阳受阻,发为心悸、咳喘。张艳教授认为,心气不足而无力推动血液运行,则血液运行不畅,可导致心悸气短,动则耗气,故活动后心悸气短症状加重,休息后可缓解。因此气虚血瘀是心衰的主要病机,也是心衰发病的病理基础。张琪教授认为心衰的病机是以心肾阳虚为本,血瘀水停为标,其病机的特点为本虚标实,心阳无力鼓动,而致心气不能正常推动血液运行为病之本,水饮、瘀血等阻滞为病之标。李应东教授认为慢性心衰的病机是本虚标实,本虚以气虚为主,心衰初期以心肺气虚证为主,因其病程迁延难愈,中期出现肝郁脾虚证,最终发展成心肾阳虚、气阴两虚、阴阳两虚等证型,虚证是致病之本,决定着心衰的发展趋势,兼有血瘀、痰浊、水饮等标实证,实证往往是其诱发因素,两者相互作用且相互影响,最终决定了 CHF 的各个时期出现不同的证型,气虚血瘀始终贯穿于整个心衰的发展过程。王先敏等总结 839 例慢性心衰患者的中医证型及其症候要素分布规律,发现慢性心衰的基本病因病机是本虚标实,病位在心,可涉及脾、肺、肾,本虚主要是气虚、阳虚、阴虚;标实以痰浊、瘀血、水饮为主,导致气虚、阳虚、阴虚并存。赵淳等亦提出阴虚阳亢、阴虚内热、阴虚火旺为慢性心衰的基本病机之一的观点,认为阴虚证的微观内在是神经内分泌细胞因子系统的长期慢性激活过程。袁国强等则从中医脉络学说探讨慢性心力衰竭的病理机制,提出气阳虚乏、络瘀水停、络息成积是该病的主要病机。陈东亮等认为心力衰竭其病机特点为本虚标实,以心阳虚弱为本。心阳不足,无力鼓动血液运行,则血脉瘀滞,水饮内停,痰浊不化,故阳虚—血瘀—水泛为该病病机演变的一般规律。刘裕青认为慢性心力衰竭为本虚标实之证,病机特点为虚实相兼,标本俱病,以虚为本,心气虚乏,心阳衰微,本虚为气虚、阳虚,标实为血瘀、水湿、痰饮,心气虚是病理基础,血瘀是中心环节,痰饮和水湿是主要的病理产物,心阳虚是疾病发展的根本,心肾阳虚则是疾病的终末阶段。有学者在辨治心衰心得中指出,"瘀"既是心衰发生发展过程中产物,同时又是致病因素之一。曲风等指出本病病机基于"气、血、水相关"的理论;除此之外还结合《黄帝内经》《类证治裁》等古籍提出气指心之气、阳虚及大气下陷,结合《景岳全书》等著作提出血乃血瘀及心血虚,血瘀为本病发生的重要机制,以及引用《金匮要略》揭示水饮水停、痰饮等病理变化而导致水肿、气喘等症状。刘中勇教授基于扶阳学说,认为慢性心衰病机为阳虚阴胜,阳虚可导致水湿、痰浊等阴邪,阳虚贯续本病的始终。随着研究的深入,有部分学者通过实验研究,讨论了心血瘀阻是慢性心衰的证型及病机,为临案提供了客观根据;分析了"毒"(包括瘀毒、水毒、热毒)与慢性心衰的关系。因此各名老中医均认为心衰多属本虚标实之证,本虚多以阳虚、气虚为主;标实多以水饮、血瘀、痰浊为重,认为在益气温阳、活血利水的基础上兼以养阴。以扶正为本,祛邪为辅,扶正重在温阳益气,祛邪重在活血化瘀的治疗原则。

五、中医药治疗心衰的方法

目前对心衰的治疗包括中医内治法、中医外治法、综合治疗等方法。内治法包括中药、中成药、中药注射液等。郭维琴用自拟益气泻肺汤(党参、桑白皮、黄芪、泽兰、葶苈子、猪苓、车前子、茯苓等)治疗气虚血瘀和水湿内停型心衰,用此方药治疗疗效显著,并且患者心室结构及功能也明显好转。邓铁涛教授用人参四逆汤加减治疗气阳虚血瘀水停证之心衰,疗效明显较前改善。张琪教授用太子参、生黄芪、山萸肉、姜半夏、石斛、玉竹、黄连、丹参、桃仁、红花、厚朴、泽泻、猪苓、茯苓、桑白皮、酸枣仁治疗气阴两伤、瘀水互结型心衰,服用后诸症缓解。中成药治疗心衰的种类多种多样,剂型也不同,据大量的临床研究显示,从 LVEF、6min 步行实验、降脂、稳斑,以及增加心脏的冠脉血流量和供氧量,改善微循环和清除氧自由基等方面都已经证实, 芪参益气滴丸对改善心衰患者的症状及提高生活质量都起到了很大的作用。许晓梅等研究生血宝合剂联合金水宝胶囊作用于心衰,将 60 例 CHF 受试者分组,对照组予福辛普利钠片、酒石酸美托洛尔片、螺内酯片常规抗心衰治疗,观察组在常规抗心衰药物治疗基础上同时服用生血宝合剂、金水宝胶囊,2 组均用药 8 周,提示该药可以提升心功能、增加容量指标以及活动耐量,提高 CHF 临床治疗效果。益气活血类的中成药不仅能提高 LVEF,增强心肌收缩力,还可降低血浆 BNP,改善心室重构,增加活动耐量。对于急性心衰中药注射剂能发挥更好的疗效,给予参附注射液联合冻干重组人脑利钠肽对治疗左心衰有很好疗效,还可改善患者心功能,降低血清Cys-C、Gal-3 水平。李栋等研究参麦注射液联合丹红注射液作用于 CHF,对照组给予常规西药治疗,观察组给予参麦注射液联合丹红注射液治疗。结果治疗组临床有效率明显高于对照组,提示参麦注射液与丹红注射液合用有很好的临床疗效,对于改善心功能、提高射血分数、改善生活质量都有很好的效果。陈朝金教授认为本病虚实夹杂,本虚标实,以心肺气虚为本,血瘀、水饮为标,并将心衰的病机概括为心肺气虚,血瘀水停。根据其多年临床经验,总结出心力健汤(组成为红参、黄芪、葶苈子、茯苓、泽泻、三七、肉桂),适用于心肺气虚、血瘀水停型慢性心衰。刘宁教授基于理论基础和临床经验,以生脉散加减化裁,总结出生脉益心方(组成为太子参、麦冬、五味子、黄芪、川芎、赤芍、生地黄、黄精、玉竹、炙甘草、红花、当归、枳壳、牛膝、桔梗、柴胡),此方可益气养阴、活血化瘀,使攻邪而正气不伤,适用于气阴两虚所致心脉瘀阻型慢性心衰。现代药理研究表明:麦冬、川芎可以改善心功能,为心肌代谢提供能量等作用;五味子可以扩张血管,改善冠脉循环与心肌供血等作用。张万义等在对升陷汤治疗老年慢性充血性心力衰竭患者的临床疗效观察中发现,治疗组在心功能改善方面显著优于对照组,柴胡具有调节血脂、改善胆固醇代谢、抗氧化以及调节血液凝固等作用,黄芪有强心、调节血脂、抗氧化、调节免疫力、降糖等作用,适用于大气下陷型慢性心衰。

中医外治法可作为治疗心衰的辅助疗法,不仅对缓解症状、增加活动耐量、改善心功能、改善生活质量有很好的作用,而且中医外治法还有疗效确切、应用便捷、经济负担小、不良反应小等特点。中医外治法包括穴位贴敷、针刺、按摩、穴位埋线、足浴、耳穴按压、穴位注射等。王琳等应用穴位贴敷联合心脏康复治疗心力衰竭,观察组住院时长显著短于对照组,住院时间缩短。唐静等应用穴位贴敷加艾灸治疗心力衰竭,治疗组总有效率 90.0%,显著高于对照组的 76.7%,心功能显著改善。姚耿圳等观察穴位贴敷治疗慢性心衰病人胃肠道功能不全,总有效率干预组高于对照组,而生存质量总积分也是干预组优于对照组。黄庆芬等穴位贴敷配合口服芝麻糊预防心衰患者便秘,干预组 59 例仅 4 例发生浮肿便秘,而对照组 59 例存在 19 例腹胀便秘。针刺"内关"可改善实验动物左心功能、增强心肌收缩力、抗心律失常。用艾条温和灸双侧"肺俞""心俞"穴,可改善心力衰竭大鼠心肌损伤,其作用可能与降低心肌细胞 LC3-II/I、升高 p62 蛋白表达水平,发挥细胞自噬的抑制作用,从而抑制心肌细胞过度自噬、减轻心肌损伤。贺卫等纳入 72 例心功能 Ⅱ 级的慢性心衰患者,治疗组予以西药治疗加辨证针刺,对照组予以西药治疗加安慰针刺,结果显示,治疗组总有效率为 85.7%,对照组为 61.8%,且左室射血分数及 N 末端 B 型利钠肽原(NT-proBNP)水平均优于对照组。赖春柏通过对 75 例慢性心衰患者进行临床观察,结果表明,针刺联合西药治疗组疗效显著优于单纯西药治疗组,针刺能有效提高患者心功能,对慢性心力衰竭的临床治疗有明显疗效,值得在临床推广。耳穴压豆疗法应用广泛、价格低廉、操作简单、安全性高、无不良反应,对心衰患者的临床治疗有积极作用。周泽敬运用健心汤合耳压法治疗慢性收缩性心衰患者,健心汤具有温阳益气、活血利水之功,配合耳穴压豆,总有效率达 86.6%,疗效显著。林雪琴等运用中药浴足联合西药治疗慢性心衰患者,对照组则运用常规西药治疗。观察组总有效率达 92.5%,平均住院时间、2 年生存率、左室射血分数和 N 末端脑钠肽水平均优于单纯西药组,差异均有统计学意义,表明中药浴足在慢性心衰治疗上能有效减少住院时间,改善心功能,缓解临床症状,且安全性高,接受度高,经济有效。

综合治疗是多种中医手段联合治疗。益气健心汤联合温针灸用于心衰患者的治疗中,有助于进一步改善中医证候积分,提升临床疗效,促进心衰患者的心室形态学结构复常,提高心脏泵血功能,改善心功能状态,且安全性较优,对治疗慢性心衰具有积极意义。陈兆佳在常规药物治疗基础上加用温针灸治疗中度慢性心衰患者,每日施治背俞穴 15min,对照组采用常规传统治疗。6 周及 12 周观察对照组与观察组脑钠肽(BNP)水平,观察组明显低于对照组,差异有统计学意义,表明针刺联合艾灸可有效降低慢性心衰患者 BNP 水平,改善心功能。吴秋霞应用银杏达莫针联合穴位贴敷治疗冠心病合并心衰患者,对照组予常规药物治疗,研究组予银杏达莫针联合穴位贴敷,结果显示,研究组有效率为(93.47%),显著高于常规组(78.26%),差异具有统计学意义(P<0.05)。因此,在慢性心衰治疗上,针刺与穴位贴敷联合应用能有效改善临床症状,明显改善心功能,临床效果显著。杨锦湄等在常规抗心衰及抗抑郁治疗基础上加用艾灸联合耳穴压豆治疗慢性心衰伴有抑郁患者,温和灸选取肺俞、百会和膻中穴以升阳益气,调畅气机。耳穴压豆选取心俞、肺俞、肝俞、神门和交感穴以宁心安神、活血通络。对照组则采用常规抗心衰及抗抑郁治疗。统计结果表明观察组临床总有效率和患者满意率均优于对照组,温和灸联合耳穴压豆治疗慢性心衰优于单纯西药治疗。

新指南也建议改善心衰患者心功能和症状,指导患者进行规律的有氧运动,并加强随访管理,以便能早期发现并发症,根据随访情况变化及时调整治疗药物,进而提高生活质量。

随着我国百姓生活水平、物质基础与文化水平的提高,改善生活质量已经成为临床心衰患者必不可少的意愿。现代医学在治疗心衰时,主要是以 ACEI、利尿剂、ARB、β 受体阻滞剂及 MRA 等为主治疗心衰临床疗效尚可,但对于个体无特异性治疗和预防。中医在本病的认识上历史悠久,各代医学大家们也各有千秋,病因病机研究已较为透彻,临床上采用中医药治疗心衰的方法也各有不同,其临床疗效也被大量的研究和实例所证实。通过大量文献报道,中医药对于心力衰竭的治疗在改善症状及预后方面,明显优于单纯西药治疗,中西医结合治疗方法也成为众多临床治疗方案中的一种重要手段,2014 年《中国慢性心力衰竭诊断和治疗指南》也将中医药治疗纳入其中,成为本指南的一大亮点。

但是,由于个体差异的存在,不能以统计学方法研究出统一的病因病机及治疗方法,且目前没有大样本提供予以中医临床实验研究以验证方剂及治疗方法的真实疗效,这仍是中医治疗目前发展的瓶颈所在。因此,不但要通过中医治疗提高心衰患者生活质量及预后,也需要结合现代医学的科研让中医更好地发展。

参考文献

［1］WANG H,CHAI K,DU M,et al. Prevalence and Incidence of Heart Failure Among Urban Patients in China:A National Population-Based Analysis［J］. Circ Heart Fail,2021,14(10):e008406.

［2］BRAGAZZI N L,ZHONG W,SHU J,et al. Burden of heart failure and underlying causes in 195 countries and territories from 1990 to 2017［J］. Eur J Prev Cardiol,2021,28(15):1682-1690.

［3］杨若彤,韩雨廷,吕筠,等. 中国10个地区成年人心力衰竭流行情况及其吸烟影响因素研究［J］. 中华流行病学杂志,2021,42(5):787-793.

［4］邱伯雍,王永霞. 慢性心力衰竭流行病学及防治研究进展［J］. 中华实用诊断与治疗杂志,2017,31(6):619-621.

［5］中国心衰中心联盟,苏州工业园区心血管健康研究院,中国心血管健康联盟. 中国心衰中心工作报告(2021)——心力衰竭患者的诊疗现况［J］. 中国介入心脏病学杂志,2022,30(5):328-336.

［6］王华,梁延春. 中国心力衰竭诊断和治疗指南 2018［J］. 中华心血管病杂志,2018,46(10):760-789.

［7］王华,李莹莹.慢性心力衰竭加重患者的综合管理中国专家共识 2022［J］. 中国循环杂志,2022,37(3):215-225.

［8］王祖禄,韩雅玲.2022年AHA/ACC/HFSA心力衰竭管理指南更新要点解读［J］.中华心血管病杂志,2022,50(8):822-824.

［9］HEIDENREICH P A,BOZKURT B,AGUILAR D,et al. 2022 AHA/ACC/HFSA Guideline for the Management of Heart Failure:A Report of the American College of Cardiology/American Heart Association Joint Committee on Clinical Practice Guidelines［J］. Circulation,2022,145(8):e876-e894.

［10］王潇苎,杨旭光,沈蓉,等. 当归补血汤治疗放射性心肌病的研究［J］. 兰州大学学报(医学版),2022,48(7):4-9.

［11］LAM C S P,VOORS A A,DE BOER R A,et al. Heart failure with preserved ejection fraction:from mechanisms to therapies［J］. Eur Heart J,2018,39(30):2780-2792.

［12］OBOKATA M,REDDY Y N V,PISLARU S V,et al. Evidence Supporting the Existence of a Distinct Obese Phenotype of Heart Failure With Preserved Ejection Fraction［J］. Circulation,2017,136(1):6-19.

［13］BORLAUG B A,CARTER R E,MELENOVSKY V,et al. Percutaneous Pericardial Resection:A Novel Potential Treatment for Heart Failure With Preserved Ejection Fraction［J］. Circ Heart Fail,2017,10(4):e003612.

［14］KIM M N,PARK S M. Heart failure with preserved ejection fraction:insights from recent clinical researches［J］. Korean J Intern Med,2020,35(3):514-534.

［15］侍煜景,钱卫东. 治未病思想指导心力衰竭防治策略探讨［J］. 新中医,2019,51(10):320-322.

［16］温鑫洋,窦荣海,金华. 从心力衰竭指南看中医整体观念的重要性［J］. 中国中医药信息杂志,2014,21(6):1-4.

［17］白佳欢,张艳. 慢性心力衰竭中医研究进展［J］. 实用中医内科杂志,2020,34(6):88-90.

［18］唐震,张明雪. 中医药治疗慢性心力衰竭临床研究进展［J］. 实用中医内科杂志,2022,36(6):8-11.

［19］王瑞,温速女,刘文林,等. 中医治疗慢性心力衰竭研究进展［J］. 按摩与康复医学,2018,9(7):1-3.

第二章 慢性心力衰竭的诊断与评估

第一节 临 床 表 现

　　心力衰竭是一个临床名称,患者必须有明显或可以察觉的症状或体征。完全无症状的左心室功能减退或射血分数降低,只能称为心功能障碍。纽约心脏学会(NYHA)心功能分级为Ⅰ级的患者是一种较为"特殊"的、无症状的心力衰竭患者。这样的患者数量众多,仔细询问病史和体检仍可以发现一些与心力衰竭相关的症状和体征。患者如有症状,尤其有典型的症状时,则慢性心力衰竭的可能性大大增加。临床上可疑者须由客观检查来证实。因此,可疑的心力衰竭患者应做全面的评估,不仅要确定诊断、判断其严重程度,还要寻找出基本的病因和诱发因素。这样才有可能做出危险分层和预后评估,才能制定适当的、完整的和个体化的治疗方案。心力衰竭症状通常是非特异性的,故无助于区别心衰与相关症状疾病,常见的症状体征见表2-1。

表2-1　心力衰竭常见的症状体征

症状		体征	
典型的	气促 端坐呼吸 阵发性夜间呼吸困难 运动耐力下降 乏力、疲倦、运动后恢复时间延长 踝部水肿	较特异的	颈静脉压升高 肝颈静脉反流征 奔马律 心尖搏动向左侧移动
不太典型的	夜间咳嗽 喘息 肿胀感 食欲不振 精神不振 抑郁 心悸 头晕 昏厥	不太特异的	体重增加(>2kg/周) 体重减轻(严重心衰) 组织消耗(恶病质) 心脏杂音 外周水肿 肺部啰音 胸腔积液 脉搏不规则 呼吸加快

症状		体征	
不太典型的	俯身呼吸困难	不太特异的	潮式呼吸 肝大 腹水 四肢冷 尿少 脉压少

一、左心衰竭

通常依据心力衰竭的症状和体征将其分为左心衰竭及右心衰竭，这种分法便于医师根据症状及体征分析患者的病情。当然，就某个症状而言，并非仅限于左心衰竭或右心衰竭，例如呼吸困难可见于左心衰竭，也可见于右心衰竭。

（一）症状

1. 乏力、疲倦、运动耐量减低

乏力、疲倦是左心衰竭的常见症状，其机制主要是心功能降低，心排血量下降，有效循环血量不能满足机体代谢需要所产生。运动耐量减低常表现为劳力时或日常活动时气促、乏力、活动受限。临床上疲乏或无力的患者常常伴有肢体的沉重感。采集病史时应记录运动受限的程度，例如：爬楼梯、走平路、日常家务活动或生活自理的能力，并且依据活动耐力下降的程度，进行纽约心功能分级。

2. 头晕、心悸、心慌

头晕、心悸、心慌也是心力衰竭患者的不典型临床表现，其机制主要是心脏搏出量不足以满足心脏及脑组织器官的代谢需要。老年人可表现为反应差、记忆力减退、焦虑、失眠、嗜睡等，可能由于脑缺血缺氧或电解质紊乱等原因，合并有心律失常的患者可出现心悸和晕厥，需引起重视。

3. 呼吸困难

心源性呼吸困难常见于各种原因引起的心脏病或心包疾病。主要是由于左心和/或右心衰竭时急性或慢性肺瘀血及肺活量减低导致。根据患者病情的严重程度表现为劳力性呼吸困难、夜间阵发性呼吸困难、端坐呼吸、俯身呼吸困难、陈-施呼吸等。呼吸困难是左心衰竭最常见和最早出现的症状；右心衰引起左室功能障碍出现肺瘀血后亦可出现呼吸困难，但是单纯的右心衰呼吸困难症状较轻；肺部原发疾病或胸廓运动障碍性疾病导致的右心衰本身可出现呼吸困难。

（1）劳力性呼吸困难

劳力性呼吸困难是左心衰竭最常见且最早出现的症状。其机制主要是在右心室功能正常的前提下，运动使回心血量增加，左心衰容量负荷增加，肺静脉压力升高，肺瘀血加重，使气体弥散功能降低；肺泡张力增高，刺激牵张感受器，通过迷走神经反射兴奋呼吸中枢；肺泡弹性减退，使肺活量减少；肺循环压力升高对呼吸中枢的反射性刺激。轻者仅于较重的体力活动时发生呼吸困难，休息后症状很快消失。随着病情的进展，一般的体力活动即可出现呼吸困难症状。在临床实践中因为患者在疾病最初出现呼吸困难不适时，患者为适应已经减退的心功能，会改变自己的生活方式、减少运动量，所以在询问患者运动量时应该与患者过去3个月或者6个月前进行比较，以便尽早发现活动能力下降。

（2）端坐呼吸

端坐呼吸是左心衰竭加重或失代偿患者的典型临床表现。患者在仰卧位时由于回心血量增加，左心容量负荷加重，肺静脉压力增加，肺瘀血加重，气体交换减少；同时，因仰卧位膈肌上抬导致胸腔负压降低，肺泡顺应性降低，肺弥散面积减少，使肺活量减少等导致。患者往往描述为睡眠时需要垫高枕头、半卧位或坐位。坐位时回心血量减少，左心容量负荷下降，肺静脉压力降低，肺瘀血减轻，可促进气体交换；膈肌下降，胸腔负压增大，肺泡顺应性改善，肺泡弥散面积增加，肺活量增加，从而呼吸困难减轻。

（3）夜间阵发性呼吸困难

夜间阵发性呼吸困难是左心衰患者比较特异的表现，患者在临床常描述为夜间熟睡后会出现突然憋醒，有窒息感，伴有频繁的咳嗽，轻者被迫端坐位后呼吸困难症状会减轻，严重者会出现发绀、冷汗、可闻及双肺底湿啰音。其机制主要是夜间仰卧位时静脉回心血量增加，肺瘀血加重；夜间迷走神经张力增高，小支气管收缩，肺泡通气量减少；膈肌上抬，胸腔负压降低，肺泡顺应性减退，肺泡弥散面积降低，肺活量减少；睡眠时迷走神经兴奋性增高、冠状动脉收缩、心肌供血减少、心功能降低。心力衰竭引起的夜间阵发性呼吸困难需与支气管哮喘引起的夜间阵发性呼吸困难相鉴别，由于夜间迷走神经张力增高导致支气管痉挛出现通气量减少所致，其被迫患者端坐位后呼吸困难症状不缓解，听诊可闻及哮鸣音。

（4）俯身呼吸困难

俯身呼吸困难是见于晚期心衰患者的一种新症状，即心衰患者俯身时发生气促等呼吸困难表现。临床上许多患者描述在穿鞋或系鞋带时会表现出呼吸困难。其机制主要是患者体内液体过多，导致循环压力增高，俯身时压力会进一步增加。当患者出现俯身呼吸困难时，是心衰患者病情加重的表现，提示患者可能存在过多的液体潴留，应引起医生的关注及重视。

4. 咳嗽、咳痰、咯血

心力衰竭时咳嗽、咳痰、咯血多与呼吸困难并存出现。在呼吸系统中，喉和气管的咳嗽感受器最敏感。左心衰竭引起肺泡和支气管黏膜瘀血或肺水肿时，因肺泡及支气管内有浆液性或血性渗出物，可出现咳嗽、咳痰，开始常于夜间发生，坐位或立位时咳嗽可减轻，白色浆液性泡沫痰为其特点，偶可见痰中带血丝。急性左心衰发作时可见粉红色泡沫样痰。心力衰竭患者咯血症状的产生机制是长期慢性肺瘀血造成肺泡壁或支气管内膜毛细血管破裂引起小量咯血或痰中带血丝；支气管黏膜下层支气管静脉曲张破裂所致大咯血。

5. 少尿及肾功能损害

严重的心力衰竭患者会出现少尿及肾功能损伤。其机制主要包括以下几点：①组织水肿、胸腔积液、腹腔积液等大量水分渗入组织间隙和浆膜腔致机体有效血容量减少，肾脏血液灌注明显不足；②心力衰竭后机体为优先保持重要脏器的供血，会对血液进行再分配，从而使肾脏血流首先减少，肾小球滤过率减少；③长期肾灌注不足导致肾小球结构被破坏，肾小球滤过面积减少，肾小球滤过率降低；④肾小球滤过降低，激活"管-球反馈"机制以及肾素-血管紧张素-醛固酮系统，导致肾小球入球动脉收缩，减少了肾灌注，导致肾损伤及少尿；⑤有效循环血量减少，导致抗利尿激素释放增多，水液重吸收增加；⑥体循环瘀血导致肾静脉压力增高，影响肾小球的滤过功能及肾髓质高渗的形成。长期慢性的肾血流量减少可出现血尿素氮、肌酐升高并可有肾功能不全的相应症状。

（二）体征

1. 肺部啰音

液体从肺毛细血管进入肺实质可表现为湿啰音、干啰音或哮鸣音。肺部湿啰音是左心衰竭的主要体征,轻者两肺底部可闻及散在湿啰音,随着呼吸困难的加重,两肺湿啰音从肺底向上延伸并增多,重症患者呼吸急促,两肺满布湿啰音并伴有哮鸣音,可伴有粉红色泡沫痰,即心源性哮喘。肺下部叩诊浊音和呼吸音减弱提示存在胸腔积液,约25%的左心衰竭患者可发生胸腔积液,以右侧多见。慢性心衰患者左心室舒张压慢性升高,可通过淋巴引流及周围血管组织代偿性改变防止过多的液体积聚在肺部,两肺啰音可能消失,因此未闻及啰音并不能排除肺静脉压的显著增高。

2. 胸腔积液

胸膜腔是位于肺和胸壁之间的一个潜在腔隙。在正常情况下脏层胸膜和壁层胸膜表面有一层很薄的液体,在呼吸运动时起润滑作用。胸膜腔和其中的液体并非处于静止状态,在每一次呼吸周期中胸膜腔的形状和压力均有很大变化,使胸膜腔内液体持续滤出和吸收并处于动态平衡。当发生心衰时,脏层胸膜的毛细血管的静水压升高,胸腔液体渗出增多,形成胸腔积液。其形成机制为:体循环和肺循环瘀血使壁层胸膜静脉静水压增加;水钠潴留、肝脏瘀血、胃肠道瘀血等导致血浆胶体渗透压降低;体循环瘀血导致胸导管、淋巴导管内压力增高,脏层胸膜淋巴引流障碍妨碍胸腔积液的吸收。

3. 心尖搏动移位

正常仰卧时心尖搏动略上移:左侧卧位,心尖搏动向左移2.0~3.0cm;右侧卧位可向右移1.0~2.5cm。肥胖体型者、小儿或妊娠时,横膈位置较高,使心脏呈横位,心尖上外移,可在第4肋间左锁骨中线外。若体型瘦长(特别是处于站立或坐位)使横膈下移,心脏呈垂位,心尖搏动移向内下,可达第6肋间。心力衰竭患者心尖搏动向左或左下移动常见的原因是左心室增大和心脏瓣膜病。左心室增大是左心功能衰竭的特征性体征之一。在左心室增大的早期,机体能够通过代偿,从而掩盖心力衰竭的症状。随着左心室心功能进行性恶化,处于失代偿期的左心室可出现收缩/舒张功能障碍,心肌收缩能力减退,压力负荷和容量负荷过度增加等,导致左心室进一步扩大,心脏呈现"靴型心"改变,因而触诊时可见心尖搏动向左或左下移动。

4. 心脏扩大

心脏扩大见于大多数慢性收缩期心衰患者,左心扩大则心脏浊音界向左下增大,心腰加深,心界似靴形;右心室增大,则绝对浊音界增大,相对浊音界无明显改变,心界向左右两侧增大;左、右心室增大则心浊音界向两侧增大,且左界向左下增大,称普大型。左心室明显扩大可继发相对性二尖瓣关闭不全,在心尖区可闻及吹风样收缩期杂音,当容量负荷减轻,左心室体积缩小时,该杂音可减弱。右心室明显增大可继发三尖瓣相对性关闭不全,在三尖瓣听诊区可闻及吹风样收缩期杂音,吸气时增强,当容量负荷减轻、心室体积减小时,该杂音可减弱。

5. 奔马律

奔马律系一种额外心音发生在心室舒张期的三音心律,由于同时常存在的心率增快,额外心音与原有的S_1、S_2组成类似马奔跑时的蹄声,故称奔马律。儿童或青少年可以听到生理性第三心音,18岁以后的成人极少听到这种心音,一旦出现,通常是病理性的,称为舒张早期奔马律或第三心音奔马律,多数来自左心室。心尖区舒张期奔马律(第三心音)使用钟形听诊器在患者左侧卧位时(左心室舒张末压增加)的听诊效果更好,第三心音的存在表明心室充盈量增加或心室主动松弛功能减退,是预测死亡或住院的独立危险因素,第四心音通常表示心室僵硬,在吸气时强度增加表明它起源于右心室。

6. P_2(肺动脉瓣听诊区第二心音)亢进

P_2是肺动脉瓣开闭产生的声音,当肺循环阻力增高或血流量增多时,肺动脉压力增高,第二心音的肺动脉瓣部分亢进,即P_2亢进。左心衰后肺静脉压力增高,肺毛细血管瘀血,肺动脉压力增高,导致肺动脉瓣区第二心音逐渐增强大于主动脉瓣区第二心音,即$P_2>A_2$,并且广泛传导。相反,心功能改善

后则 P_2 减弱。触及肺动脉瓣区或胸骨旁搏动(尤其是伴随剑突下心脏搏动)表明存在肺动脉高压。

二、右心衰竭

右心衰竭大多发生在左心衰竭之后,故临床上常是两种心力衰竭的表现同时存在,但可以一种心力衰竭的表现为主。单纯的右心衰竭多由急性或慢性肺源性心脏病引起。

(一)症状

1. 劳力性呼吸困难

这仍然是右心衰竭患者的主要症状。在继发于左心衰竭患者,右心衰竭发生后,由于右心室的扩张及心肌收缩力的减弱,原有的阵发性呼吸困难可有所减轻,但是劳力性呼吸困难依然存在。单纯性右心衰竭常见病因为慢性肺部疾患,呼吸困难在右心衰竭前即已存在,右心衰竭后此症状可能更为严重。

2. 消化道症状

肝、脾及胃肠道瘀血引起食欲下降、上腹部胀满或胀痛、恶心、呕吐是右心衰竭的常见症状。患者因心功能减退,肝脏及消化道器官等静脉回流受阻导致肝脏、胃肠道瘀血,可出现食欲减退、恶心呕吐、腹胀腹泻、营养不良等症状。长期的肝脏、胃肠道瘀血可导致肠源性蛋白丢失及蛋白质吸收障碍,并引起低蛋白血症、贫血、感染等并发症而加重病情。低蛋白血症、肾功能不全、糖尿病、焦虑、抑郁症是心力衰竭患者缓解期出现食欲减退的独立危险因素,可对患者的生活质量及预后产生严重的负面影响。因此临床上应加强对慢性心力衰竭患者营养状况的监测,调节能量代谢,减少不良预后的发生。

(二)体征

1. 水肿

心力衰竭患者主要表现为身体低垂部位的水肿,其主要见于右心衰或全心衰患者。心衰水肿产生的机制主要为有效循环血量减少,肾血流量减少,继发性醛固酮增多引起水钠潴留以及静脉瘀血,毛细血管内静水压增高,组织液回吸收减少所致。水肿程度可由于心力衰竭严重程度而有所不同,可自轻度的踝部水肿以至严重的全身性水肿。水肿特点是首先出现于身体低垂部位(低垂部流体静水压较高),能起床活动者,最早出现于踝内侧,行走活动后明显,休息后减轻或消失;经常卧床者以腰骶部为明显,颜面一般不出现水肿,水肿为对称性、凹陷性。心衰患者出现水肿前先有体重的增加,体液潴留达 5kg 以上时才出现水肿,因此在临床中需要严格监测患者的体重及 24h 液体出入量。

2. 充血性肝大

肝大是指肝下缘超过剑突下 3cm 或剑突下至肚脐连线的中、上 1/3 交界。随着心力衰竭的病程进展,部分患者可出现肝脏肿大体征,其形成机制为:心力衰竭后会引起的肝血流灌注不足和血氧不足均可导致缺血性肝炎,从而出现食欲减退、右上腹不适及疼痛、黄疸、肝脏肿大等临床表现;慢性充血性心力衰竭、右心功能不全的心脏病及心瓣膜病、重度三尖瓣反流、伴发右心功能不全的肺部疾病导致下腔静脉血回心受阻造成肝脏瘀血肿大。急性右心衰竭时肝急性瘀血肿大,由于包膜被牵拉可出现触痛,甚至上腹急剧胀痛,可被误诊为急腹症。长期慢性肝瘀血缺氧,可引起肝细胞变性、坏死,最终发展为心源性肝硬化。心源性肝硬化与常见的肝炎后肝硬化的区别在于前者由于慢性肝瘀血的存在使肝大。肝功能异常时可出现黄疸。重度三尖瓣关闭不全存在时,触诊肝可有扩张性搏动。

3. 颈静脉充盈/怒张

颈静脉充盈/怒张是心力衰竭、缩窄性心包炎、心包积液或上腔静脉回流受阻等引起上腔静脉压增高的可靠体征。检测与评估方法是嘱患者 30°~45°半卧位,颈静脉充盈的上缘至胸骨角的垂直距离为颈静脉的压力,在此基础上加 $5cmH_2O$ 即为估测的右心房内压力。颈外静脉在立位或坐位时往往不显露,平卧时可略微充盈,充盈程度限制在锁骨上缘至下颌角距离的下 2/3 范围内,而当 30°~45°半卧位时,颈外静脉充盈高度超过正常范围的体征称为颈静脉怒张。颈静脉充盈或怒张是右心功能减退及体循环瘀血的可靠体征,在排除上腔静脉狭窄、压迫等病变后,其与体循环瘀血的程度呈正相关。

4. 肝颈静脉反流征

肝颈静脉反流征是右心功能衰竭继发引起肝瘀血肿大,当医生用手施压于肝脏部位 30~60s 后出现上腔静脉回流减少、颈静脉怒张更明显的体征,而在压力解除后颈静脉压力下降达到 4cmH$_2$O 以上,称为肝颈静脉反流征阳性。肝颈静脉反流征的形成机制是压迫瘀血的肝脏使回心血量增加,但因右心房瘀血或右心室舒张受限导致右心房不能接受回心血流而使颈静脉压迫被迫上升。正常人肝脏施压后颈静脉不扩张,或施之之初可有轻度扩张,但压力解除后颈静脉压力迅即下降到正常水平。右心功能衰竭者可见明显的颈静脉怒张,而且在停止压迫肝脏后颈静脉压力下降 4cmH$_2$O 以上。检查方法是嘱患者 30°~45°半卧位,张口呼吸,避免 Valsalva 憋气动作,检查者右手掌面轻贴于肝区,逐渐加压,持续10s,同时观察颈静脉怒张程度。临床中应注意,如果发生急性心肌缺血或急性心肌梗死时,左心室充盈压急性增加可能不会引起颈静脉压增加,除非肺动脉压升高引起右心室衰竭或三尖瓣关闭不全。

5. 腹腔积液

腹腔积液是腹腔中液体异常聚集超过 200ml。心力衰竭患者腹腔积液的形成机制为:肝脏缺血、瘀血导致肝功能减退、白蛋白合成减少、血浆胶体渗透压减低,促进腹腔积液的形成;存在肝硬化等基础疾病时,肝脏瘀血增加了门静脉的压力,增加了腹腔积液的产生;肝功能减退使雌激素、糖皮质激素、醛固酮、抗利尿激素等灭活,加重了机体的水钠潴留,导致门静脉静水压增高。

6. 缺氧体征

发绀是指血液中还原血红蛋白增多使皮肤和黏膜呈青紫色改变的一种表现。右心衰竭者多会出现不同程度的发绀,较左心衰竭者明显。其原因除血红蛋白在肺部氧合不全外,还因血流缓慢、组织从毛细血管中摄取较多的氧而使血液中还原血红蛋白增加(周围型发绀),严重贫血者发绀可不明显。部分患者可出现交替脉或脉搏减弱。

7. 其他体征

心前区震颤提示存在瓣膜病变或心腔内分流。心脏瓣膜疾病可闻及心脏杂音,主动脉瓣狭窄是心衰的一个重要病因,杂音的强度取决于通过瓣膜的血流量,随心衰的加重杂音强度反而减弱,与杂音强度相比,杂音的达峰时间能更好反映主动脉瓣狭窄的严重程度。由于老年钙化性主动脉瓣狭窄的杂音可能在心尖区最明显,应注意与二尖瓣关闭不全的杂音鉴别。同时观察颈动脉搏动延迟将有助于做出主动脉狭窄的诊断。肺部感染、甲状腺肿大、血管杂音、皮疹、黄疸和栓塞征象等是心衰诱因和并发症相关的体征。

第二节   实验室和其他辅助检查

一、实验室检查

(一)实验室评估

在心力衰竭患者的管理中,首先要行常规实验室检查,初始评估心衰患者的全血细胞计数、尿液分析、血生化(钠、钾、钙、血尿素氮、肌酐、转氨酶、胆红素、血清铁/总铁结合力)、空腹血糖、糖化血红蛋白、血脂及甲状腺功能等;此外,在心衰患者疾病的治疗及病程发展中还需要重复测定电解质、肾功能等指标,以动态检测治疗效果及药物的不良反应。心衰患者中低钠血症比较常见,尤其是在失代偿期。研究发现,约20%的心衰患者血钠低于135mmol/L,大多是因医源性利尿剂治疗所导致,其次是因为心衰患者容量负荷导致的稀释性低钠血症。研究发现,心衰合并低钠血症患者预后更差,再住院率和死亡率更高、住院时间更长,但是目前没有相关研究证明对血钠水平的纠正可以改善患者的临床预后。低钾血症增加心律失常的风险,还导致肌肉无力、肠道的蠕动功能下降,心衰患者低钾血症主要是医源性的利尿剂导致,亦可见于代谢性酸中毒。心衰患者碳酸氢根水平升高提示二氧化碳潴留或过度利尿导致的代谢性碱中毒,碳酸氢根水平降低提示代谢性酸中毒;此外,心衰患者还存在低镁血症和低磷血症等其他的电解质异常的表现。

心衰患者应重视肾功能的初始评估和定期复查。心衰患者的肾功能异常与动脉粥样硬化、高血压和糖尿病等慢性肾病的危险因素相关,亦与心衰后患者有效循环相对不足导致肾灌注减少所致。研究发现:60%~70%的心衰失代偿住院患者的肾小球滤过率显著降低,20%~30%的心衰患者在住院期间血清肌酐浓度升高大于>0.3mg/dl,结果表明肾功能受损以及住院期间肾功能恶化的心衰患者的预后差。

心衰患者肝功能异常(谷草转氨酶和谷丙转氨酶、胆红素升高)常因右心衰竭、全心衰导致体循环瘀血引起,但也不能忽略医源性药物的副作用,因此应定期复查。肝瘀血会导致肝细胞的合成能力受损,导致蛋白及凝血功能异常;此外,使用华法林治疗的患者可引起凝血酶原时间改变。研究发现,心衰患者中有37.2%合并贫血,血红蛋白水平下降导致机体缺氧状态,从而引起心脏心率增加致心肌耗氧量增加,会加重心衰的症状,增加死亡率。感染是心衰失代偿的最常见诱因,多见于呼吸道感染,但是泌尿系感染不容忽视,血常规白细胞计数和分类及感染两项有助于判断感染的类型。高脂血症、糖尿病、肥胖等是冠心病的高危因素,而冠心病是心衰的主要病因,因此对于心衰患者应评估血脂、血糖、糖耐量等冠心病危险因素。

(二)生物学标志物

1. 利钠肽[B型利钠肽(B-type natriuretic peptide,BNP)或N末端B型利钠肽原(N-terminal pro-BNP,NT-proBNP)]

BNP和NT-proBNP的临床应用是近年来的研究热点和亮点,在2022年美国心脏病学会/美国心脏协会(ACC/AHA)、2021年欧洲心脏病学会(ESC)和2018年中国的心衰指南均肯定了其对心衰诊断的价值。推荐BNP/NT-proBNP监测在急慢性心衰的诊断、治疗评估和住院及出院后患者管理中的应用。利钠肽检测推荐用于心衰筛查、诊断和鉴别诊断、病情严重程度及预后评估。出院前的利钠肽检测有助于评估心衰患者出院后的心血管事件风险（Ⅰ类推荐,B级证据）。BNP<100ng/L、NT-proBNP<300ng/L时通常可排除急性心衰。BNP<35ng/L、NT-proBNP<125ng/L时通常可排除慢性心衰,但其敏感度和特异度较急性心衰低,肾功能不全(肾小球滤过率<60ml/min)时应>1200ng/L。经住院治疗后利钠肽水平无下降的心衰患者预后差。多种心血管疾病[心衰、急性冠状动脉综合征、心肌病变如左心室肥厚、心脏瓣膜病、心包疾病、心房颤动(房颤)、心肌炎、心肌毒性损伤等]和非心血管疾病(高龄、贫血、肾功能不全、睡眠呼吸暂停、重症肺炎、肺动脉高压、肺栓塞、严重全身性疾病、脓毒症、严重烧伤和卒中等)及心脏手术、电复律等均会导致利钠肽水平增高,尤其是房颤、高龄和肾功能不全。脑啡肽酶抑制剂使BNP降解减少,而NT-proBNP不受影响,临床工作中应注意结合患者的病史进行分析。

2. 心肌肌钙蛋白I(ctroponin I,cTnI)

cTnI是肌肉舒缩的分子开关,只存在于心肌中,同骨骼肌肌钙蛋白相比,其N端有31个氨基酸序列不同,且在健康和损伤的骨骼肌中无表达,因此具有非常高的组织特异性和检测的敏感性。在心衰患者心脏中,存在着慢性心肌细胞的损伤及死亡,血清中肌钙蛋白 I 的水平反映了细胞的损伤和心肌收缩装置的退化程度。研究报道,在无缺血性心脏病变的心衰患者血清中 cTnI 浓度升高。Schultz 等报道心衰患者运动后,cTnI 浓度升高,而运动前 cTnI 水平已升高的患者运动后 cTnI 水平会进一步升高,其意义有待于进一步研究。Horwich 等报道,以血清 cTnI 0.04ng/ml 为正常上限,在评价了 238 名心衰患者后,发现 cTnI 升高的患者血流动力学不稳定,心脏功能更差,死亡率明显升高,认为在考虑了年龄、性别、左心室射血分数等因素的情况下,cTnI 水平是预测心衰患者死亡的主要因素。

3. 高敏肌钙蛋白 T(high sensitive troponin T,hs-TnT)

hs-TnT 是一种约 37kD 的蛋白,具有器官高度特异性,其血清水平升高提示心肌细胞坏死。hs-TnT 在心脏中以游离型(约 5%)和结合型(约 95%)存在。在心肌细胞膜完整的情况下,hs-TnT 不能渗出细胞膜。

高敏肌钙蛋白 T 具有更高的检测灵敏度, 最低检测浓度可以低至 3ng/L。Latini 和他的同事在 Val-HeFT 研究中, 将 hs-TnT 与传统的肌钙蛋白在稳定型心衰的患者中的水平做了比较并评估了对疾病的预后价值, 发现 hs-TnT 水平升高的患者出现严重的心力衰竭, 其评估死亡风险的能力高于 TnT,hs-cTnT 水平大于 0.003ng/ml 者,每 100 人心衰、心血管死亡的例数明显高于 hs-cTnT 水平低于 0.003ng/ml 者。对 hs-cTnT 基线水平高于 0.003ng/ml 者的动态检测发现,hs-cTnT 水平升高大于 50% 组其心衰、心血管死亡的风险显著增高。此外,心功能Ⅲ、Ⅳ级患者血清 hs-cTnT 水平高于Ⅱ级患者,心功能Ⅳ级患者血清 hs-cTnT 水平高于Ⅲ级患者, 提示慢性心衰患者血清 hs-cTnT 水平随心功能级别的增高而增加,呈进行性心肌损害,病情逐渐加重。

4. 反映心肌纤维化、炎症、氧化应激的标志物

如可溶性 ST2、半乳糖凝集素-3 也有助于心衰患者的危险分层和预后评估,联合使用多项生物标志物可能是未来的发展方向。

(1)心肌重塑标志物——生长刺激表达基因 2 蛋白(growth stimulation expressed gene 2,ST2)

ST2 是白细胞介素-1 受体家族成员,主要包括跨膜型 ST2(ST2L)和可溶性 ST2(sST2)两种异构体,它们可以和共同的配体 IL-33 结合而发挥生物学作用。IL-33/ST2L 信号通路参与心肌内成纤维细胞-心肌细胞信息交流,具有抗心肌细胞肥大、心肌纤维化及抗动脉粥样硬化等心脏保护作用,它不仅是心衰新的生物标志物,而且可能成为预防心血管疾病的治疗靶标。当心脏受到机械性牵张刺激时,心肌细胞及心肌成纤维细胞 ST2 表达水平增高,其中以 sST2 升高为主,而 sST2 则以"诱饵受体"的形式和 ST2L 竞争与 IL-33 的结合位点,从而抑制 IL-33/ST2L 信号通路的心脏保护作用。这也表明 sST2 水平升高可能与潜在的心血管风险增加有关。研究发现,心衰患者治疗后 BNP 水平下降,但 ST2 水平仍较高的患者发生心衰恶化的风险比 BNP 和 ST2 水平同时降低的患者高。在 PRIDE 研究中,ST2 同时被证明是急性失代偿性心衰的一个重要的生物标志物。以上的研究结果均证实,检测 sST2 水平有助于指导心衰诊断和治疗,尤其是预后方面至少与 NT-proBNP 价值相当,并且联合 NT-proBNP 有更高的预测价值, 有助于对心衰患者进行危险分层。考虑到心衰早期心肌重构的重要性, 进一步探索 sST2 在高风险人群未来心衰发展中的评估作用就显得更有意义。

(2)半乳凝集素-3(galectin-3)

半乳凝集素(galectins)即半乳糖血凝素超家族,是一类钙非依赖性的糖结合蛋白,具有高度保守性。半乳凝集素-3(galectin-3)也称半乳糖结合蛋白-3,分子量为 31kD,是半乳凝集素家族的重要成员之一。在不同细胞与组织内,galectin-3 的分布含量不尽相同。galectin-3 的分布特点也不是一成不变的,在某些病理情况下,如心脏病变时其表达水平会增加。多项动物及临床研究证实 galectin-3 作为重

要的炎症介质在心肌重塑的病理发展过程中具有重要作用。已有的临床研究发现心衰患者血清galectin-3水平是显著增高的,对出院的患者进行长期随访后发现galectin-3水平高的患者预后要差,提示它对心衰的不良预后有重要的预测价值。研究发现,血galectin-3水平升高与年龄、肾功能不全以及心衰的严重性有关,在校正了年龄、性别、严重心衰及肾功能不全后,galectin-3是慢性心衰患者不良预后的独立危险因子。上述研究也证实了galectin-3对于慢性心衰患者心衰严重程度和预后判断均有较大的应用价值。

(二)常规检查

1. 心电图

所有心衰以及怀疑心衰患者均应行心电图检查,虽然心电图不能诊断心衰,但在明确心律、心率、QRS形态、QRS宽度等及指导治疗方面有重要作用。心衰患者一般有心电图异常,心电图完全正常的可能性极低。怀疑存在心律失常或无症状性心肌缺血时应行24h动态心电图。

2. X线胸片

对疑似、急性、新发的心衰患者应行胸片检查,以识别/排除肺部疾病或其他引起呼吸困难的疾病,提供肺瘀血/水肿和心脏增大的信息,但X线胸片正常并不能除外心衰。

3. 经胸超声心动图

经胸超声心动图是评估心脏结构和功能的首选方法,可提供房室容量、左右心室收缩和舒张功能、室壁厚度、瓣膜功能和肺动脉高压的信息。LVEF可反映左心室收缩功能,推荐改良双平面Simpson法。组织多普勒和应变成像的可重复性和可行性已证实,对于存在发生心衰风险的患者,应考虑采用以识别临床前的心肌收缩功能异常。

超声心动图是目前临床上唯一可判断舒张功能不全的成像技术,但单一参数不足以准确评估,建议多参数综合评估。HFpEF主要的心脏结构异常包括左心房容积指数>34ml/m²、左心室质量指数≥115g/m²(男性)或95g/m²(女性);主要的心脏舒张功能异常指标包括E/e′≥13、e′平均值(室间隔和游离壁)<9cm/s;其他间接指标包括纵向应变或三尖瓣反流速度。

(三)特殊检查

心衰的特殊检查用于需要进一步明确病因和病情评估的患者。

1. 心脏磁共振(cardiac magnetic resonance,CMR)

CMR是测量左右心室容量、质量和射血分数的"金标准",当超声心动图未能做出诊断时,CMR是最好的替代影像检查。CMR也是复杂性先天性心脏病的首选检查方法(Ⅰ,C)。对于扩张型心肌病患者,在临床和其他影像学检查不能明确诊断的情况下,应考虑采用延迟钆增强(late gadolinium enhancement,LGE),以鉴别缺血性与非缺血性心肌损害(Ⅱa,C)。LGE和T1成像是评估心肌纤维化的首选影像检查。对于疑似心肌炎、淀粉样变、结节病、Chagas病、Fabry病、致密化不全心肌病和血色病的患者,推荐采用CMR来显示心肌组织的特征。

2. 冠状动脉造影

适用于经药物治疗后仍有心绞痛的患者、合并有症状的室性心律失常或有心脏停搏史患者、有冠心病危险因素、无创检查提示存在心肌缺血的心衰患者。

3. 心脏CT

对低中度可疑的冠心病或负荷试验未能明确诊断心肌缺血的心衰患者,可考虑行心脏CT以排除冠状动脉狭窄。

4. 负荷超声心动图

运动或药物负荷超声心动图可用于心肌缺血和/或存活心肌、部分瓣膜性心脏病患者的评估。对存在劳力性呼吸困难、LVEF正常但静息舒张功能参数未能做出诊断的患者，负荷超声心动图有一定辅助作用。进行检查时需严格评估适应证、禁忌证。

5. 核素心室造影及核素心肌灌注和/或代谢显像

当超声心动图未能做出诊断时,可使用核素心室造影评估左心室容量和LVEF。核素心肌灌注显像包括单光子发射计算机断层成像(single-photon emission computed tomography,SPECT)和正电子发射计算机断层成像(positron emission computed tomography,PET),可用于诊断心肌缺血。代谢显像可判断心肌存活情况。对心衰合并冠心病的患者,在决定行血运重建前,可考虑用心脏影像学检查(CMR、负荷超声心动图、SPECT、PET)评估心肌缺血和心肌存活情况。

6. 心肺运动试验

心肺运动试验能量化运动能力,可用于心脏移植和/或机械循环支持的临床评估,指导运动处方的优化,原因不明呼吸困难的鉴别诊断。心肺运动试验适用于临床症状稳定2周以上的慢性心衰患者。

7. 6min步行试验

用于评估患者的运动耐力。6min步行距离<150m为重度心衰,150~450m为中度心衰,>450m为轻度心衰。在评估过程中全程记录患者血压、心率、血氧饱和度,并确保患者生命体征稳定。

8. 有创血流动力学检查

在慢性心衰患者中右心导管和肺动脉导管检查适用于:①考虑心脏移植或机械循环支持的重症心衰患者的术前评估;②超声心动图提示肺动脉高压的患者,在瓣膜性或结构性心脏病干预治疗前评估肺动脉高压及其可逆性;③对经规范治疗后仍存在严重症状或血流动力学状态不清楚的患者,为调整治疗方案可考虑行此检查。急性心衰患者有创血流动力学监测见急性心衰部分。

9. 心肌活检

仅推荐用于经规范治疗病情仍快速进展,临床怀疑心衰是由可治疗的特殊病因所致且只能通过心肌活检明确诊断的患者。不推荐用于心衰患者的常规评价。

10. 基因检测

对肥厚型心肌病、特发性扩张型心肌病、致心律失常性右心室心肌病患者,推荐基因检测和遗传咨询。限制型心肌病和孤立的致密化不全心肌病亦可能具有遗传起源,也可考虑基因检测。

11. 生活质量评估

生活质量评估运用心理学量表,对心理健康、躯体健康和社会功能等进行多维度量化评估。生活质量量表可分为普适性量表和疾病特异性量表,前者最常使用的是36条简明健康问卷(SF-36)及简版SF-12、世界卫生组织幸福感指数量表(WHO-5)、欧洲5维健康量表(EQ-5D)。心衰特异性生活质量评估工具较常使用的有明尼苏达心衰生活质量量表和堪萨斯城心肌病患者生活质量量表。

第三节 诊断标准与分期

心力衰竭(心衰)不是一个单独的疾病诊断,往往有潜在的心脏病基础,心衰的患者还经常合并多种疾病,包括心源性和非心源性疾病。心衰的恶化通常是有诱因的,病程的不同阶段临床表现不同,因此在心衰的不同阶段对患者进行临床评估结果会有所不同, 心衰的评估已经从单纯的对症状进行评估,转变为对疾病的发展过程进行管理和评估。心衰的评估首先要确定心衰的诊断和类型,量化心功能不全的程度、明确心衰的分期和分级,然后需要对心衰患者进行系统评估,包括评估心衰的病因和诱因,评估药物的疗效和副作用,评估临床个人治疗的指征和风险,评估心衰进展的速度和患者的临床预后,评估心衰患者健康相关的生活质量和自我管理情况,评估心衰并行的其他临床疾病以及严重程度等。临床上心衰的评估需要围绕病程的发展和变化进行动态评估,不断修正和调整治疗方案。

一、心力衰竭的诊断流程

心衰是由于心室充盈和射血功能异常导致的临床综合征,临床表现为呼吸困难、乏力运动耐量下降,液体潴留导致器官充血和/或周围水肿。有些患者运动耐量下降,但是水肿不明显;有些患者以水肿、呼吸困难和无力为主诉就医;有些患者并没有容量负荷过重的症状或者体征。心衰是复合的疾病诊断,临床上没有一个单独的检查就可以确定心衰的诊断,需要靠仔细地询问病史和详尽的体格检查以及实验室和现代化的诊疗手段来诊断。临床上常用的心衰分类有两种,根据发病情况分为急性心衰和慢性心衰,根据左心室射血分数心衰又分为射血分数减低的心衰(EFrHF)和射血分数保留的心衰(EFpHF)。

(一)急性心力衰竭(AHF)的诊断

急性心衰的诊断要根据症状和体征,通过体格检查评价体循环灌注和充血情况, 实验室检查、X线胸片、心脏超声都非常重要,轻度的心肌酶升高在心衰的急性失代偿期可以见到,但不是很常见,心肌酶升高也不意味着一定合并心肌梗死。在合理的系统临床评估的基础上,心房利钠肽的水平高低有助于除外或者证实诊断,特别是诊断不明确的时候,如果脑钠肽(BNP)<100pg/ml,N末端proBNP(NT-proBNP)<300pg/dl 可以除外急性心衰诊断,BNP>500pg/ml,NT-proBNP>900pg/ml(50~75岁),或者NTproBNP>1800pg/ml(>75岁),可以确定急性心衰诊断。在临床评估和利钠肽水平评估的基础上,结合临床心衰的评分系统, 有助于明确诊断和进行临床决策, 加拿大心衰指南推荐的评分系统为Baggish 等提出的评分标准(表2-2)。心电图和胸片需要在就诊的72h 内完成检查,初始的血液检查包括:

表2-2　诊断急性心衰的临床评分系统

预测因子	可能得分	
年龄>75岁	1	
端坐呼吸	2	
不咳嗽	1	
就诊前已经用了袢利尿剂	1	
肺底有啰音	1	
不发热	2	
NT-proBNP升高(>450pg/ml,<50岁;>900pg/ml,≥50岁)	4	
胸片提示间质水肿	2	
总得分	14	
心衰的可能性	低危	0~5
	中危	6~8
	高危	9~14

血常规、血肌酐、血尿素氮、血糖、血钠、血钾和肌钙蛋白。经胸超声需要在就诊的 72h 内完成,以前有超结果的重新检查的条件包括:临床状态变化需要重新评估、患者对合理的治疗反应大或者前一次超声检查是在 12 个月以前。明确诊断的患者需要测定 BNP 和 NT-proBNP,因为利钠肽水平可以提供预后信息。当患者第一次发生心衰或失代偿性心衰时,确定和纠正其诱发因素是非常重要的(表 2-3)。

表 2-3　急性心衰的诱因

心衰恶化的可能诱因
心肌缺血或者心肌梗死
摄入过多的钠盐或者液体
不遵医嘱用药
医源性容量超负荷
未控制的高血压
心律失常:心房颤动或者心房扑动、室性心动过速、缓慢性心律失常
并发症:发热、感染、败血症、甲状腺功能减退、贫血、肾功能不全、营养缺乏(硫胺素缺乏)、肺部疾病(慢性阻塞性肺疾病、肺栓塞、低氧血症)
抗心衰药物不适当减少
药物不良反应:酒精、过度使用负性肌力药物(β 受体阻滞剂、钙通道阻断剂、抗心律失常药物)、非类固醇抗炎药物,可能导致液体潴留的噻唑烷二酮类、皮质类固醇

(二)慢性心力衰竭的诊断

诊断慢性心衰主要基于充血和组织灌注不足导致收缩性和/或舒张性心功能不全的症状和体征。诊断心衰有时很困难,因为水肿、呼吸困难和乏力这几个症状敏感性和特异性都很差,女性、肥胖、老年患者心衰表现又不典型。因此所有的患者都需要详尽的病史采集和体格检查,初始评估需要确定或者除外心衰诊断,明确系统病因,包括心衰的基础疾病和影响心衰病程的其他疾病。心房利钠肽的水平对于初始心衰诊断和心衰失代偿期尚不确定的诊断非常重要,12 导联心电图是必须检查的项目,需要评价心脏节律、心率、QRS 波宽度、形状等,心电图检查还可能揭示病因。心脏超声心动图有助于评价心脏的收缩和舒张功能,心脏的解剖结构(腔室大小、几何形状、左心室大体情况等)和心包疾病。有些肥胖、肺气肿的患者心脏超声成像条件较差,心脏核素扫描可以用来评价心脏功能和心脏各房室腔情况。有心绞痛、无创性检查提示心肌缺血或者可能通过血管重建术获益的患者建议冠状动脉造影。心脏磁共振成像用于诊断炎症性和浸润性心脏病, 对预后的评估也有一定作用。纽约心功能分级(NYHA)是简单有效评价心脏功能的指标。慢性心力衰竭诊断标准见表 2-4,诊断流程见图 2-1。

心衰的病因很多,包括心包疾病、心肌疾病、心内膜疾病、心脏瓣膜疾病、大血管疾病或者代谢性疾病。大多数患者的症状是由于左心室功能不全引起的。左心室功能不全包括两种情况,一种左心室大小正常,射血分数(EF)保留;另一种情况是左心室扩大,合并或者不合并 EF 下降。大多数患者不论EF 如何,收缩功能不全与舒张功能不全共存。EF 在心力衰竭分类中起决定性作用,根据 EF 心衰分为射血分数保留的心衰(HFpEF)和射血分数降低(HFrEF)的心衰。

1. 射血分数降低的心力衰竭(HFrEF)

大约 1/2 的射血分数降低(HFrEF)的心衰患者射血分数降低合并有不同程度的左心室扩大。不同指南对于左心室射血分数(LVEF)降低的界定值不同,2013 年 ACCF/AHA 心力衰竭的指南界定值为

表 2-4　慢性心力衰竭诊断标准

症状±体征	HFrEF	HFmrEF	HFpEF
诊断标准	LVEF<40%	LVEF 40%~49% 1. 利钠肽水平升高 2. 符合以下至少一条标准： a. 左心室肥厚和/或左心房扩大； b. 舒张功能障碍	LVEF≥50% 1. 利钠肽水平升高 2. 符合以下至少一条标准： a. 左心室肥厚和/或左心房扩大； b. 舒张功能障碍
特点	随机临床试验主要纳入此类患者,有效的治疗已得到证实	此组患者临床特征、病理生理、治疗和预后尚不清楚,单列此组有利于对其开展相关研究	需要排除患者的症状是由非心脏疾病引起的,有效的治疗尚未明确

注:利钠肽水平升高:BNP>35pg/ml 和/或 NT-proBNP>125pg/ml;HFrEF:射血分数降低性心衰;HFpEF:射血分数保留性心衰;HFmrEF:射血分数临界性心衰;LVEF:左心室射血分数。

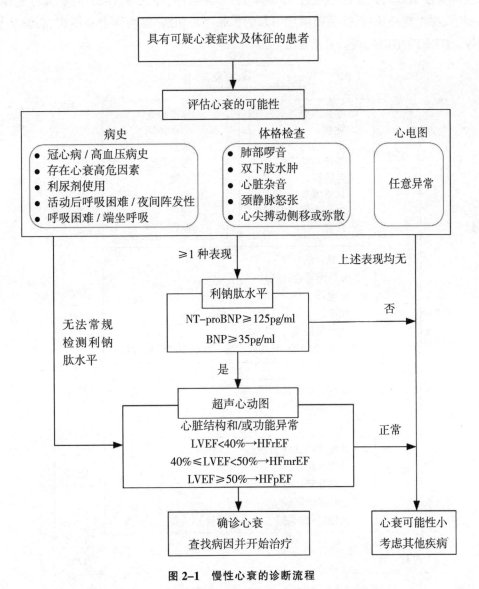

图 2-1　慢性心衰的诊断流程

注:HFrEF:射血分数降低性心衰;HFpEF:射血分数保留性心衰;HFmrEF:射血分数临界性心衰;LVEF:左心室射血分数。

LVEF≤40%。冠心病陈旧性心肌梗死的患者是射血分数降低的心衰(HFrEF)的主要患者群,其他因素也可以导致左心室扩张和射血分数降低的心衰(HFrEF)。

30%~40%的HFrEF患者是由于扩张型心肌病引起的,表现为心脏扩大,收缩力降低。有症状的扩张型心肌病的预后较差,1年的死亡率25%,5年的死亡率50%。25%的扩张型心肌病患者即使没有经过充分的药物治疗,新发生的心衰症状在短期内可以改善,如果心衰出现3个月严重的失代偿症状,恢复的机会就不大了。原发性扩张型心肌病患者与其他类型扩张型心肌病相比,总死亡率较低。25%~35%的原发性扩张型心肌病患者属于家族性扩张型心肌病,包括致密化不全性心肌病。内分泌代谢原因也可以引起扩张型心肌病:肥胖性扩张型心肌病,糖尿病性扩张型心肌病,甲状腺功能亢进或者甲状腺功能减退、肢端肥大症或者生长激素缺乏引起的心肌病。其他原因还包括:中毒性心肌病(酒精性心肌病、可卡因心肌病、化疗药物毒性作用引起的心肌病等)、心动过速性心肌病(心动过速心肌病心力衰竭是可逆的,其发生和进展情况与心动过速的持续时间和频率密切相关,引起心律失常性心肌病的心律失常类型包括:各种室上性心动过速伴有快速的心室率、频发室性期前收缩、室性心动过速等)、心肌炎和炎症引起的扩张性心肌病、Chagas病、非感染诱发的扩张性心肌病、风湿免疫病引起的扩张型心肌病、围生期心肌病、铁负荷增加引起的扩张型心肌病、淀粉样变心肌病、心脏结节病、应激性心肌病等。HFrEF的诊断流程,见图2-2。

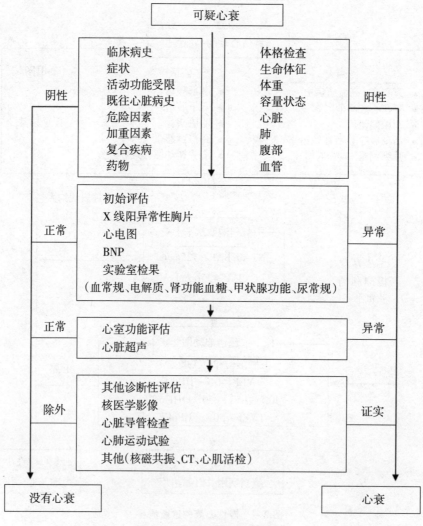

图2-2 HFrEF 的诊断流程图

2. 射血分数保留的心力衰竭（HFpEF）

临床上射血分数保留的心衰（HFpEF）发生率占心衰的 50%。这部分患者 LVEF>40%，LVEF 40%~50%的患者属于中间组患者，这部分患者的治疗包括病因治疗、合并疾病治疗和指南指导下的药物治疗（GDMT），与 HFrEF 患者的治疗基本一致。HFpEF 诊断标准包括：①心力衰竭的症状和体征；②LVEF 保留或者正常；③多普勒超声心动图或者心导管检查发现左心室舒张功能障碍。HFpEF 的诊断比 HF-EF 的诊断更具有挑战性，需要除外很多其他潜在非心源性因素引起的与心衰类似的症状。研究发现 HFpEF 的发病率呈增加趋势，心衰住院患者中 HFpEF 的患者占大部分，普通人群中，HFpEF 的患者常见于有高血压病史的老年女性，肥胖、冠心病、糖尿病、心房颤动、高脂血症患者在 HFpEF 人群中也很常见。有些 HFpEF 的患者以前有 HFrEF，这部分患者可能有别于 EF 持续保留和 EF 持续降低的患者，因此这一部分患者可能需要进一步的研究，见图 2-3。

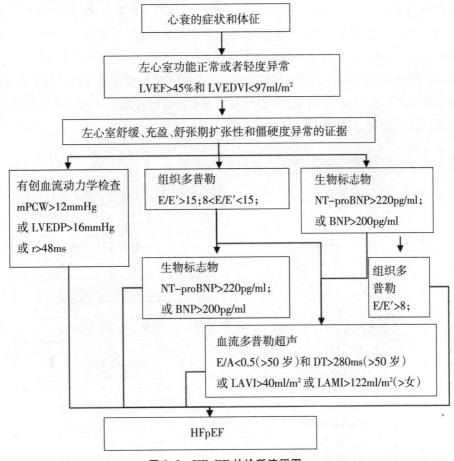

图 2-3　HFpEF 的诊断流程图

3. HFpEF 的鉴别诊断

HFpEF 的诊断关键在于排除其他疾病，而 HFpEF 患者往往存在较多合并症（如高血压、心房颤动、冠心病或周围血管疾病、糖尿病、肥胖、慢性阻塞性肺疾病或肺动脉高压等），这给鉴别诊断带来一定困难。另外，心衰患者的症状和体征往往缺乏特异性，需要鉴别的疾病往往也因患者的症状而异。HFpEF 患者往往表现出心衰的症状以及充血的体征，包括体循环充血和肺循环充血。心衰的体征在因急性发作而住院的患者当中更明显。常见的体征包括周围水肿和啰音，不常见的体征包括颈静脉扩张、第三心音、肝颈静脉回流征以及有影像学证据的肺充血。而在门诊患者中，心衰的体征往往不明显。

HFpEF 的鉴别诊断包括心脏原因、呼吸系统原因、高输出状态和心外容量负荷过重。最常见的心脏原因为被高估射血分数的 HFrEF。HFpEF 患者往往合并肥胖和心房颤动,这使得精确评估射血分数变得困难。对于这样的患者进行评估时应尤为小心,因为最初的评估会决定患者的治疗方案。如果超声声窗欠佳,应考虑行其他影像学检查。其他常见的需要进行鉴别诊断的心脏疾病包括心脏瓣膜疾病、心包疾病(收缩/限制和心包积液)、肥厚型心肌病、心内分流、急性冠脉综合征合并肺水肿。详细而系统的超声检查通常能够区别这些疾病,但也有可能需要进一步的心导管检查或心肌活检。在门诊患者中,无症状性心肌缺血需要进行鉴别。其他情况如变时性功能不全、大量二尖瓣反流也会导致 HF-pEF,必要时需对患者进行运动试验和负荷超声检查。在做出 HFpEF 诊断前必须考虑到呼吸系统疾病,当然这有一定难度,特别是 HFpEF 与肺动脉高压同时发生时。HFpEF 本身可导致肺动脉高压,而慢性阻塞性肺疾病在 HFpEF 患者中也很常见。严重的慢性阻塞性肺疾病可导致肺源性心脏病(肺心病),出现右心扩大和心功能不全,相关体征可能与心衰重叠,例如颈静脉充盈和外周水肿。利钠肽会升高,常处于"灰色区域"(BNP 100~400pg/ml)。无论是门诊还是住院患者,医生均需小心除外呼吸系统疾病或其他导致肺动脉高压的疾病。相应检查方式包括肺功能、核素灌注显像、高分辨率计算机化断层显像、呼吸睡眠监测。最终为除外呼吸系统疾病及肺动脉高压,右心导管检查可能是必要的,心外容量负荷增加的情况可以模拟心衰的症状和体征。这种情况通过血检和尿检可以获得诊断、例如肾病综合征其他高输出状态如贫血,动静脉瘘,心外分流等都需要仔细地问诊与查体。门诊患者的鉴别诊断应考虑更为普遍的情况,具体流程见图 2-4。

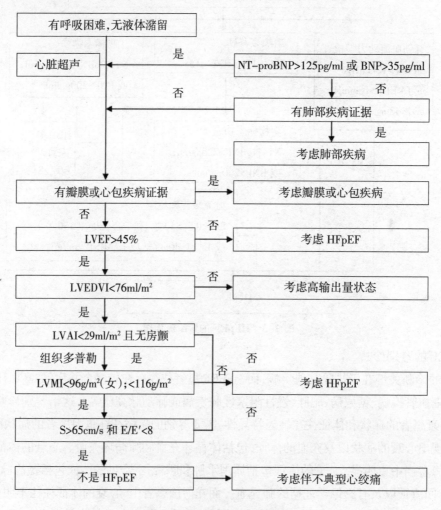

图 2-4 HFpEF 的鉴别诊断

（三）心力衰竭的分期

ACCF/AHA 心力衰竭的分期和纽约心功能分级都是评价心衰存在和严重性的标准。ACC/AHA 心力衰竭的分级强调了心衰的发生发展过程，可以用于个体评价也可以用于人群评价，纽约心功能分级注重运动能力和症状情况。ACC/AHA 的心力衰竭的分级指出，心衰的危险因素和心脏的结构异常都与心衰有关，从 A 到 D 期是界限分明、不断进展的，患者进入了高一个级别就很难降下来，评价心衰患者处于心衰自然病程的哪一期非常重要。只有确定心衰的危险因素才能预期心衰发生（A 期心衰），心衰的危险因素包括高血压、冠状动脉疾病、糖尿病、心脏瓣膜疾病、心肌梗死病史、心肌病家族史，或暴露于心脏毒性物质（如过度饮用酒精、应用蒽环类药物、职业暴露、应用含麻黄的补充剂，或使用违禁药品）即使没有心衰症状，部分患者也可能存在心脏和循环的结构和功能异常，并先于症状出现（B 期心衰）。这些结构上的异常包括左心室肥厚、无症状左心室功能不全、无症状瓣膜功能不全，或陈旧性心肌梗死导致的室壁运动异常。因为部分患者在上述这些早期阶段会发生心衰，应进行预防性治疗或控制危险因素，同时早期应用神经激素拮抗剂，包括血管紧张素转化酶（ACE）抑制剂，并在特定情况下，早期使用 β 受体阻滞剂和他汀类药物治疗。心衰的症状经门诊治疗，可能会得到良好的控制（C 期），也有可能发展为难治性心衰（D 期）。医生确诊患者的症状是由心衰综合征引起之后，持续对患者的临床状况进行评估是对症治疗的关键保障。传统的心功能评估方法是按照患者症状的严重程度进行的，其依据是 NYHA 心功能分级法，虽然这个分类系统的主观性很强，但它经受住了时间的考验，并继续广泛应用于心衰患者的心功能评价。心功能分级与分期之间的重要区别在于：NYHA 心功能分级，只适用于有明显心衰症状（C 和 D 期）的患者，其分级可以改善或加重，而心衰的分期则只能进展。换句话说一旦患者的病情达到 C 期，即使经治疗心衰症状改善，病情也不会重回到 B 期。心衰的发生和发展进程具有高度可变性，而且有时候很难区分 C 期和 D 期。因此进行各种诊断性评估，对于如何选择合适的时机进行正确的、有针对性治疗非常重要（如心肌血运重建术和心脏移植）。

目前临床中对心力衰竭的分期主要遵循美国心脏学会基金会（ACCF）/美国心脏协会（AHA）制定的分期标准，将临床心力衰竭患者分为 A、B、C、D 4 个阶段，见表 2-5。心力衰竭临床分期的意义在于前移心力衰竭的防治关口，注重心力衰竭的预防理念，包括预防心脏的结构改变发生、心力衰竭临床表现的出现。

表 2-5　心力衰竭发生发展的各阶段

心力衰竭的阶段	定义	患病人群
阶段 A 前心力衰竭阶段	患者为心力衰竭的高发人群，尚无心脏的结构或功能异常，也无心力衰竭的症状和/或体征	高血压、冠心病、糖尿病患者；肥胖、代谢综合征患者；有应用心脏毒性药物的病史、酗酒、风湿热病史、心肌病家族史的患者等
阶段 B 前临床心力衰竭阶段	患者无心力衰竭的症状和/或体征，但已发展为结构性心脏病	左心室肥厚；无症状性心脏瓣膜病、以往有心肌梗死病史等患者
阶段 C 临床心力衰竭阶段	患者已经有基础的结构性心脏病，以往或目前有心力衰竭的症状或体征	有结构性心脏病伴气短、乏力、运动耐量下降者
阶段 D 难治性终末期 心力衰竭阶段	患者有进行性结构性心脏病，虽经积极的内科治疗，休息时仍有症状，且需要特殊干预	因心力衰竭反复住院，且不能安全出院者；需要长期在家静脉用药者；等待心脏移植者；应用心脏机械辅助装置者

纽约心脏协会(New York Heart Association,NYHA)制定的心力衰竭患者心功能评价标准是评价心力衰竭患者运动能力和症状严重程度的主要依据,对评估治疗的有效性和判断患者预后有着重要价值,见表2-6。研究结果证实,心力衰竭患者NYHA分级越高,其死亡风险也越高。

表2-6 NYHA心功能分级

分级	临床表现
Ⅰ级	活动不受限,日常体力活动不引起明显的气促、疲乏、疲乏或心悸
Ⅱ级	活动轻度受限,休息时无症状,日常体力活动可引起明显的气促、疲乏、疲乏或心悸
Ⅲ级	活动明显受限,休息时可无症状,轻于日常体力活动可引起明显的气促、疲乏、疲乏或心悸
Ⅳ级	休息时也有症状,少事体力活动症状即加重 任何体力活动均会引起不适 无须静脉给药可在室内或床边活动者为Ⅳa级 需要静脉给药支持且不能下床活动者为Ⅳb级

第四节　合并症与并存疾病

一、慢性心力衰竭的合并症

(一)胸腔积液

正常人胸膜腔内有3~15ml液体。在呼吸运动时起润滑作用,但胸膜腔中的积液量并非固定不变。胸膜腔内液体自毛细血管的静脉端再吸收,其余的液体由淋巴系统回收至血液,滤过与吸收处于动态平衡,若全身或局部病变破坏了此种动态平衡,致使胸膜腔内液体形成过快或吸收过缓,临床产生胸腔积液,其性质常为漏出液。积液量少于300ml时症状多不明显;若超过500ml,患者渐感胸闷,局部叩诊浊音,呼吸音减低;随着积液量增多后,两层胸膜隔开不再随呼吸摩擦、胸痛亦渐缓解,但呼吸困难亦渐加剧;大量积液时纵隔脏器受压,心悸及呼吸困难更加明显。临床中认为患者发生心力衰竭后,患者的心排出量发生下降,会导致患者出现水钠潴留情况和肺循环瘀血情况,患者的肺毛细血管的静脉压力会出现增加,导致患者出现胸水回流障碍的情况,从而会引发胸腔积液。

(二)心包积液

心包积液是一种较常见的临床表现,尤其是在超声心动图成为心血管疾病的常规检查方式之后,心包积液在患者中的检出率明显上升,大部分患者的心包积液由于量少而不出现临床征象。当心包积液持续数月以上时便构成慢性心包积液。本病具有良好的血流动力学耐受性。由于心包积液是逐渐增加,心包容量对积液的增长已有一定的适应,这使得大量心包积液的聚集只引起轻度的心包内压增加,表现为非限制性心包积液,因此心包压塞很少或几乎不发生。只有当心包积液突然急剧增长时,心包的适应性扩张低于积液的增加,表现为限制性的心包积液,才有可能出现心包压塞。同时,心包积液限制了心包运动,从而加剧了右心室和左心室之间的充盈竞争,影响心脏射血功能。

(三)肝硬化

肝硬化是临床常见的慢性进行性肝病,由一种或多种病因长期或反复作用形成的弥漫性肝损害。

早期由于肝脏代偿功能较强可无明显症状,后期则以肝功能损害和门静脉高压为主要表现,并有多系统受累。由于心功能不全尤其是右心功能不全,静脉回流受阻,引起肝瘀血,进而出现肝大,同时使肝细胞缺血得不到营养而坏死,导致肝脏纤维化及结节形成。长期瘀血与缺氧,致使肝网状纤维组织增生,主要是肝小叶中央呈现星芒状纤维化,纤维组织把肝小叶分割形成不规整细胞团,即假小叶形成。此病是心衰引起,改善心功能,可使肝脏疾病稳定而不发展。

(四)电解质紊乱

人体血浆中主要的阳离子是 Na^+、K^+、Ca^+、Mg^{2+},对维持细胞外液的渗透压、体液的分布和转移起着决定性的作用;细胞外液中主要阴离子以 Cl^- 和 HCO_3^- 为主,二者除保持体液的张力外,对维持酸碱平衡有重要作用。当出现任何一个电解质数量改变时,将导致不同的机体损害,即出现电解质紊乱。电解质紊乱常发生于慢性心力衰竭治疗过程中,尤其见于多次或长期应用利尿药后,其中低血钾和失盐性低钠综合征最为多见。

(五)呼吸道感染

呼吸道感染是慢性心力衰竭患者的常见诱因,其中感染性心内膜炎可导致心力衰竭患者病情快速恶化。此外,近年来,因气候以及广谱抗菌药物的广泛使用,也增加了心力衰竭患者呼吸道感染风险。慢性心力衰竭患者一旦被病原菌侵入发生呼吸道感染,不仅会加重患者病情、增加治疗难度、增加不良预后风险,同时还会加重家属承担的精神与经济压力,主要看护家属的生活质量也备受影响。

(六)血栓形成和栓塞

血栓栓塞性疾病是包括血栓形成和栓塞,可以发生在血液循环中任何一处心腔、动脉或者静脉。其基本病因为血管内皮损伤、血小板活化、凝血过程启动、抗凝活性减低、纤溶活性降低、血流异常等。慢性心力衰竭伴有心房颤动患者易发生心房内血栓栓子脱落,长期卧床也可导致下肢静脉血栓形成,栓子脱落后可引起肺栓塞、脑梗死、肾栓塞。栓塞的临床表现与栓子大小有密切关系。

二、慢性心力衰竭的并存疾病

(一)心房颤动

心房颤动(atrial fibrillation,AF)是最常见的心律失常之一。HF 与 AF 的发病率呈递增趋势,尽管近年来 HF 和 AF 领域均有突破性进展,但其仍然是 21 世纪心血管领域最难攻克的两大壁垒,而且二者彼此复杂化对心血管健康产生显著的不利影响。可能的机制为:一方面,发生房颤时,心房收缩能力丧失、心室充盈量降低、心室率升高,触发交感神经兴奋及肾素-血管紧张素-醛固酮等体液调节机制的激活,引发左室射血分数降低、心肌灌注减少,最终可诱发心衰;另一方面,心衰可通过心房牵拉扩张、心房电生理重构及结构重构、神经-体液调节、心肌细胞钙超载等机制,引发房颤的发生及维持。两者在病理生理学机制上相互影响,互为因果,形成恶性循环,常导致疾病的恶化及预后不良。

(二)室性心律失常

心衰患者发生室性心律失常的比例高达 30%,发生室性心律失常的心衰患者生存率较无室性心律失常患者低。心衰与室性心律失常互相恶化,恶性循环。发生室性心律失常的心衰患者,需根据指南推荐选择适当的治疗方法。对左室射血分数减小的心衰患者,建议植入 ICD,导管消融治疗植入 ICD 的患者需早期干预。必要时可进行去交感神经节治疗,对于心衰患者,及时有效地治疗室性心律失常可显著改善患者的临床结局。

(三)冠心病

CHF 的首位病因是冠心病,且老年人发病率高。由于多数老年人基础疾病较多,如不给予及时治疗,冠心病致 CHF 老年患者死亡率较高;冠状动脉持续、慢性、长期供血不足可引起心肌损伤,导致心脏结构和功能异常,使得心室泵血与充盈能力下降,逐渐发展成 CHF。胸闷和气喘、口唇紫绀和心悸为冠心病 CHF 的主要临床表现,严重威胁患者的生命健康。

(四)高血压

高血压是心衰的主要危险因素,我国心衰患者合并高血压的比率为 50.9%,高血压伴有的 CHF 通常早期表现为 HFpEF,晚期或合并其他病因时表现为 HFrEF。根据弗明翰心脏研究,高血压导致 39%男性心力衰竭和 59%女性心力衰竭;而控制高血压可使新发心力衰竭的危险降低约 50%,表明早期和积极控制血压是预防心力衰竭的一个很有前景的措施。

(五)心脏瓣膜病

心脏瓣膜疾病是引起心衰的常见病因。尽管近年来心脏瓣膜病的病因谱发生了很大变化,风湿热引起瓣膜病的发生率急剧下降,但人口老龄化使得主动脉瓣和二尖瓣疾病仍有逐年增加的趋势。由于心脏瓣膜疾病引发的心衰的临床状况较为复杂,既有左心衰竭又有右心衰竭,这些左和/或右心室的血流动力学改变,又相互制约影响临床医生对预后的评估及判断。因此,心脏瓣膜疾病伴心衰之所以得到重视,是因为不仅要及时认知和治疗这类疾病,尽早预防或延缓心衰的发生,而且要根据心脏瓣膜疾病的严重程度和临床分期,指导外科、介入治疗的干预处理,引入多学科团队共同干预的理念,提供最佳诊疗方案,使患者最大程度获益。

(六)糖尿病

心力衰竭与糖尿病常同时存在,相互增加发生风险。糖尿病患者心衰患病率是普通人群的 4 倍。糖尿病显著增加缺血性心脏病患者心衰的风险;糖尿病本身也可能引起糖尿病心肌病,后期也可能出现收缩功能障碍。合并糖尿病的心衰患者的心衰住院、全因死亡和心血管死亡率更高。

(七)贫血与铁缺乏症

贫血是心衰常见并发症之一,CHF 并发贫血的机制主要与代偿作用、消化道瘀血或出血、稀释性贫血、炎性反应导致血色素合成障碍、肾功能不全、药物使用等因素相关。研究发现,贫血可增加心衰患者住院率及病死率,是影响心衰患者预后的重要独立危险因素之一。相比非贫血患者,贫血患者均有年龄大、体质量指数低、舒张压低、心肾功能差、氨基末端脑钠肽前体(NT-proBNP)高、住院时间长的特点,治疗颇为棘手。

(八)肾功能不全

慢性肾功能不全是 CHF 患者常见的进展性并发症,是其预后不良和死亡的独立预测因子。在基础诊断为心衰的患者中,91.1%合并有肾功能异常[肾小球滤过率(GFR<90ml/min)],而 33.3%有中重度的肾功能不全(GFR<60ml/min)。肾功能不全是患者心血管事件发生率、死亡率及因心衰而住院率升高的独立危险因素。因此,对于心衰患者评价其肾功能并早期发现预示肾损害的指标,有重要的临床意义。心衰患者住院期间出现的肾功能恶化,主要与应用利尿剂或其他损害肾功能的药物(如对比剂、非甾体类抗炎药等)相关。肾脏排泄的药物(地高辛、胰岛素和低分子量肝素等)在肾功能恶化时需要调整剂量。

(九)肺部疾病

心衰与 COPD 均为全球性的非感染性"流行病",患病率与死亡率居高不下。两者常有共同的危险因素,如增龄、吸烟、慢性炎症、内皮功能障碍;一致的合并疾病,如高血压、糖尿病、冠心病、心房颤动(房颤);有相似的疾病特征,如慢性稳定期与急性发作期交替。慢性心衰合并 COPD 的患者比例超过30%,增加反复再入院及死亡风险高达 30%,各自的治疗药物对彼此疾病有潜在的不良影响,治疗方案难以优化,患者依从性更低。

参考文献

[1]HEIDENREICH P A,BOZKURT B,AGUILAR D,et al. 2022 AHA/ACC/HFSA Guideline for the Management of Heart Failure:A Report of the American College of Cardiology/American Heart Association Joint Committee on Clinical Practice Guidelines[J]. Circulation,2022,145(18):e895-e1032.

[2]CHEUNG C C,NATTEL S,MACLE L,et al. Management of Atrial Fibrillation in 2021:An Updated Comparison of the Current CCS/CHRS,ESC,and AHA/ACC/HRS Guidelines[J]. Can J Cardiol,2021,37(10):1607-1618.

[3]NIKOROWITSCH J,OJEDA F,LACKNER K J,et al. Head-to-Head Comparison of the Incremental Predictive Value of The Three Established Risk Markers,Hs-troponin I,C-Reactive Protein,and NT-proBNP,in Coronary Artery Disease[J]. Biomolecules,2020,10(3):243-253.

[4]WANG L,LIAO B,YU J,et al. Changes of cardiac troponin I and hypersensitive C-reactive protein prior to and after treatment for evaluating the early therapeutic efficacy of acute myocardial infarction treatment[J]. Exp Ther Med,2020,19(2):1121-1128.

[5]WERESKI R,KIMENAI D M,TAGGART C,et al. Cardiac Troponin Thresholds and Kinetics to Differentiate Myocardial Injury and Myocardial Infarction[J]. Circulation,2021,144(7):528-538.

[6]AIMO A,JANUZZI J L,JR.,VERGARO G,et al. Circulating levels and prognostic value of soluble ST2 in heart failure are less influenced by age than N-terminal pro-B-type natriuretic peptide and high-sensitivity troponin T[J]. Eur J Heart Fail,2020,22(11):2078-2088.

[7]LEDWOCH J, KRAXENBERGER J,KRAUTH A,et al. Prognostic impact of high-sensitive troponin on 30-day mortality in patients with acute heart failure and different classes of left ventricular ejection fraction[J]. Heart Vessels,2022,37(7):1195-1202.

[8]HUANG S,WEI Q,ZHI X,et al. Application value of serum sST2 in diagnosis and prognosis of heart failure[J]. Sheng Wu Gong Cheng Xue Bao,2020,36(9):1713-1722.

[9]LI F,XU M,FAN Y,et al. Diffuse myocardial fibrosis and the prognosis of heart failure with reduced ejection fraction in Chinese patients:a cohort study[J]. Int J Cardiovasc Imaging,2020,36(4):671-689.

[10]XING J,LIU J,GENG T. Predictive values of sST2 and IL-33 for heart failure in patients with acute myocardial infarction[J]. Exp Biol Med (Maywood),2021,246(23):2480-2486.

[11]BI J,GARG V,YATES A R. Galectin-3 and sST2 as Prognosticators for Heart Failure Requiring Extracorporeal Life Support:Jack n' Jill[J]. Biomolecules,2021,11(2):1243-1257.

[12]BLANDA V,BRACALE U M,DI TARANTO M D,et al. Galectin-3 in Cardiovascular Diseases[J]. Int J Mol Sci,2020,21(23):9232.

[13]CASTIGLIONE V,AIMO A,VERGARO G,et al. Biomarkers for the diagnosis and management of heart failure[J]. Heart Fail Rev,2022,27(2):625-643.

[14]CHEN H,CHEN C,FANG J,et al. Circulating galectin-3 on admission and prognosis in acute heart failure patients:a meta-analysis[J]. Heart Fail Rev,2020,25(2):331-341.

[15]BERGLUND F,PIñA P,HERRERA C J. Right ventricle in heart failure with preserved ejection fraction [J]. Heart,2020,106(23):1798-1804.

[16]CHAMSI-PASHA M A,ZHAN Y,DEBS D,et al. CMR in the Evaluation of Diastolic Dysfunction and Phenotyping of HFpEF:Current Role and Future Perspectives[J]. JACC Cardiovasc Imaging,2020,13(1 Pt 2):283-396.

第三章 慢性心力衰竭的治疗

第一节 慢性心力衰竭的治疗原则

随着现代医学对慢性心力衰竭(chronic heart failure,CHF)认识的加深、治疗观念的转变及治疗手段和指南的更新,心衰患者住院病死率呈明显下降趋势,但再住院率仍在增加。如何进一步提高患者的生活质量、降低心衰再住院率、改善远期预后,仍是临床研究的热点和难点问题。目前,心衰的主要治疗目标仍是以改善临床症状、提高生活质量、预防或逆转心脏重构、降低再住院率和病死率为主。

综上,治疗心衰应遵循心衰及相关疾病指南,将一般治疗和药物治疗相结合。一般治疗主要包括去除感染、心律失常、缺血、电解质紊乱和酸碱失衡等心衰诱发因素;调整生活方式;加强患者饮食、体重及运动方面的管理;给予综合情感干预(包括心理疏导)等。研究显示,药物治疗仍是治疗本病的重要基础,以减轻症状、减缓致残、提高存活率、改善心功能及延缓疾病进展等为目的,根据其病因病理及发病机制,主要采用利尿剂、血管紧张素转化酶抑制剂和血管紧张素Ⅱ受体拮抗剂、β受体阻滞剂、正性肌力药物、血管活性药物等。

慢性心衰亦为中医药治疗的优势病种之一。在西药常规治疗基础上,合理加用中药治疗不仅有助于改善患者的临床症状,增强活动耐量,提高生活质量,甚至可改善部分患者的长期预后,为心衰患者的治疗提供新的途径与选择。中医学认为慢性心衰属于本虚标实之证。本虚以气虚为主,日久可发展为气阴两虚、阳气亏虚、阴阳两虚;标实以血瘀为主,常兼痰浊、水饮等。气虚血瘀作为心衰的基本证候,可以贯穿整个心衰病程。因此在治疗CHF时可采用中西药有机结合的方法,在西医常规治疗的基础上,根据患者个体差异辨证论治联合中药发挥减毒增效的作用。

第二节 慢性心力衰竭的治疗方法

一、慢性心力衰竭的一般治疗

慢性心衰的治疗方法主要包括一般治疗和药物治疗,虽然近年来以上两种方法均取得了很大进展,但心衰患者再入院率和病死率仍居高不下,因此进一步提高心衰患者的生活质量,降低再入院率和病死率已成为目前心血管领域迫切需要解决的问题。相关研究显示,自我健康管理意识的缺乏是心衰患者高住院率的重要原因。面对此现状,心衰治疗需要应多学科协作,以患者为中心,从住院前、住院中、出院后的多环节出发,采取一系列全面系统的治疗措施,主要包括发作期救治、心衰治疗的启动和优化、合并症的诊治、长期随访、运动康复、规律生活方式、健康教育、患者自我管理、精神心理支持、社会支持等,发挥改善患者生活质量、延缓疾病恶化、降低再住院率的重要作用。因此,针对心衰的治疗,除合理运用抗心衰药物外,一般治疗也是不容忽视的环节之一,主要包括以下几方面。

(一)多学科协作

慢性心衰是一种复杂的临床综合征,给予患者全面的诊治和长期健康管理需要由多学科成员协作完成。研究显示,多学科协作形成的综合管理方案能显著减少患者的住院次数,提高生活质量,甚至降低病死率和恶化率。

(二)优化心衰管理流程

心衰管理方案应覆盖诊治全过程,通过优化流程实现从医院到社区的无缝衔接。建立心衰随访制度,为患者建立医疗健康档案,帮助医务工作者深入了解患者发病全过程。

(三)增加随访频率、丰富随访内容

需根据患者情况制定个体化随访方案。研究表明,CHF 住院患者出院后 2~3 个月内病死率和再住院率高达 15% 和 30%,因此将这一出院后早期心血管不良事件的高发时期称为心衰的“易损期”。在此阶段,因病情不稳定且需调整药物,所以减少不良事件的关键环节是遵循指南,优化 CHF 的治疗,并适当增加随访频率,有利于强化患者的健康管理意识,及时发现问题指导治疗。

(四)加强患者教育

缺乏自我管理的知识和技巧是心衰患者频繁反复住院的重要原因之一。通过教育,能提高患者的自我管理能力和用药依从性,改善生活方式,减少再住院次数和住院天数。具体健康教育内容见表 3-1。

表 3-1　心衰患者健康教育内容

项目	主要内容
疾病知识介绍	纽约心脏病协会(NYHA)心功能分级、分期,心力衰竭的病因、诱因、合并症的诊治和管理
限钠	心力衰竭急性发作伴容量负荷过重时,限制钠摄入<2g/d;轻度或稳定期时不主张严格限制钠摄入
限水	轻中度心力衰竭患者常规限制液体并无获益。慢性 D 期心力衰竭患者可将液体摄入量控制在 1.5~2L/d,也可根据体重设定液体摄入量,体重<85kg 患者每日摄入液体量为 30ml/kg,体重>85kg 患者每日摄入液体量为 35ml/kg
监测体重、出入量	每天同一时间、同一条件下测量并记录体重
监测血压、心率	介绍血压、心率的测量方法,将血压、心率控制在合适范围
营养和饮食	低脂饮食,戒烟限酒,肥胖者需减肥,营养不良者需给予营养支持
监测血脂、血糖、肾功能、电解质	将血脂、血糖、肾功能、电解质控制在合适范围
随访安排	详细讲解随访时间安排及目的,根据病情制定随访计划,并需根据随访结果及时给予相应的干预措施
家庭成员	心肺复苏训练
用药指导	详细讲解药物使用及相关注意事项
症状自我评估及处理	呼吸困难加重、活动耐量下降、静息心率增加≥15 次/min、水肿加重、体重增加(3d 内增加 2kg 以上)时,应增加利尿剂剂量并及时就诊
康复指导	不建议完全卧床静养,建议康复专科就诊,遵循现有指南进行康复训练
心理和精神指导	建议患者保持积极乐观的心态,给予心理支持,必要时使用抗焦虑或抗抑郁药物

1. 合理监控症状及体征

指导患者进行心衰症状和体征的自我监控有助于及时发现病情变化、及时治疗。若出现心衰加重的症状和体征,如疲乏加重、呼吸困难加重、活动耐量下降、静息心率增加≥15~20 次/min、水肿(尤其下肢)再现或加重、体重增加(3d 内突然增加 2kg 以上)时,应增加利尿剂的剂量并及时就诊。

2. 饮食、营养和体重管理

维持出入量平衡是心衰治疗的关键问题之一。容量负荷过重会加重心衰症状,容量不足则会导致头晕、低血压等一系列症状。应鼓励心衰患者每日记录饮水量、尿量。根据心衰程度决定是否限水。此外,肥胖是心衰发生的重要危险因素之一,因此相比监测出入量,体重监测更加重要。

3. 运动

研究证明,合理的运动康复可改善患者运动耐量及生活质量,降低慢性心衰患者的病死率和再住院率。因此应推荐心衰患者进行有规律的有氧运动,以改善临床不适症状、提高运动耐量。

心衰的一般治疗需要以患者为中心,以预防疾病发展、控制症状、提升生活质量为目标,在多学科合作为依靠的模式下进行,包括优化患者生活方式、个体化选择药物;加强患者自我管理与症状识别,提高诊治依从性;定期随访,并根据个体差异及时调整治疗方案等。此外,运动康复及心理治疗对于改善患者的远期预后也是必不可少的一部分。

中医药治疗心衰已有 2000 多年的历史,历代医家在临床实践中积累了大量经验。中成药作为我国医疗卫生体系的特色药品之一,其剂型多样,品种繁多,临床应用十分广泛。2022 年由《中成药治疗优势病种临床应用指南》标准化项目组制定了《中成药治疗心力衰竭临床应用指南》(2021 年)。此指南有助于提高心衰疗效,规范和推广中成药在心衰治疗中的应用。该指南推荐意见显示:气虚血瘀型心衰运用芪参益气滴丸效果最佳;气阴两虚血瘀证心衰运用参麦注射液效果最佳;阳气亏虚血瘀证心衰运用芪苈强心胶囊效果最佳。综上所述,中成药联合西医常规药物治疗对提高心衰疗效、改善不良反应具有重要意义。因此,中医药在改善临床症状、提高生活质量、增加运动耐量等方面具有显著优势。

二、慢性心力衰竭的药物治疗(西医、中成药)

(一)利尿剂

1. 利尿剂总述

(1)利尿剂的基本简介

近代利尿药的发展可追溯到 1919 年,在用有机汞治疗梅毒时发现了它的利尿作用并来治疗水肿,获得良好的效果。1950 年,在研究磺胺类抗菌药过程中,发现乙酰唑胺抑制碳酸酐酶,而呈现利尿作用,但因其效果较差且副作用较多而未被广泛应用于临床。1957 年噻嗪类利尿药氯噻嗪和氢噻嗪问世,它们利尿作用明显,毒性亦较低。1962 年合成的呋塞米和依他尼酸为高效利尿药,它们主要作用于髓袢升支粗段,又被称为髓袢利尿药。此后,又出现螺内酯,氨苯蝶啶等保钾利尿药。1978 年 J. Delarge 等研制出托拉塞米,用于治疗充血性心力衰竭等所致的水肿。1980 年,布美他尼作为呋塞米的衍生物,无论是在利尿强度还是安全性方面都要优于呋塞米,布美他尼也是目前常用的髓袢利尿剂。利尿剂发展历程见图 3-1。

(2)利尿剂治疗慢性心力衰竭的药理学作用

利尿剂治疗心衰的机制:利尿药的作用部位不是肾小球,而是肾小管。通过影响其水和电解质的重吸收而发挥利尿作用,进而减轻心脏前负荷,减少心肌做功,改善心力衰竭症状。

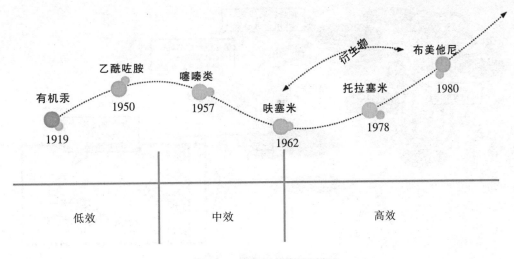

图 3-1　利尿剂的发展历程

（3）利尿剂治疗慢性心力衰竭临床应用

利尿剂是唯一可充分控制心力衰竭液体潴留并治疗心力衰竭的药物，是标准治疗中必不可少的组成部分。利尿剂可迅速缓解心力衰竭症状，可在几小时或几天内减轻呼吸困难，减轻肺及外周水肿。合理使用利尿剂是其他药物成功治疗心力衰竭的基础。在利尿剂治疗慢性心力衰竭短期对照研究中，已显示出其增加尿钠排泄的有效性；利尿治疗后数天内可降低颈静脉压，减轻肺瘀血、腹水、外周水肿和体重。在中期研究中，利尿剂可以改善心功能，提高运动耐量。

（4）利尿剂治疗慢性心衰的注意事项

①利尿剂使用注意事项：a. 利尿剂通常从小剂量开始逐步加量。b. 一旦病情得到控制即可以维持最小有效剂量。c. 利尿剂不可以单独应用治疗 C 期心力衰竭，需与血管紧张素转换酶抑制剂（angiotensin converting enzyme inhibitor，ACEI）或 β 受体阻滞剂合用，有利于达到临床状况稳定，改善患者的长期预后。d. 对于无症状心力衰竭、B 期等患者不需使用利尿剂。e. 选用合适的制剂和剂量，把握好利尿治疗的"速度"和"程度"是成功治疗的关键。f. 对利尿剂反应差，甚至利尿剂抵抗患者，可考虑静脉推注联合持续静脉滴注给药、不同机制利尿剂联合使用或加用小剂量多巴胺 1~3μg/（kg·min）扩张肾血管等方法。

②利尿剂不良反应：a. 电解质紊乱。联合使用保钾利尿剂（如螺内酯等）、ACEI 类药物可预防和减轻此不良反应发生。b. 低血容量和氮质血症。心力衰竭患者如无液体潴留，低血压和氮质血症可能与容量减少有关，应减少利尿剂用量，并可短期使用能增加终末器官灌注的药物如多巴胺。c. 神经内分泌系统激活。患者应同时接受神经内分泌抑制治疗，且利尿剂宜与 ACEI 和 β 受体阻滞剂联合应用。d. 脂质代谢及糖代谢紊乱。一般停用利尿剂后可恢复正常。e. 高尿酸血症。对于高尿酸血症的患者慎用利尿剂，如必须使用，尽量短时间内使用起效快、作用时间短的袢利尿剂。f. 神经性耳聋。神经性耳聋多在大剂量使用噻嗪类利尿剂且疗程较长时出现，以老年人为多见。

常见种类的利尿剂作用部位见图 3-2。

2. 袢利尿剂

（1）袢利尿剂简介

呋塞米是 1963 年由西德赫司特开发的，也称速尿。多年来，呋塞米已成为医学领域最受欢迎的药物之一，其化学结构见图 3-3。托拉塞米是由德国贝林格·曼海姆公司研究开发的新一代磺酰脲类髓

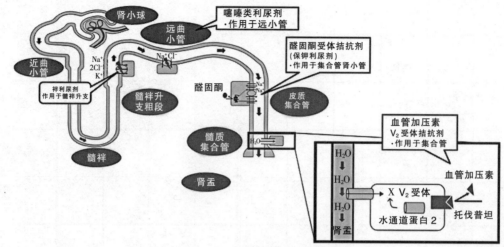

图 3-2 各类利尿剂作用部位

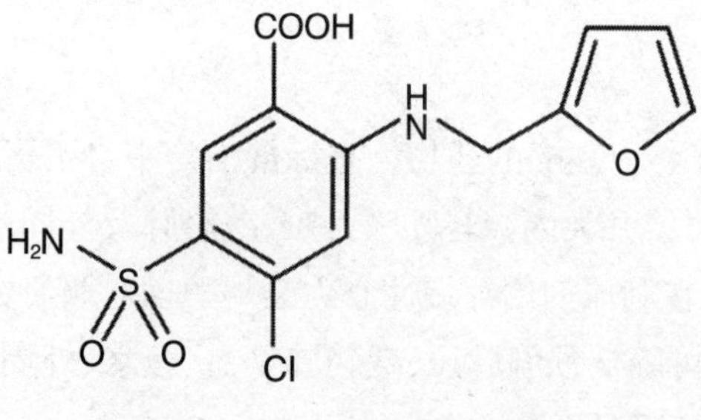

图 3-3 呋塞米化学结构

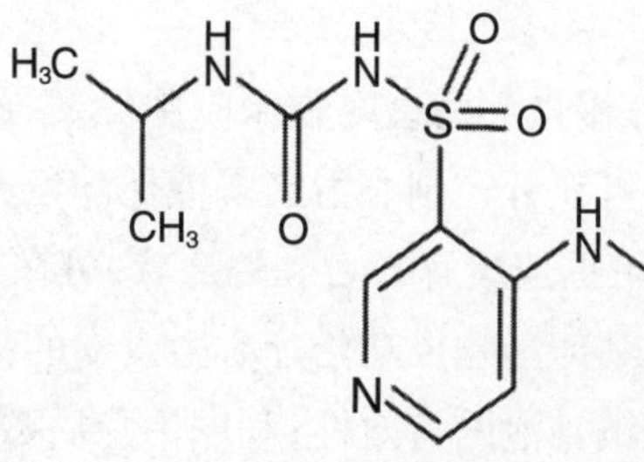

图 3-4 托拉塞米化学结构

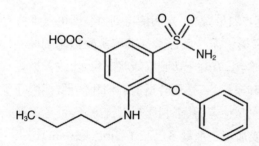

图 3-5 布美他尼化学结构

祥利尿药,1994 年获美国 FDA 批准,2004 年在国内上市,其化学结构见图 3-4。布美他尼化学结构见图 3-5。

(2)祥利尿剂治疗慢性心衰的药理学作用

①呋塞米可产生强效排钠利尿作用,减少血容量和回心血量,减轻组织水肿和心脏前负荷,改善心功能和心力衰竭症状。

②托拉塞米主要作用于髓袢升支粗段,干扰管腔细胞膜的 Na^+-K^+-$2Cl^-$同向转运体系,抑制 Cl^-和 Na^+的重吸收,使管腔 NaCl 的浓度增高,渗透压增大,肾髓质间液的 NaCl 减少,渗透压梯度降低,从而干扰尿的浓缩过程,快速利尿,减轻心脏前负荷。

③布美他尼属于 Na^+-K^+Cl^-转运合体抑制剂,可有效抑制吸收钾离子、排泄钠离子,具有阻滞水钠交换的作用,可明显减少细胞对水重吸收。

(3)祥利尿剂治疗慢性心衰临床应用

祥利尿剂起效较快,可以迅速有效地减轻心脏的容量负荷,改善血流动力学,缓解心力衰竭症状。

①呋塞米适用于中至重度液体潴留,特别是伴有肾功能受损的患者,是多数心力衰竭患者利尿治疗的首选药物。呋塞米的剂量与效应呈线性关系,剂量不受限制,除非肾功能严重受损(肌酐清除率<5ml/min)。口服初始日剂量 20~40mg,2 次/d,最大每日总剂量 600mg,20~30min 起效,1~2h 利尿作用达高峰,持续时间 6~8h。静脉注射呋塞米,先予以 20~40mg 之后予 5~40mg/h 静脉滴注,药物的总剂量在开始的 6h 内应不超过 80mg,24h 内应不超过 160mg;静脉注射 5min 起效,1~1.5h 利尿作用达高峰,

维持 2~3h；30%经肝脏代谢、胆道排出，70%从肾脏排泄，肾功能不全时作用时间可达 10h，肝硬化时作用时间也明显延长。

②托拉塞米利尿作用较呋塞米强而持久，电解质紊乱作用相对较轻。口服初始日剂量 10~20mg，1 次/d，最大每日总剂量 200mg，1h 出现利尿作用，1~2h 达高峰，作用维持 12~16h。静脉注射后 10min 起效，1h 达高峰，作用维持 6h。心衰患者一般静脉注射初始剂量为 5mg 或 10mg，1 次/d。如疗效不满意可增加至 20mg，1 次/d，每日最大剂量为 40mg，疗程不超过 1 周。

③布美他尼作用更强且持久，利尿作用是呋塞米的 40~60 倍，口服初始日剂量 0.5~1mg，2 次/d，最大每日总剂量 10mg，30min 出现利尿作用，1~1.5h 作用达高峰，持续 4~6h。心衰患者静脉注射的起始剂量为 0.5~1mg，静脉注射 5min 起效，作用持续 2h，必要时每隔 2~3h 重复，最大剂量为每日 10mg。

（1）袢利尿剂治疗慢性心衰的注意事项

①呋塞米可致水电解质紊乱，应当注意观察血压和血容量状态，监测电解质并及时补充。可引起高尿酸血症，这主要与血容量降低、细胞外液容积减少尿酸在肾小管重吸收增加有关，很少引起痛风。还具有耳毒性，表现为耳鸣、听力减退和暂时性耳聋。

②托拉塞米能引起低血钾、低血压、低血容量、高尿酸血症和低氯碱中毒，恶心、听力丧失和肌痉挛也可能发生。对磺胺类过敏者也对托拉塞米过敏。本品与非甾体抗炎药（Nonsteroidal Antiinflammatory Drugs，NSAIDs）合用可能减弱利尿作用。

③布美他尼不良反应与呋塞米相比较轻，特别是耳毒性低。

3. 噻嗪类利尿剂

（1）噻嗪类利尿剂的基本简介

1957 年 Karl Beyer 经过不断努力终于合成氯噻嗪，这是人类历史上第一个合成的利尿药，其化学结构见图 3-6。20 世纪 50 年代末噻嗪类利尿剂开始在临床上用于治疗充血性心力衰竭，是心力衰竭药物治疗的一大进展。吲达帕胺是由法国施维雅制药公司首次研发。我国在 1988 年由天津力生制药首次成功开发了吲达帕胺薄膜衣片，其化学结构见图 3-7。噻嗪类利尿剂还包括氯噻酮、氢氯噻嗪等，其化学结构见图 3-8、9。

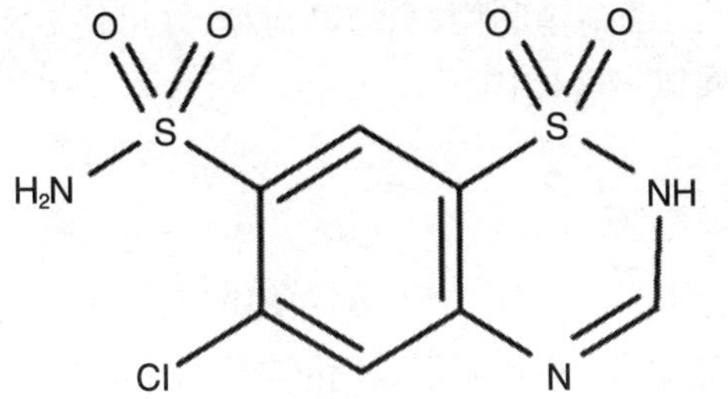

图 3-6 氯噻嗪化学结构 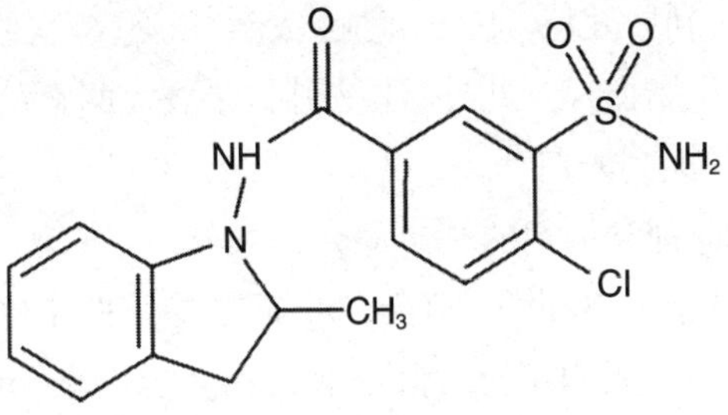　图 3-7 吲达帕胺化学结构

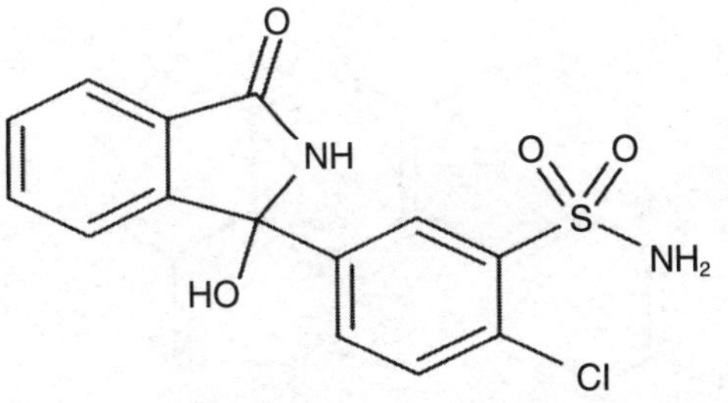

图 3-8 氯噻酮化学结构 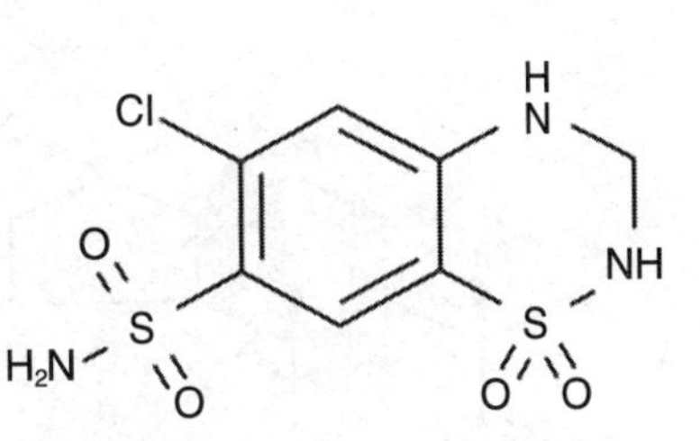　图 3-9 氢氯噻嗪化学结构

（2）噻嗪类利尿剂治疗慢性心衰的药理学作用

①吲哒帕胺作用于肾集合管，影响钠钾离子交换，并增加肾远曲小管对钾离子的分泌，从而钾离子排除增加；同时吲达帕胺对碳酸酐酶还有轻度抑制作用，使近曲小管氯化钠和碳酸氢根离子的排泄增加。

②氯噻酮通过抑制钠和氯化物在肾脏髓袢升支皮质稀释段的重吸收而发挥降压作用，可以增加尿量，从而减少细胞外液和血浆容量，血容量降低可减少静脉血心回流量。

③氢氯噻嗪能够减少血管壁 Na^+ 浓度，加快水、Na^+ 代谢，抑制远端肾曲小管 Na^+-Cl^- 交换，降低外周血管阻力，减轻心脏负荷，进而改善心功能。

（3）噻嗪类利尿剂治疗慢性心衰临床应用

①吲哒帕胺初始口服剂量为 2.5mg，1 次/d，最大每日总剂量 5mg，持续 36h。小剂量的吲达帕胺几乎没有利尿作用，大剂量才有利尿作用，但须注意血钾监测。

②氯噻酮初始口服剂量为 12.5~25mg，1 次/d，最大每日总剂量 100mg，口服后 2h 起效，6h 作用达高峰，作用维持 24~72h。

③氢氯噻嗪用于轻度液体潴留而肾功能正常的心力衰竭患者，对于心力衰竭导致的轻、中度水肿及伴有高血压的患者疗效较好，特别是可用于慢性心力衰竭的长期用药。氢氯噻嗪初始口服剂量为 25mg，2 次/d，最大每日总剂量200mg，通常 1~2h 起效，作用维持 6~12h，口服生物利用度可达 71%。

（4）噻嗪类利尿剂治疗慢性心衰的注意事项

①吲哒帕胺可致尿钾增加，血钾降低，可造成低钾血症。

②氯噻酮：a. 偶见胃肠道反应、轻度眩晕、疲倦。b. 氯噻酮有时会引起高尿酸血症，加重急性痛风发作，故血清尿酸偏高时，应同时使用促尿酸排泄药物。c. 长期使用氯噻酮会出现高血糖及高尿糖，甚至加重糖尿病，停用氯噻酮后病情会好转，长期用氯噻酮的患者应定期检查血糖。d. 氯噻酮可致低钾血症，对肝硬化且钾排出增多的患者需补钾。严重肝功能不全的患者禁用。e. 冠状或脑动脉严重硬化的患者应慎用氯噻酮。f. 严重肾功能不全的患者禁用，对氯噻酮过敏的患者、孕妇、哺乳期妇女慎用。

③氢氯噻嗪可致电解质紊乱，用药过程中应当监测电解质。肌酐清除率<30ml/min 的患者，氢氯噻嗪将失去利尿效能。它可抑制胰岛素分泌，减少组织对葡萄糖利用，引起高血糖，并可使血清胆固醇升高，引发高脂血症。此外，还易引起尿酸代谢紊乱，痛风患者慎用。

4. 保钾利尿剂

（1）保钾利尿剂的基本简介

螺内酯于 20 世纪 60 年代早期在临床医学中得到广泛应用。螺内酯对体内电解质平衡的影响较小，与其他利尿剂相比，螺内酯被视为"更安全"和"更温和"的利尿剂，其化学结构见图 3-10。保钾利尿剂还包括氨苯蝶啶、复方盐酸阿米洛利片等，其化学结构见图 3-11、12。

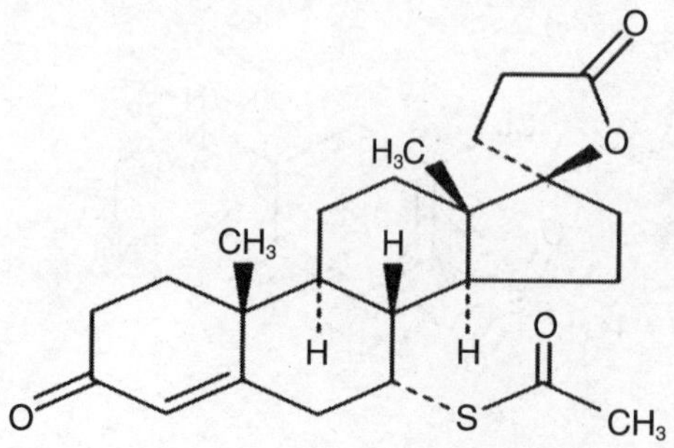

图 3-10　螺内酯化学结构 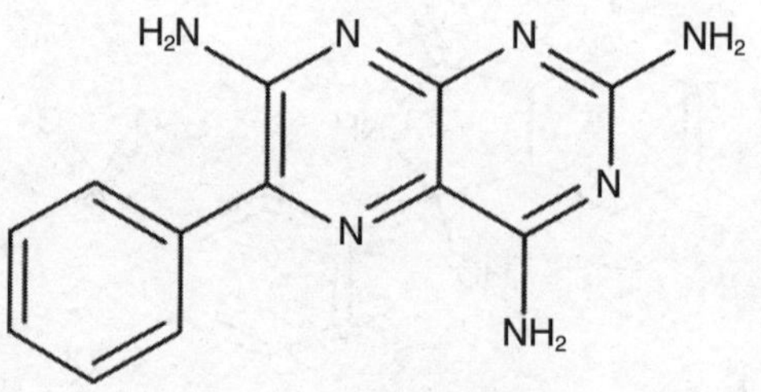　　　　图 3-11　氨苯蝶啶化学结构

（2）保钾利尿剂治疗慢性心衰的药理学作用

保钾利尿剂根据作用方式可分为直接拮抗醛固酮受体的螺内酯和抑制管腔膜上 Na^+ 通道的氨苯蝶啶、复方盐酸阿米洛利片。

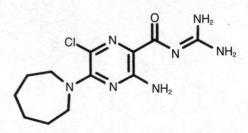

图 3-12 复方盐酸阿米洛利片化学结构

①螺内酯及其代谢产物的结构与醛固酮相似，进入远曲小管细胞内与胞质盐皮质激素受体结合，抑制醛固酮-受体复合物的核移位，发挥拮抗醛固酮的作用。醛固酮促进心肌间质细胞分裂增殖，促进心肌纤维化和心肌重构，增加水钠潴留，而使心力衰竭加重。螺内酯可有效拮抗醛固酮的不利作用，并可有效改善 ACEI 使用中的"醛固酮逃逸"现象，改善心力衰竭患者的症状及预后。

②氨苯蝶啶和复方盐酸阿米洛利片作用于远曲小管末端和集合管，阻滞管腔膜上 Na^+ 通道而减少 Na^+ 的重吸收，间接抑制 K^+ 分泌，起到排 Na^+、保 K^+ 和利尿的作用。

（3）保钾利尿剂治疗慢性心衰临床应用

①螺内酯是治疗心力衰竭的重要药物，它不仅改善心力衰竭的症状，还可部分改善心力衰竭时神经—内分泌紊乱状况，以及改善心力衰竭患者预后。螺内酯的起始量 10mg/d，最大剂量 20mg/d，其半衰期为 20h，起效慢，服药后 2~3d 才能达作用高峰，酌情亦可隔日给予。螺内酯利尿作用较弱，常与袢利尿剂联用治疗心力衰竭，一方面可对抗袢利尿剂引起的低血钾，另一方面又可抑制心肌间质纤维化，抑制心室重构。对于 NYHA 心功能 Ⅱ 级以上的心力衰竭患者，应在袢利尿剂基础上加用小剂量螺内酯（20mg/d），可有效改善患者的血流动学异常并有望延缓患者病情进展。

②氨苯蝶啶利尿作用较弱，常与排钾利尿剂（如呋塞米）合用，用于慢性心力衰竭的长期治疗。口服后 2h 出现利尿作用，6h 作用达高峰，半衰期 2~6h，作用维持 16h，口服剂量一般在 25~100mg/d，2 次/d。

③复方盐酸阿米洛利片口服后 2h 内起效，排电解质峰值在 6~10h，可持续 24h，口服剂量 2.5mg/次，1 次/d，具有作用较强、持续时间长、使用简便的特点。心力衰竭患者常伴有低血钾而引起心律失常时，复方盐酸阿米洛利片有利于钾的代谢平衡。此药除具有减轻心脏前负荷的作用外，尚可能具有 α 受体阻滞作用，减轻后负荷，增加排出量，对心力衰竭治疗较为有利。

（4）保钾利尿剂治疗慢性心衰的注意事项

①螺内酯长期使用可能导致高钾血症，特别是合并肾功能不全时需注意螺内酯的应用，服用本药的患者血肌酐浓度应在 176.8（女性）~221.0（男性）μmol/L 以下，血钾低于 5.0mmol/L。

②氨苯蝶啶会引起血钾升高、血钠降低，还会有头晕、恶心、呕吐等症状。无尿、肾功能不全、糖尿病、肝功能不全、低钠血症、酸中毒、高尿酸血症或有痛风病史者等患者慎用，临床应用需监测电解质。

③复方盐酸阿米洛利片可引起口干、恶心、腹胀、头昏、胸闷等副作用，一般不需停药。高钾血症、严重肾功能减退患者禁用本品。长期服用本品，应定期查血钾、钠、氯水平。

5. 醛固酮拮抗剂

（1）醛固酮拮抗剂的基本简介

依普利酮由美国辉瑞公司开发，2002 年首次在美国上市，2003 年 FDA 批准用于治疗急性心肌梗死后的心力衰竭疾病。其化学结构见图 3-13。螺内酯详见保钾利尿药。

（2）醛固酮拮抗剂治疗慢性心衰的药理学作用

依普利酮主要通过与醛固酮受体结合，阻断肾素-血管紧张素-醛固酮系统（RAAS）中的醛固酮，

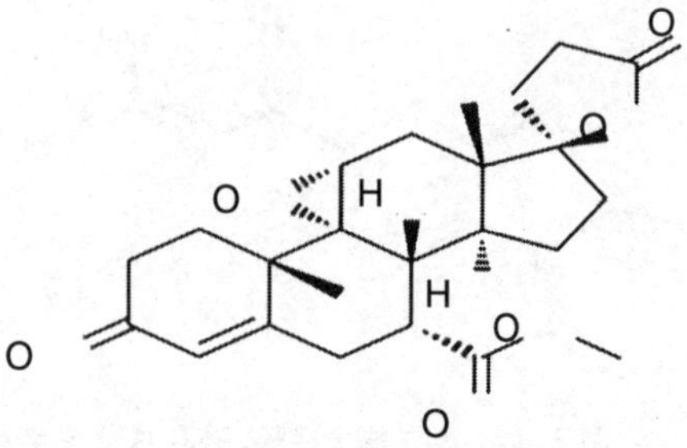

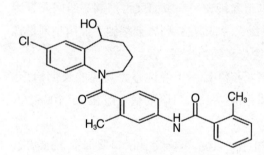

图 3-13 依普利酮化学结构

从而抑制水钠潴留,促进水钠排泄,达到利尿后改善心力衰竭的目的。

(3)醛固酮拮抗剂治疗慢性心衰临床应用

醛固酮受体拮抗剂适应证包括 NYHA 心功能 Ⅰ~Ⅳ级的中、重度心衰,急性心肌梗死后合并心衰且 LVEF<40%。依普利酮适用于病情稳定的左室收缩功能不良(射血分数<40%)和急性心梗(MI)后充血性心衰病人。急性心肌梗死后的充血性心力衰竭:推荐剂量是 50mg/d,初始剂量应该为 25mg/d,并在 4 周内在患者耐受的条件下,逐渐增加剂量到 50mg/d。

(4)醛固酮拮抗剂治疗慢性心衰的注意事项(禁忌证、不良反应)及处理措施

①醛固酮受体拮抗药应用需注意以下几项内容:a.患者多为中、重度心衰,必须同时应用袢利尿剂,如呋塞米。b.同时使用大剂量的 ACEI 或血管紧张素 Ⅱ 受体阻滞剂(angiotensin Ⅱ receptor blocker, ARB)可增加高钾血症的危险。c.注意监测血钾和肾功能情况。

②依普利酮不良反应有腹痛、心绞痛等症状及血钾升高、甘油三酯升高、胆固醇升高、肌酐升高、尿酸升高、血钠降低等。本品不可与补钾剂、含钾的盐或禁忌药(如保钾利尿剂等)合用。非甾体抗炎药、锂剂可影响本品血药浓度而影响疗效。孕妇、儿童、肝功能不全、肾功能不全者慎用。

6. 新型利尿剂

(1)新型利尿剂的基本简介

1998 年大冢公司宣布合成托伐普坦片。2017 年 9 月国家食品药品监督管理局增加托伐普坦片(苏麦卡)适应证将其用于治疗心力衰竭引起的体液潴留,同时托伐普坦片被纳入全国医保药品目录乙类,其化学结构见图 3-14。此外,新型利尿剂还有冻干重组人脑利钠肽(新活素),其化学结构见图3-15。

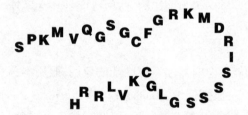

图 3-14 托伐普坦片化学结构

(2)新型利尿剂治疗慢性心衰的药理学作用

①托伐普坦片属于选择性精氨酸血管加压素(Arginine vasopressin,AVP)V2 受体拮抗剂,是近年来指南推荐的一种新型利尿剂。选择性 V2 受体拮抗剂能阻止 AVP 与 V2 受体相互作用,使集合管的水通道蛋白产生减少,从而产生利尿作用。另外其不会激活交感神经系统及肾素-血管紧张素-醛固酮系统 (renin-angiotensin-aldosterone system,RAAS),可以显著减轻心脏的前负荷,有明显改善充血相关症状的作用,且不会影响心脏的后负荷以及肾功能。

图 3-15 冻干重组人脑利钠肽化学结构

②冻干重组人脑利钠肽是利用重组 DNA 技术得到的合成型人类 BNP。冻干重组人脑利钠肽是 RAAS 的天然拮抗剂,可以拮抗血管平滑肌细胞、心肌细胞与心纤维原细胞内皮素、醛固酮及去甲肾素。冻干重组人脑利钠肽对细胞内环磷鸟苷分泌起有效促进作用,可抑制醛固酮系统活性,进而增加水钠排泄。冻干重组人脑利钠肽除参与水盐平衡的调节,还可增加血管通透性,降低体循环血管阻力及血浆容量,从而降低心脏前、后负荷,并增加心输出量。

（3）新型利尿剂治疗慢性心衰临床应用

①目前认为托伐普坦片可适用于充血性心力衰竭、常规利尿治疗后效果欠佳或顽固性水肿或合并低钠血症或肾功能损害倾向的患者。起始剂量为 7.5~15.0mg/d，生物利用度≥40%，口服起效时间 2~4h，半衰期 12h，利尿效果不佳者可逐步加量至 30mg/d。

②冻干重组人脑利钠肽具有起效快、疗效显著、不良反应少的特点。临床研究表明可改善心力衰竭患者的血流动力学和临床症状。本品首先以 1.5μg/kg 静脉冲击后，以 0.0075μg/(kg·min) 的速度连续静脉滴注。

（4）新型利尿剂治疗慢性心衰的注意事项（禁忌证、不良反应）及处理措施

①托伐普坦片：a. 常见不良反应有口干、乏力、便秘、尿频以及高血糖等。b. 对本品过敏者禁用。c. 本品可过快速利尿，使血清钠浓度升高，会导致严重的神经系统后遗症，使用时须监测电解质，必要时停用。d. 脱水及血容量减少患者不宜使用。

②冻干重组人脑利钠肽：a. 常见的不良反应为低血压、头痛、恶心、室速、血肌酐增高等。b. 禁用于对重组人脑利钠肽中的任何一种成分过敏的患者和有心源性休克或收缩压<90mmHg 的患者。c. 使用冻干重组人脑利钠肽需严密监测患者血压、心电图及生化等相关指标。

（二）肾素–血管紧张素系统（RAS）抑制剂

RAS 在心室重塑和心衰的发展过程中具有重要作用。心衰患者 RAS 的激活情况与心衰的严重程度相关。RAS 激活对于短期维持循环稳态具有关键的作用。然而，RAS 的持久激活却导致心脏功能及心脏重构的进行性恶化、肾脏及其他器官的损伤。推荐在 HFrEF 患者应用 ACEI 或 ARB 或血管紧张素受体脑啡肽酶抑制剂（angiotensin receptor neprilysin inhibitor，ARNI）抑制肾素—血管紧张素系统联合应用 β 受体阻滞剂及在特定患者中应用醛固酮受体拮抗剂的治疗策略，以降低心衰的发病率和病死率。

1. 血管紧张素转化酶抑制剂

（1）ACEI 的基本简介

ACEI 是 20 世纪 80 年代发展起来的一类新型抗高血压和抗充血性心力衰竭药。1970 年，巴西科学家从蛇毒中分离出多种可抑制血管紧张素转换酶（angiotensin-converting enzyme，ACE）的物质，同年研制出首个 ACEI 并命名为卡托普利。1993 年，WHO 建议将其作为治疗轻度高血压的首选药物。之后 ACEI 的研究发展迅速，上市新药近百种，用于临床达数种。

（2）ACEI 治疗慢性心衰的药理学作用

ACEI 通过竞争性地抑制 ACE、降低血液循环和组织内的血管紧张素Ⅱ（angiotensin Ⅱ，AngⅡ）和醛固酮的浓度而发挥作用；同时还影响激肽释放酶–激肽系统（kallikrein-kinin system，KKS），通过减少缓激肽的降解而发挥作用。

①减少 AngⅡ 对心血管的毒性作用

ACEI 通过竞争性地抑制 ACE 而阻断血管紧张素Ⅰ（angiotensin Ⅰ，AngⅠ）转化为 AngⅡ，从而降低血液循环和组织局部的 AngⅡ 水平，发挥心脏和血管的保护作用。

②提高缓激肽和前列环素水平

ACEI 通过抑制 ACE 对缓激肽的降解而提高体内缓激肽及前列环素的水平。ACEI 逆转心室重构的作用优于 ARB；ACEI 与缓激肽 B₂ 受体拮抗剂合用时，这种作用减弱；缓激肽可逆转心室重构，缓激肽和前列环素均能抑制心肌成纤维细胞胶原的基因表达；缓激肽 B₂ 受体拮抗剂具有使舒张功能下降的作用，缓激肽可通过提高一氧化氮合酶活性和增加肌质网 Ca^{2+}–ATP 酶 mRNA 的表达等改善舒张功

能;在敲除缓激肽受体基因的大鼠心肌梗死模型上,ACEI 减少心肌梗死面积的作用减弱。

③提高血管紧张素转化酶 2 活性和血管紧张素 1-7 水平

随着对 RAS 和 ACEI 的深入理解,我们意识到 RAS 系统十分复杂,见图 3-16。ACEI 的心血管保护作用部分归因于血管紧张素转化酶 2(angiotensin-converting enzyme 2,ACE2)和血管紧张素 1-7(angiotensin1-7,Ang1-7)。ACEI 在抑制 ACE 活性的同时可增强 ACE2 的活性,ACE2 可以将 Ang II 转化为 Ang1-7,并且 ACEI 能直接减少 Ang1-7 的降解,见图 3-17。

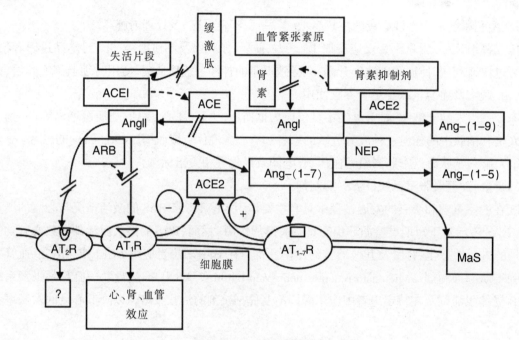

图 3-16 RAS 级联瀑布示意图

注:NEP:中性肽链内切酶

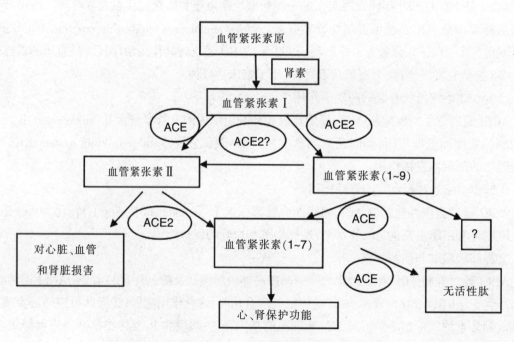

图 3-17 ACE 与 ACE2 在 RAS 神经激素调节中的作用

最初发现 ACE2 存在于心脏的内皮细胞和肾小管上皮细胞，在 RAS 中扮演一种反馈调节因子和抗衡 ACE 功能的角色，在神经激素调节中具有平衡作用，可能在心力衰竭的发展中具有保护作用。

（3）ACEI 的分类及治疗慢性心衰临床应用

①分类

a. 根据活性部位化学结构分类

巯基类：卡托普利、芬替普利、佐芬普利等。

羧基类：依那普利、贝那普利、培哚普利等。

磷酸基类：福辛普利、塞拉普利等。

b. 根据药代动力学特点分类

前体药类：包括大多数常用的 ACEI，依那普利、贝那普利、培哚普利等。

活性药类：不经历代谢的水溶性 ACEI，如赖诺普利。

卡托普利类：同时具有前体药和活性药的特征，代表药物是卡托普利。

②临床应用

a. 适应证：所有 HFrEF 患者均应使用 ACEI，除非有禁忌证或不能耐受。

b. 应用方法：应尽早使用，由小剂量开始，逐渐递增，直至达到目标剂量，一般每隔 2 周剂量倍增 1 次。剂量调整的快慢可个体化处理。对低血压、低血钠、糖尿病、氮质血症以及服用保钾利尿剂者，应在密切监测下调整剂量。调整至合适剂量应终生维持使用，避免突然停药。切勿因为不能达到 ACEI 的目标剂量而推迟 β 受体阻滞剂的使用。ACEI 和 β 受体阻滞剂合用以后，可以根据临床情况的变化，分别调整各自的剂量。起始剂量或目标剂量见表 3-2。

表 3-2　治疗慢性心衰的 ACEI 及其剂量

药物	起始剂量	目标剂量
卡托普利	6.25mg，3 次/d	50mg，3 次/d
依那普利	2.5mg，2 次/d	10~20mg，2 次/d
福辛普利	5~10mg，1 次/d	40mg，1 次/d
赖诺普利	2.5~5mg，1 次/d	20~40mg，1 次/d
培哚普利	2mg，1 次/d	8~16mg，1 次/d
雷米普利	1.25~2.5mg，1 次/d	10mg，1 次/d
贝那普利	2.5mg，1 次/d	10~20mg，1 次/d

（4）ACEI 治疗慢性心衰的注意事项

①禁忌证

a. 绝对禁忌证：血管性水肿、ACEI 过敏、妊娠和双侧肾动脉狭窄。对 ACEI 曾有致命性不良反应的患者，如曾有血管性水肿导致的喉头水肿、无尿性肾衰竭或妊娠妇女，绝对禁用。

b. 相对禁忌证：血肌酐显著升高（>221μmol/L）或肾小球滤过率（eGFR<30ml/min）；高钾血症（>5.0mmol/L）；有症状低血压（收缩压<90mmHg）；左室流出道梗阻的患者，如主动脉瓣狭窄、梗阻性肥厚型心肌病。

②不良反应

a. 低血压：多数使用 ACEI 的患者有无症状的血压下降，通常发生在用药后的数天，特别是在低血容量,近期强化利尿治疗或严重低钠血症的患者(血钠<130mmol/L)。应调整或停用其他有降压作用的药物,如硝酸酯类、钙离子拮抗剂和其他扩血管药物;如无液体潴留,考虑利尿剂减量或暂时停用;严重低钠血症患者(血钠<130mmol/L),可酌情增加食盐摄入;减小 ACEI 剂量,首剂在卧位时给药等。

b. 肾功能恶化:心力衰竭时肾脏灌注减少,肾小球滤过率明显依赖于 AngⅡ介导的出球小动脉收缩。在给予 ACEI 治疗后,心力衰竭患者可能会出现血肌酐的升高,特别是重度心力衰竭(NYHA 心功能Ⅳ级)、低钠血症者。起始治疗后 1~2 周内应监测肾功能,并定期复查。ACEI 治疗初期肌酐或血钾可有一定程度增高,如果肌酐增高<30%,应严密监测;如果肌酐升高>30%,应减量;若升高>50%,应停用,待肌酐正常后再用。大多数患者停药后肌酐水平趋于稳定或降低到治疗前水平。避免使用肾毒性药物如 NSAIDs。如无瘀血表现,可减少利尿剂剂量。

c. 钾潴留:ACEI 阻断 RAAS 而减少钾的丢失,可能发生高钾血症。肾功能恶化、补钾、使用保钾利尿剂,尤其是当并发糖尿病时易发生高钾血症。应用 ACEI 不应同时加用钾盐,或保钾利尿剂;应用醛固酮受体拮抗剂时,ACEI 应减量,并立即应用袢利尿剂;用药 1 周后应复查血钾,并定期监测,如血钾>5.5mmol/L,应停用 ACEI;血钾>6.0mmol/L 时,应采取降低血钾的措施,如口服钾结合剂。

d. 咳嗽:ACEI 引起的咳嗽特点为干咳,常存在持续的喉部痒感,常见于治疗开始的几个月内,在中止治疗 1~2 周内消失,再次使用后干咳重现,高度提示 ACEI 是引起咳嗽的原因。由于 ACEI 的长期益处,咳嗽不严重可以耐受者,应鼓励继续用 ACEI;如持续咳嗽,影响正常生活,可考虑停用,并换用其他药物。

e. 血管性水肿:血管性水肿较为罕见(<1%),但可出现声带甚至喉头水肿等严重状况,危险性较大,应予注意。多见于首次用药或治疗最初 24h 内。应注意,发生血管性水肿患者终生禁用 ACEI。

f. 胎儿畸形:妊娠中晚期孕妇服用 ACEI 可引起胎儿畸形,包括羊水过少、肺发育不良、胎儿生长延缓、肾脏发育障碍、新生儿无尿及新生儿死亡等。对年轻的育龄妇女,选择此类药物前需仔细询问相关情况,严格把握适应证。

2. 血管紧张素Ⅱ体拮抗剂

(1)ARB 的基本简介

ARB 的研究始于 1976 年,沙拉新(saralasin)是第一个被发现的肽类药物,因其口服无效、作用持续时间短等原因而不能临床应用;自 1994 年第一个非肽类 AT_1 受体拮抗剂氯沙坦(Losartan)问世后,一批具有较强降压活性的非肽类 AT_1 受体拮抗剂被相继合成。目前,非肽类 AT_1 受体拮抗剂以其与 AT_1 受体亲和力强、选择性高、口服有效、作用时间长等优点被认为是一类很有前途的新型降压药和抗心衰药物,其中已经上市的药物有 8 个,它们大多是以氯沙坦为原型,对其各个部位进行结构修饰与改造而获得 AT_1 受体拮抗剂。AngⅡ受体拮抗剂药物都以"Sartan"结尾,故将其通称为沙坦类药物。其结构式如图 3-18。

(2)ARB 治疗慢性心衰的作用机制和药理学作用

①作用机制

a. 阻断 AT_1 作用,使心力衰竭时因某些原癌基因,如 c-fos、c-myc 等过度表达和丝裂霉素激活酶活化导致心血管重构的异常病理生理改变得以逆转;

b. 抑制心肌间质的 DNA 和胶原合成及沉淀,使心肌胶原含量下降,逆转心肌细胞肥大,减轻心肌间质纤维化,从而减轻心肌肥厚和重构,并减轻心房电重构的基础;

c. 改善异常的血流动力学,降低肺楔压和肺动脉压,减轻心脏前后负荷;

d. 抑制中枢和外周交感神经系统活性,减少儿茶酚胺释放,减轻由此介导的心血管毒性;

　　e. 降低促炎症因子如单核细胞趋化蛋白1（monocyte chemotactic protein-1，MCP-1）、肿瘤坏死因子（tumor necrosis factor，TNF）、白细胞介素-6（interleukin-6，IL-6）、白细胞介素-1（interleukin-1，IL-1）的释放；

　　f. 减少蛋白尿，某些ARB具有降低血尿酸作用，能够降低长期利尿治疗带来的不良反应；

　　g. 可能通过作用与延迟整流钾通道，影响心房不应期，具有减少新房颤的作用等。

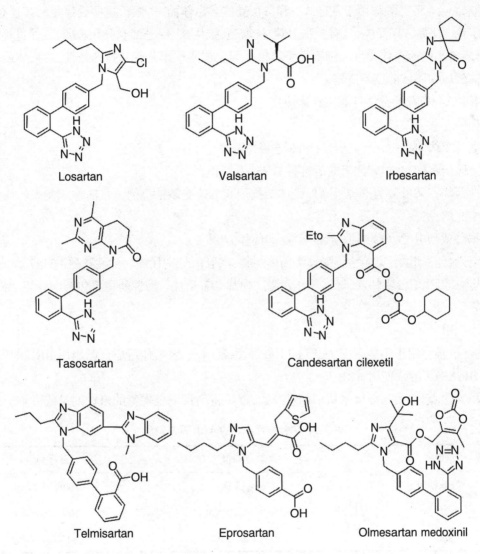

图3-18　沙坦类药物结构式

　　②药理学作用

　　ACEI无法抑制替代途径（即非ACE途径，如糜蛋白酶、组织蛋白酶-G途径）生成的AngⅡ，应用ACEI数月后，循环中AngⅡ和醛固酮水平增高，称为AngⅡ或醛固酮逃逸现象。AngⅡ对心脏及血管的不利的生物学效应主要通过AT_1受体介导，无论是何种途径产生的AngⅡ，AngⅡ的1型受体拮抗剂（ARB）都能够在受体水平阻断它对心脏和血管重构的影响。ARB对缓激肽代谢的影响小，可减少咳嗽等不良反应，同时也失去缓激肽对心力衰竭的部分有益作用。

　　ARB与ACEI对心力衰竭患者的血流动力学影响相似，中度降低肺毛细血管楔压和肺动脉压，轻度减轻前负荷，增加心输出量。通常不影响心率，除非是低血压引起压力反射的过度激活。ARB与

ACEI 可以引起心力衰竭患者相同的运动时间改善。

Ang Ⅱ通过 AT_1 受体介导的反应包括：血管收缩，水钠潴留，促使醛固酮、内皮素、儿茶酚胺和精氨酸加压素释放，促炎症反应，促进成纤维细胞合成胶原，激活交感神经活性，促进心血管重构等。ARB 能够从 AT_1 受体水平阻断 Ang Ⅱ的致病作用。

ARB 对 RAS 系统的作用，取决于 Ang Ⅱ与 AT_1、AT_2 和其他 AT 受体相作用的综合效应。一旦 AT_1 受体被阻断，Ang Ⅱ将更多作用于 AT_2、AT_3 和 AT_4 受体。总体而言，激活这些受体是利多还是弊多，目前还难以定论。比如 AT_2 受体，具有扩张血管、抗增殖、抗生长、促进细胞分化和凋亡、促进神经再生等效应，但是来自不同的在体模型和细胞类型结果不同。这些作用是否具有药效性，对人体或疾病病理生理的总体效应如何目前还不清楚。

（3）ARB 的分类及治疗慢性心衰临床应用

①分类

a. 根据对受体的作用，分为选择性和非选择性两类

非选择性药物，如沙拉新能阻断所有各型 Ang Ⅱ受体。

选择性药物，又可分为选择性 AT_1 受体拮抗剂和 AT_2 受体拮抗剂，目前临床使用的均为选择性 AT1 受体拮抗剂。

b. 根据药代动力学，分为前体药和活性（非前体）药

氯沙坦、坎地沙坦酯、奥美沙坦酯等为前体药物，在肝内分别代谢为活性物质 E3147、坎地沙坦、奥美沙坦。其中，氯沙坦较为特殊，母体药和代谢产物都具有活性。活性药主要包括缬沙坦、替米沙坦和厄贝沙坦等。

②临床应用

a. 适应证：推荐用于不能耐受 ACEI 的 HFrEF 患者；对于因其他适应证已服用 ARB 的患者，如果随后发生 HFrEF，可继续使用 ARB。

b. 应用方法：起始量与维持量从小剂量开始，逐步将剂量增至推荐的目标剂量或可耐受的最大剂

表 3-3　治疗慢性心衰的 ARB 及其剂量

药物	起始剂量	目标剂量
坎地沙坦	4~8mg，1 次/d	32mg，1 次/d
缬沙坦	20~40mg，1 次/d	160mg，2 次/d
氯沙坦	25~50mg，1 次/d	50~150mg，1 次/d

量，见表 3-3。

（4）ARB 治疗慢性心衰的注意事项

①禁忌证

除血管神经性水肿外，其余同 ACEI。

②不良反应和处理措施

开始应用及调整剂量后 1~2 周内，应监测血压（包括不同体位血压）、肾功能和血钾。不良反应包括低血压、肾功能恶化和高血钾等，偶见皮疹、瘙痒、轻度头晕、肌痛，极少数患者也会发生血管性水肿。

3. 血管紧张素受体脑啡肽酶抑制剂

（1）ARNI 的基本简介

　　ARNI 是心衰领域中的新型药物,可同时抑制 RAAS 和脑啡肽酶(neprilysin,NEP),抑制 NEP 可阻断内源性利钠肽等的降解,提高内源性心房钠尿肽(atrial natriuretic peptide,ANP)及 B 型利钠肽(B-type natriuretic peptide,BNP)的水平,故此类药物同时具有利钠利尿、舒张血管及预防和逆转心肌重构的作用。多部欧美指南均推荐对于有症状的心衰患者应用 ARNI 替代 ACEI 治疗,其代表药物为沙库巴曲缬沙坦(Sacubitril/Valsartan,Sac/Val),开启了治疗心力衰竭的新篇章。

　　(2)ARNI 治疗慢性心衰的药理学作用

　　沙库巴曲缬沙坦是首个 ARNI 类药物,它是血管紧张素Ⅱ受体拮抗剂(ARB)缬沙坦和脑啡肽酶抑制剂(enkephalinase inhibitors,NEPI)沙库巴曲两种成分以 1∶1 摩尔比例结合而成的盐复合物,同时具有 ARB 和 NEPI 的作用,可以通过同时抑制血管紧张素受体和 NEP,起到利钠利尿、舒张血管以及

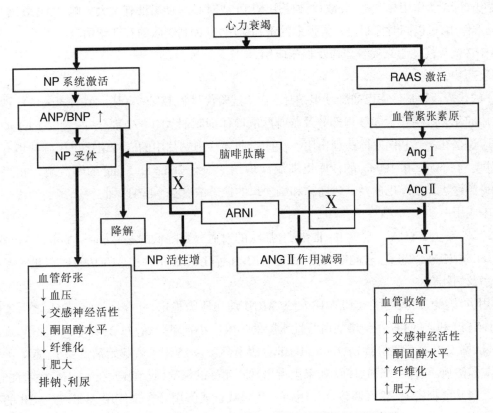

图 3-19　血管紧张素受体脑啡肽酶抑制剂作用机制示意图

预防和逆转心肌重构的作用见图 3-19。

　　①抑制肾素-血管紧张素-醛固酮系统

　　心力衰竭时心排血量降低,肾血流量随之减低,RAAS 即被激活,AngⅡ和醛固酮分泌增加,从而导致全身水钠潴留,同时也启动了心肌细胞和组织的重塑,加速了心功能的恶化。ACEI 和 ARB 抑制循环 RAAS 可达到扩张血管,抑制交感神经兴奋的作用,进而改善心力衰竭时的血流动力学、减轻瘀血症状;而抑制心脏组织中 RAAS,则可改善和延缓心室重构,延缓心力衰竭进展,降低心力衰竭远期死亡率,改善预后。

　　②抑制脑啡肽酶

　　利钠肽主要包括 ANP、BNP 和 C 型利钠肽(C-type natriuretic peptide,CNP)。ANP 主要存在于心房组织中;BNP 主要存在于脑组织、心房心室组织中,心肌肥厚时,心房和心室中表达增加。ANP 和 BNP 可结合并激活利钠肽受体,使环磷酸鸟苷(cyclic guanosine monophosphate,cGMP)生成增多而发挥血

管舒张、尿钠排泄和利尿的生理作用,另外还可抑制肾素的分泌和醛固酮的产生,减少心肌血管重构、细胞凋亡、心室肥厚和纤维化,减少肾脏纤维化,改善肾脏血流动力学。心房及心室扩张、心室功能障碍和心力衰竭时 ANP 和 BNP 表达显著增加,作用于心脏、脉管系统、脑、肾脏和肾上腺等组织即可发挥相应作用。重组人 BNP 具有扩张静脉和动脉(包括冠状动脉),促进钠排泄和利尿、抑制 RAAS 和交感神经系统等多重作用,静脉应用可改善血液动力学,我国指南推荐用于急性失代偿性心力衰竭。

NEPI 属于一种中性肽链内切酶,可降解包括 ANP、BNP、CNP、缓激肽、Ang I 和 II、内皮素–1 在内的多种肽类。阻断 NEPI 则可防止内源性利钠肽的降解。Sybertz 等发现抑制 NEP 可升高 ANP 水平,并提高 ANP 促尿钠排泄和利尿的作用。动物实验亦证明 NEPI 可引起利尿,并抑制醛固酮的激活。NEPI 可使利钠肽降解最小化,从而使利钠肽、缓激肽浓度升高而舒张血管,但同时也使得 Ang I、II 和内皮素–1 浓度升高,二者作用相互抵消,故单独使用 NEPI 或对心力衰竭没有太大影响。ARNI 有 ARB 和 NEPI 的双重作用,可以同时抑制血管紧张素的不利作用,发挥利钠肽的有利作用。

(3)ARNI 治疗慢性心衰代表药物及临床应用

①代表药物

ARNI 的代表药物是沙库巴曲缬沙坦钠片。临床试验代号为 LCZ696(诺欣妥,Entresto)。沙库巴曲缬沙坦钠片的化学结构包含缬沙坦部分及脑啡肽酶前体抑制剂 AHU377 部分,两者以 1∶1 的比例通过化学反应连接在一起共同发挥药理作用。沙库巴曲缬沙坦钠片中的缬沙坦比单用缬沙坦有更好的生物利用度。在 50mg 和 100mg 的沙库巴曲缬沙坦钠片中有 26mg 和 51mg 的缬沙坦,相当于单用 40mg、80mg 缬沙坦。沙库巴曲及其代谢物和缬沙坦的稳态浓度在 3d 内达到。

②临床应用

a. 适应证:对于 NYHA 心功能 II~III 级、有症状的射血分数降低的心衰(heart failure with reduced ejection fraction,HFrEF)患者,若能够耐受 ACEI/ARB,推荐以 ARNI 替代 ACEI/ARB,以进一步减少心衰的发病率及病死率。

b. 应用方法:患者由服用 ACEI/ARB 转为 ARNI 前血压需稳定,并停用 ACEI 36h 之后才能开始应用ARNI,NEPI 和 ACEI 联用会增加血管性水肿的风险。小剂量开始,每 2~4 周剂量加倍,逐渐滴定至目标剂量,见表 3–4。中度肝损伤(Child–Pugh 分级 B 级)、≥75 岁患者起始剂量要小。起始治疗和剂量调整后应监测血压、肾功能和血钾。如果患者出现不耐受的情况(收缩压≤95mmHg、症状性低血压、高钾血症、肾功能损害),建议调整合并用药,暂时减量或停用。在未使用 ACEI 或 ARB 的有症状 HFrEF 患者中,如血压能够耐受,首选 ARNI 也有效,但缺乏循证医学证据支持,因此从药物安全性考虑,临床应用需审慎。由于与 ACEI 合用时存在血管性水肿的潜在风险,ARNI 禁与 ACEI 合用,因本品

表 3–4　治疗慢性心衰的 ARNI 及其剂量

药物	起始剂量	目标剂量
沙库巴曲缬沙坦钠片	100mg,2 次/d	200mg,2 次/d

具有拮抗血管紧张素 II 受体的活性,故不应与 ARB 合用。ACEI 和 ARB 的作用环节见图 3–20。

(4)ARNI 治疗慢性心衰的注意事项

①禁忌证

以下情况者须禁用:a. 有血管神经性水肿病史;b. 双侧肾动脉严重狭窄;c. 妊娠妇女、哺乳期妇女;d. 重度肝损害(Child–Pugh 分级 C 级),胆汁性肝硬化和胆汁淤积;e. 已知对 ARB 或 ARNI 过敏。

以下情况者须慎用:血肌酐>221μmol/L 或 eGFR<30ml/min;血钾>5.4mmol/L;症状性低血压(收缩压<95mmHg)。

②不良反应

主要是低血压、肾功能恶化、高钾血症、血管神经性水肿。相关处理同 ACEI。

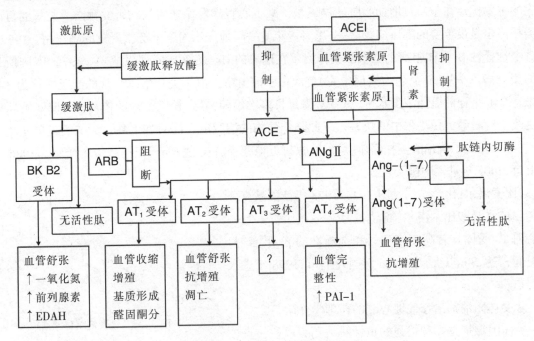

图 3-20　ACEI 和 ARB 的作用环节

注:ACE:血管紧张素转化酶;ACEI:血管紧张素转化酶抑制剂;AngⅡ:血管紧张素Ⅱ;Ang-(1、7):血管紧张素 1、7;ARB:血管紧张素Ⅱ受体拮抗剂;AT:血管紧张素Ⅱ受体;BK B2 受体:缓激肽 B2 受体

(三)β 受体阻滞剂

1. β 受体阻滞剂的基本简介

(1)卡维地洛:化学结构,见图 3-21,心衰一直被认为是 β 受体阻滞剂的禁忌证。GSK 的三位研究人员通过多年的研究发现,卡维地洛具有阻断 β 受体的作用,并能阻断 α 肾上腺素能受体,同时具有很强的抗氧化作用。氧化应激在心衰的发生和发展上起重要作用,体内因氧化应激,产生的大量氧自由基对包括心脏在内的许多器官产生有害影响,是一种不应忽视的病理生理因素。卡维地洛阻断肾上腺素能受体和抗氧化的综合药理效应的发现和证实,增强了他们将卡维地洛用于心衰治疗的信心,促使他们做出开展卡维地洛治疗心力衰竭临床试验的决定。卡维地洛于 1978 年获得专利,并于 1995 年在美国被批准用于医疗用途,其在心衰领域的使用率已从 5% 发展到目前的 80%。

(2)美托洛尔:化学结构,见图 3-22。20 世纪 60 年代早期,三家瑞典制药公司的研发部相继投入了对人体受体机制的研究,并最终发明了一类可治疗多种疾病的新型药物——β 受体阻滞剂。机体的

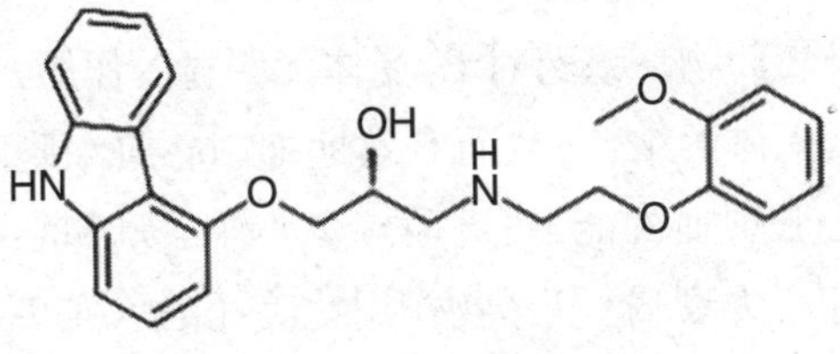

图 3-21　卡维地洛化学结构

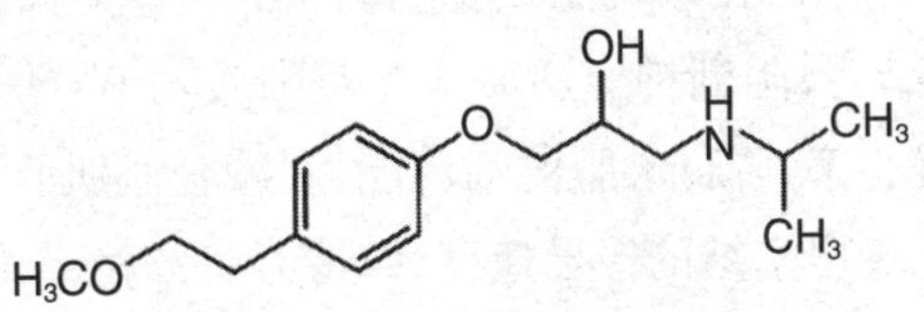

图 3-22　美托洛尔化学结构

细胞活动受不同"信号"物质控制,这些信号物质通过细胞中的受体对细胞活动实现控制。研究人员对能够寻找受体或对受体有"亲和性"并能刺激细胞增加细胞活性的物质进行研究,开发出可改善诸如心脏等特定器官功能的药物。这项有关受体的研究催生了一系列重要药物,其中包括选择性β受体阻滞药美托洛尔。美托洛尔是用于治疗心脏疾病的选择性β受体阻滞剂,能降低血压及阻断心脏痛觉传导。它的主要优点在于通过增加心脏的供氧量,减少心脏病发作造成的伤害并预防心脏病的再次发作。美托洛尔是最重要的降压药物之一,患者能年复一年地服用而不至产生严重的副作用。1969年,全球首个选择性β₁受体阻滞剂酒石酸美托洛尔在瑞典的Hassle实验室研发成功。1975年,阿斯利康公司的美托洛尔平片(商品名为倍他乐克)首次在欧洲上市。由于美托洛尔平片的半衰期仅为3~4h,无法维持24h平稳的血药浓度水平;患者常需每日多次给药,导致长期治疗的依从性下降。阿斯利康公司更改了酒石酸美托洛尔中的盐基,以此降低药物的溶解度,同时加上独一无二的多单元微囊系统,进一步研发成了琥珀酸美托洛尔缓释片,保持近恒速释放长达20h。美托洛尔缓释片于1986年在欧美上市,2005年进入中国。

(3)比索洛尔:化学结构见图3-23。1978年德国默克公司研制出的富马酸比索洛尔(商品名为Concor、康忻),是一个对心脏β₁受体具有高度亲和力和选择性的β₁阻滞剂,作用时间长达24h以上,于1986年国外上市,1998年进入中国上市。

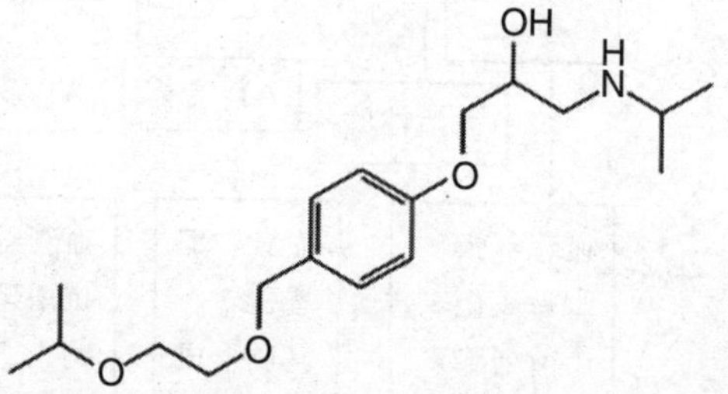

图 3-23　比索洛尔化学结构

2. β受体阻滞剂治疗慢性心衰的药理学作用

β受体阻滞剂是一种很强的负性肌力药,以往一直被禁用于心力衰竭的治疗。临床试验亦表明,该药治疗初期对心功能有明显抑制作用,LVEF降低;但如从很小剂量开始应用则此作用不明显,且长期治疗(>3个月时)均能改善心功能,LVEF增加;治疗4~12个月,能降低心室肌重量和容量,改善心室形状,提示心肌重构延缓或逆转。它可以有效拮抗SNS、RAAS及过度激活的神经体液因子,阻断心血管疾病的恶性循环。这种急性药理作用和长期治疗截然不同的效应被认为是β受体阻滞剂改善内源性心肌功能的"生物学效应"。β受体阻滞剂之所以能从心力衰竭的禁忌药转而成为心力衰竭常规治疗的一部分,就是因为走出了"短期""药理学"治疗的误区,发挥了长期治疗的"生物学"效应,这是一种药物可产生生物学治疗效果的典型范例。在ACEI治疗心力衰竭已取得明显效果后,应用β受体阻滞剂可得到进一步的益处。这是慢性心力衰竭治疗模式改变的又一个里程碑。

(1)琥珀酸美托洛尔

选择性β₁受体阻滞剂的代表药物。该药对β₂受体无明显的作用,只能与β₁受体结合,阻断神经递质或儿茶酚胺与β₁肾上腺素受体的结合,从而有效地抑制心肌细胞的兴奋性、减慢心率、降低心脏的活动能力、减轻心肌收缩及心脏射血的能力,进而减少心输出量和心脏的耗氧量,延缓房室结的传导速度,维持心脏的稳定性,治疗心力衰竭。

(2)比索洛尔

和美托洛尔同属第二代选择性β₁受体阻滞剂的代表药物。该药对β₂受体无明显的作用,只能与β₁受体结合,阻断神经递质或儿茶酚胺与β₁肾上腺素受体的结合,从而有效地抑制心肌细胞的兴奋性、减慢心率、降低心脏的活动能力、减轻心肌收缩及心脏射血的能力,进而减少心输出量和心脏的耗氧量,延缓房室结的传导速度,维持心脏的稳定性,治疗心力衰竭。其药物作用比美托洛尔强7~10倍,且对β受体的选择性较美托洛尔强。

（3）卡维地洛

①对神经内分泌系统的影响：卡维地洛是多功能神经内分泌拮抗剂。心力衰竭时，心肌细胞膜表面的 β 受体总数下调，表现为 β 受体数量和密度明显减少，$β_1$ 受体总数不变但功能异常，因 $β_1$、$β_2$ 受体都使儿茶酚胺对心肌产生毒性，故尤其对衰竭心脏，$β_1$、$β_2$ 受体阻滞剂卡维地洛比 β 受体阻滞剂美托洛尔 β 受体上调作用更强，有更好的长期疗效。

②心脏保护作用：卡维地洛对心肌提供多重保护，抗氧化、抗缺氧，并能缩小心肌梗死面积，其机制可能是：通过减慢心率，改善心室功能；降低外周阻力和室壁张力，从而减少心脏做功和降低心肌氧耗。现已明确，心肌细胞死亡有两种形式：坏死和凋亡。凋亡在心力衰竭心肌功能障碍和慢性心室重构的进展中起重要作用。卡维地洛可以抑制心肌中氧自由基诱导的凋亡，其抗氧化、抗缺血特性，使其较等量的普萘洛尔具有更强的凋亡抑制效应。

③血管保护作用：Ohlstein 等发现卡维地洛不仅能抑制平滑肌细胞增殖，还可以抑制平滑肌细胞迁移，延缓冠状动脉粥样硬化发生，减缓心力衰竭中血管重构，避免心力衰竭加重。

④抑制左心室重构：卡维地洛改善左室射血分数同时降低左室重量，改变心室几何形状，部分逆转重构过程。

3. β 受体阻滞剂治疗慢性心衰临床应用

（1）适应证

《2022 年 AHA/ACC/HFSA 心力衰竭管理指南》将慢性心衰分为 A、B、C、D 四期，推荐对不同分期心衰进行指南指导的药物治疗（GDMT）治疗。在症状性心衰的预防和治疗阶段，β 受体阻滞剂均发挥着重要作用，适用人群包括心衰前期（B 期）、射血分数降低的心衰（HFrEF）患者（LVEF≤40%）和射血分数轻度降低的心衰（HFmrEF，LVEF 41%~49%）患者。

（2）剂量

见表 3-5。

表 3-5　治疗慢性心衰的 β 受体阻滞剂及其剂量

药物	起始剂量	目标剂量
比索洛尔	1.25mg,1 次/d	10mg,1 次/d
卡维地洛	3.125mg,2 次/d	25~50mg,2 次/d
卡维地洛 CR	10mg,1 次/d	80mg,1 次/d
酒石酸美托洛尔缓释片（美托洛尔 CR/XL）	12.5~25mg,1 次/d	200m,1 次/d

4. β 受体阻滞剂治疗慢性心衰的注意事项

（1）禁忌证：支气管痉挛性疾病、心动过缓（心率<60 次/min）、Ⅰ 度及以上房室传导阻滞（除非已安装起搏器），均不能应用。心力衰竭患者有明显液体潴留，需大量利尿者，暂不应用，应先利尿，达到干体重能平卧后再开始应用。

（2）不良反应

①低血压：一般出现于首剂或加量的 4~24h 内，通常无症状，重复用药后常可自动消失。首先考虑停用硝酸酯类制剂、钙拮抗剂或其他不必要的血管扩张剂。必要时也可将 ACEI 减量，但一般不减利尿剂剂量。如低血压伴有低灌注的症状时，应将 β 受体阻滞剂减量或停用，并重新评定患者的临床情况。

②液体潴留：起始治疗前，应确认患者已达到干体重状态，临床上常以能平卧为准。如有液体潴

留,常在β受体阻滞剂起始治疗 3~5d 内体重增加,如不处理常致心力衰竭恶化。故应告知患者每日称体重,如在 3d 内增加>2kg,应立即加大利尿剂用量。同时要注意在应用β受体阻滞剂治疗心力衰竭的整个过程中都要保持干体重状态,以免病情反复。

③心动过缓和房室传导阻滞:和β受体阻滞剂剂量大小相关,如心率低于 55 次/min,或出现Ⅱ、Ⅲ度房室阻滞,应减量。此外,还应注意药物相互作用的可能性,停用其他可引起心动过缓的药物。

(3)处理措施:当患者发生心力衰竭的急性加重时,应注意鉴别是否与β受体阻滞剂的应用相关。与β受体阻滞剂应用有关的心力衰竭加重,常发生在起用或剂量调整时。如在用药期间心力衰竭有轻或中度加重,首先应加大利尿剂和 ACEI 用量,以达到临床稳定,可继续使用β受体阻滞剂。如心力衰竭恶化较重,可酌情暂时减量或停止使用β受体阻滞剂,直到临床状况稳定后,需再加量或继用β受体阻滞剂,否则将增加死亡率。应尽量避免突然撤药,引起反跳和病情显著恶化。必要时可短期静脉应用正性肌力药。磷酸二酯酶抑制剂较β受体激动剂更合适,因后者的作用可被β受体阻滞剂所拮抗。

(四)正性肌力药物

1. 洋地黄类药物

(1)基本简介

洋地黄类药物又称强心苷类药物,主要包括地高辛($C_{41}H_{64}O_{14}$)、去乙酰毛花苷($C_{49}H_{70}O_{20}$)、毒毛花苷 K($C_{36}H_{54}O_{14}$)等。1785 年 William Withering 就已报道洋地黄的具体药理作用,至目前洋地黄治疗心力衰竭、心律失常等已有 200 多年的历史,是治疗心力衰竭的第一类常用药物。此类药物的化学结构见图 3-24。

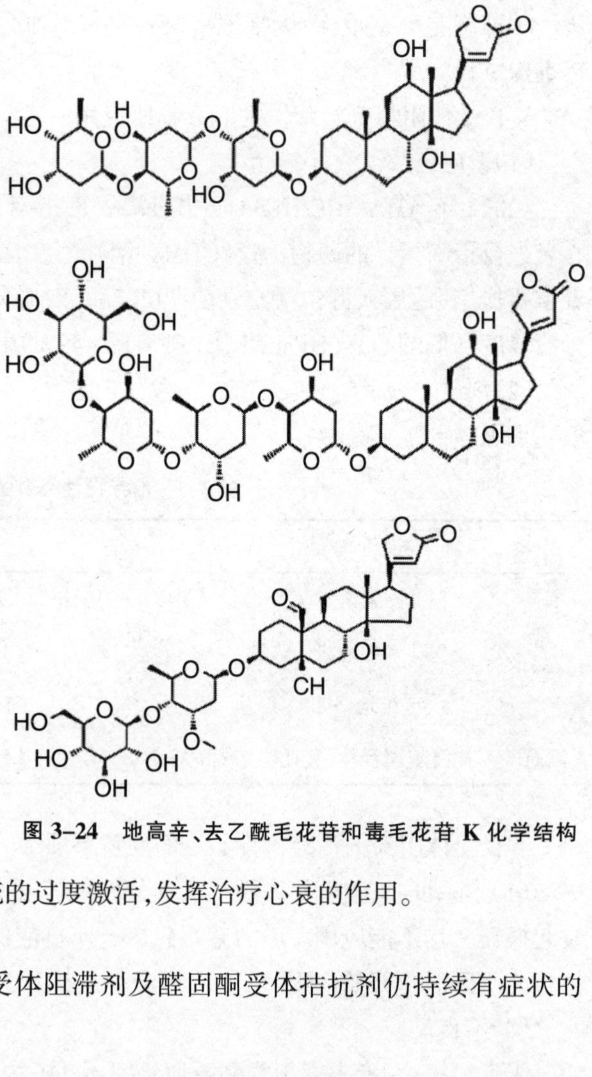

(2)洋地黄类药物治疗慢性心衰的药理学作用

洋地黄类药物是 Na^+/K^+-ATP 酶抑制剂,其作用机制为:①抑制衰竭心肌细胞膜 Na^+/K^+-ATP 酶,使细胞内 Na^+ 水平升高,促进 Na^+-Ca^{2+} 交换,提高细胞内 Ca^{2+} 水平,发挥正性肌力作用;②抑制副交感传入神经的 Na^+/K^+-ATP 酶,增强副交感神经活性,降低交感神经兴奋性,延缓房室传导,降低房颤患者的心室率;③抑制肾脏的 Na^+/K^+-ATP 酶,使肾脏分泌肾素减少。目

图 3-24 地高辛、去乙酰毛花苷和毒毛花苷 K 化学结构

前认为其有益作用可能是通过抑制神经内分泌系统的过度激活,发挥治疗心衰的作用。

(3)治疗慢性心衰临床应用

①适应证:应用利尿剂、ACEI/ARB/ARNI、β受体阻滞剂及醛固酮受体拮抗剂仍持续有症状的 HFrEF 患者。

②服用方法及具体作用方式,见表 3-6。

(4)注意事项

①禁忌证

a. 病态窦房结综合征和二度及以上房室传导阻滞患者,除非已安置永久性心脏起搏器;b. 心肌梗死急性期(<24h),尤其是有进行性心肌缺血者;c. 预激综合征伴房颤或心房扑动;d. 梗阻性肥厚型心肌病。

表3-6 洋地黄类药物具体作用方式

药物	给药方式	剂量	起效时间	达峰时间	持续时间	半衰期	主要代谢途径
地高辛	口服	0.125~0.25mg/d	0.5~2h	2~3h	4~7d	36h	肾脏
去乙酰毛花苷	静脉注射	1~1.6mg	10~30min	1~3h	2~5h	33~36h	肾脏
毒毛花苷K	静脉注射	0.25~0.5mg	5~15min	1~12h	1~4d	21h	肾脏

②不良反应

a. 心律失常:最常见为室性期前收缩,快速性房性心律失常伴传导阻滞是洋地黄中毒的特征性表现。b. 胃肠道症状(厌食、恶心和呕吐)。c. 神经精神症状(视觉异常、定向力障碍、昏睡及精神错乱)。不良反应常出现于血清地高辛药物浓度>2.0ng/ml 时,也见于地高辛水平较低时,如低钾、低镁、心肌缺血、甲状腺功能减退。当血清地高辛药物浓度升高时,应了解血样采集的时间,采样时间在末次服药6h内,检测值反映地高辛的分布相,该值升高未必提示地高辛中毒。如血样检测时间在末次服药 8h 后,建议减少地高辛剂量。

③洋地黄中毒

临床表现:主要有胃肠道、神经系统及心脏方面的症状。a.胃肠道症状:厌食、恶心、呕吐、腹胀等,停药后可好转。b.神经系统症状:眩晕、头痛、定向力障碍、失眠、抑郁、烦躁易激动,甚至可谵妄、精神错乱,并可出现视觉异常和视物模糊等。c.心脏表现:这是洋地黄中毒最为严重的方面。心律失常:洋地黄中毒可引起各种类型的心律失常,并具有多样性和易变性的特点。最常见的是室性期前收缩,但可有自律性增高和传导障碍同时出现,如室上性心动过速合并房室传导阻滞,交界性心动过速伴房室分离,房颤伴完全性房室传导阻滞,房室传导阻滞伴异位心律。还可出现室性心动过速,特别是双向性心动过速,也可发生窦性停搏,这些情况均需及时处理。心肌毒性作用可影响心肌收缩力、加重心力衰竭,使心力衰竭一度好转而又进展成难治性心力衰竭。

中毒诊断:a. 洋地黄中毒的临床判断。在应用洋地黄治疗过程中,出现上述临床表现,而又不能用原有心脏病变及其他原因解释;在应用洋地黄后出现新的心律失常或原有的心律失常发生变化;在停用洋地黄后症状或心律失常可以好转或消失。b. 地高辛血清浓度测定。测定时取血需在最后一次服用地高辛 6~8h 后。中毒时血药浓度升高,可>2.0μg/L。但中毒、未中毒者有明显交叉重叠现象。中毒时血药浓度也可不高,因此必须根据临床表现来判断。

中毒治疗:a. 一旦考虑有洋地黄中毒可能性,应立即停药。b. 尽力寻找并去除诱发因素,特别是纠正水、电解质平衡失衡。c. 补钾补镁,洋地黄中毒常有细胞内低钾,因此予以静脉补钾治疗,特别是对有各种快速心律失常的患者。但对肾衰竭、高钾血症、缓慢性心律失常(如窦性停搏、窦房传导阻滞、二度或以上房室传导阻滞者)应慎用。补钾时应补镁,镁是 Na^+-K^+-ATP 酶激活剂,可帮助钾离子进入细胞内。d. 抗心律失常治疗,快速性心律失常可应用利多卡因、苯妥英钠,缓慢性心律失常用阿托品。慎用异丙肾上腺素,必要时酌情安装起搏器治疗。e.严重洋地黄中毒也可用特异性地高辛抗体,降低血药浓度,但有可能使心力衰竭恶化。

预防:应严格掌握适应证、禁忌证,纠正易患因素。用药期间密切观察病情变化,及时发现中毒症状,及时停药或调整剂量,并及时给予相关治疗。洋地黄治疗应个体化,不用大剂量,用最小有效维持量;洋地黄不良反应及中毒已大为减少。

2. β-肾上腺素能受体激动剂

（1）基本简介

β-肾上腺素能受体激动剂又称 β 受体激动剂。人们对于 β 肾上腺素受体激动剂治疗慢性心衰的探索始于 20 世纪 80 年代，激活 β 肾上腺素受体对心脏功能有重要意义。临床上治疗心力衰竭的主要是选择性心脏 β_1 受体激动剂，如盐酸多巴酚丁胺（$C_{18}H_{23}NO_3 \cdot HCl$）、盐酸多巴胺（$C_8H_{11}NO_2 \cdot HCl$）等，化学结构见图 3-25。多巴酚丁胺是在异丙肾上腺素的结构改进中发现的，收载于美国 20 版药典，国内由上海第一制药厂研制成功，并于 1985 年 7 月通过鉴定。长期以来多巴胺（Dopamine,DA）被用于治疗休克和心力衰竭，近年来发现新的 DA1 受体激动剂 Feuoldepam 在治疗高血压、心衰及保护肾脏功能方面有显著疗效。1987 年又发现 DA2 受体，其主要分布在交感神经末梢和血管运动中枢，激活该受体可抑制腺苷酸环化酶，从而减少交感神经末梢释放去甲肾上腺素。

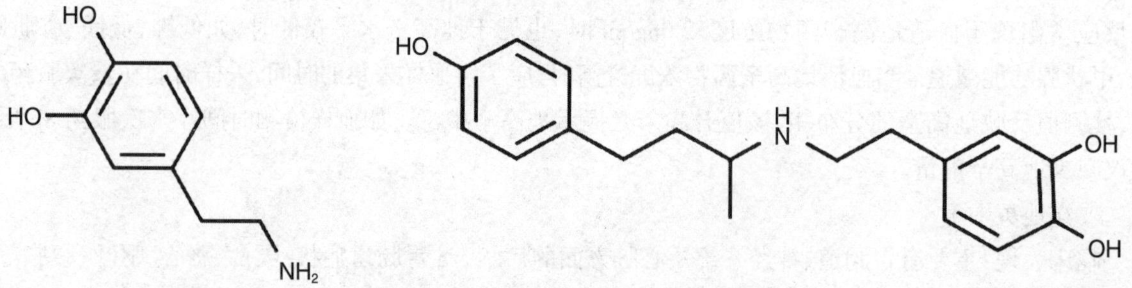

图 3-25 多巴酚丁胺及多巴胺化学结构

（2）治疗慢性心衰的药理学作用

其作用机制即增加细胞内的 cAMP 浓度。主要途径是从激动剂连接到位于肌质网表面上的 β 受体亚型开始。激动剂的连接和介导作用是通过鸟嘌呤核苷酸结合部位调节蛋白与腺苷酸环化酶结合，腺苷酸环化酶将 ATP 转化为 cAMP 从而使 cAMP 增加。cAMP 是肾上腺素能通路中重要的第二信使物质，影响心脏的收缩和舒张过程。cAMP 的效应是通过激活包括蛋白激酶 A 在内的一系列细胞内的蛋白继而激活关键性调节蛋白的磷酸化调节钙离子的摄取和利用，从而增加心肌的收缩力。磷酸化的过程既介导了细胞内的钙离子浓度升高，增强肌动蛋白和心肌细胞的交联，也介导肌质网对于钙离子的再摄取，从而使心肌舒张率增加。

（3）治疗慢性心衰临床应用

①盐酸多巴酚丁胺。临床应用的盐酸多巴酚丁胺（dobutamine）是含有右旋多巴酚丁胺和左旋多巴酚丁胺的消旋体，能够选择性激动心脏 β_1 受体，能增强心肌收缩力，增加心排血量，临床对心肌梗死或心脏外科手术时心排血量低的休克患者有较好疗效。

②盐酸多巴胺。成人常用量静脉注射，开始时每分钟按体重 1~5μg/kg，10min 内以每分钟1~4μg/kg 速度递增，以达到最大疗效。慢性顽固性心力衰竭，静脉滴注开始时每分钟按体重 0.5~2μg/kg 逐渐递增。多数病人按 1~3μg/(kg·min) 给予即可生效。闭塞性血管病变患者，静脉滴注开始时按 1μg/(kg·min)，递增至 5~10μg/(kg·min)，直到 20μg/(kg·min)，以达到最满意效应。如危重病例，先按 5μg/(kg·min)滴注，然后以 5~10μg/(kg·min)递增至 20~50μg/(kg·min)，以达到满意效应。

（4）治疗慢性心衰的注意事项

①盐酸多巴酚丁胺

禁忌证：梗阻型肥厚型心肌病和恶性心律失常患者禁用。

不良反应：a. 快速心律失常，但也可能出现慢性心律失常，如室性逸搏；b. 低血压，与激活外周β_2受体有关；c. 碱性液体可使之失活，需注意配伍禁忌；d. 可有心悸、恶心、头痛、胸痛、气短等。

注意事项：a. 如出现收缩压增高 10~20mmHg 以上或心率加快 10~15 次/min 以上，应认为过量，宜减量或暂停给药；b. 剂量超 20μg/(kg·min) 可能会导致中毒；c. 联用 3d 后可因 β 受体下调而逐渐失效。

②盐酸多巴胺

不良反应：常见的有胸痛、呼吸困难、心悸、心律失常（尤其用大剂量）、全身软弱无力感。长期应用大剂量或小剂量用于外周血管病患者，出现的反应有手足疼痛或手足发凉；外周血管长时期收缩，可能导致局部坏死或坏疽；过量时可出现血压升高，此时应停药，必要时给予 α 受体阻滞剂。

注意事项：a. 交叉过敏反应：对其他拟交感胺类药高度敏感的病人，可能对本品也异常敏感。b. 对人体研究尚不充分，动物实验未见有致畸。给妊娠鼠有导致新生仔鼠存活率降低，孕妇应用时必须权衡利弊。c. 在滴注本品时须进行血压、心排血量、心电图及尿量的监测。

慎用情况：a.嗜铬细胞瘤患者不宜使用。b.闭塞性血管病（或有既往史者），包括动脉栓塞、动脉粥样硬化、血栓闭塞性脉管炎、冻伤（如冻疮）、糖尿病性动脉内膜炎、雷诺氏病等慎用。c.对肢端循环不良的病人，须严密监测，注意坏死及坏疽的可能性。d.频繁的室性心律失常时应用本品也须谨慎。

给药说明：a. 应用盐酸多巴胺治疗前必须先纠正低血容量。b. 在滴注前必须稀释，稀释液的浓度取决于剂量及个体需要的液量。中、小剂量用于处理低心排血量引起的低血压；较大剂量则用于提高周围血管阻力以纠正低血压。c. 选用粗大的静脉做静脉注射或静脉滴注，以防药液外溢，及产生组织坏死；如确已发生液体外溢，可用 5~10mg 甲磺酸酚妥拉明稀释溶液在注射部位做浸润。d. 静脉滴注时应控制每分钟滴速，滴注的速度和时间需根据血压、心率、尿量、外周血管灌流情况、异位搏动出现与否等而定，可能时应做心排血量测定。e. 休克纠正时即减慢滴速。f. 遇有血管过度收缩引起舒张压不成比例升高和脉压减小、尿量减少、心率增快或出现心律失常，滴速必须减慢或暂停滴注。g. 如在滴注盐酸多巴胺时血压继续下降或经调整剂量仍持续低血压，应改用更强的血管收缩药。h. 突然停药可产生严重低血压，故停用时应逐渐递减。

3. 磷酸二酯酶抑制剂

（1）基本简介

磷酸二酯酶抑制剂是一种以抑制磷酸二酯酶活性的药物，选择性的磷酸二酯酶 3、4、5 抑制剂在心衰、哮喘、阳痿等疾病中具有广泛的应用，主要代表药物包括氨力农（$C_{10}H_9N_3O$）、米力农（$C_{12}H_9N_3O$）和依诺昔酮（$C_{12}H_{12}N_2O_2S$）等，化学结构见图 3-26。注射用氨力农（非冻干型）于 1996 年获得国家专利局的批准（申请号：96116525.1，公开号：117860）。口服和静脉注射均有效。米力农最早由荷兰 Sterlinp-Winthrop 公司研制开发成功，1987 年获美国 FDA 批准，并于 1992 年在美国上市，2006 年鲁南贝特制药有限公司获得米力农注射液批准文号，国内独家生产。依诺昔酮于 1981 年于英国上市，我国尚未生产，也未进口，属新药范畴。

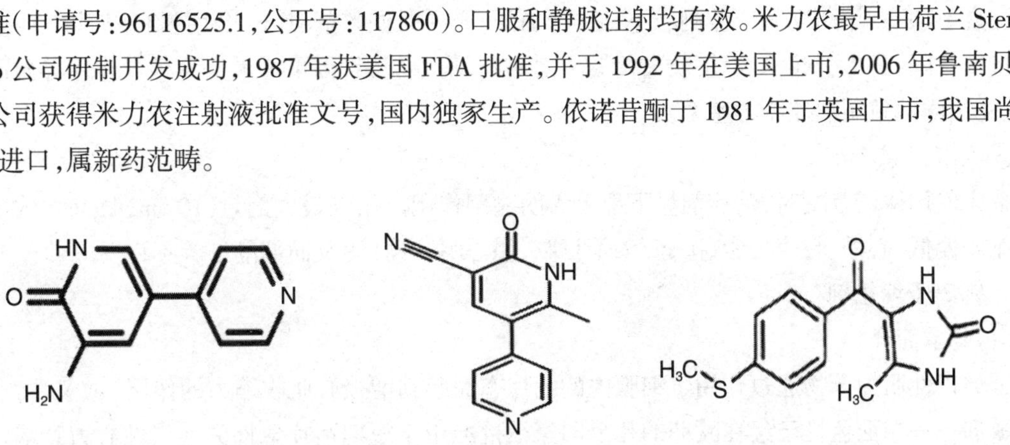

图 3-26　氨力农、米力农和依诺昔酮化学结构

（2）治疗慢性心衰的药理学作用

磷酸二酯酶抑制剂用于改善和缓解恶化的心力衰竭患者的临床症状。在心肌的平滑肌细胞中，磷酸二酯酶Ⅲ是特异性的 cAMP 水解酶的同工酶。磷酸二酯酶Ⅲ抑制剂阻断 cAMP 的降解，使 cAMP 的浓度增加，细胞内的钙含量升高，从而提高心肌的收缩性。在血管的平滑肌细胞，cAMP 的增多可引起静脉和动脉平滑肌的舒张，因此磷酸二酯酶Ⅲ抑制剂有明显的血管扩张效应。

（3）治疗慢性心衰临床应用

①氨力农：临床适用于治疗各种原因引起的急、慢性心力衰竭。具体用法用量为：口服，每次100~200mg，每 8h1 次。静脉注射，按 0.5~1mg/kg 给予，一般为 50mg 溶于生理盐水 20ml 中稀释后静脉注射。再隔 5~10min 后，以 150mg 溶于生理盐水 250ml 中静脉滴注。滴速为 5~10μg/（kg·min）。

②米力农：适用于对洋地黄、利尿剂、血管扩张剂治疗无效或效果欠佳的各种原因引起的急、慢性顽固性充血性心力衰竭。具体用法用量为：静脉注射：负荷量 25~75μg/kg，5~10min 缓慢静脉注射，以后每分钟 0.25~1.0μg/kg 维持。每日最大剂量不超过 1.13mg/kg。口服：一次 7.5mg，每日 4 次。

③依诺昔酮：口服和静脉注射均有效。治疗心力衰竭常用量为 300mg/d，口服 6 个月后减量至 225mg/d。严重心力衰竭者可静脉滴注。心脏外科手术最初静脉滴注 1mg/kg，而后 3~10mg/（kg·min），连续给药 25~29h。心外科并发严重低输出量者，最初静脉滴注 0.75mg/kg，而后 10mg/（kg·min）直至改善心脏顺应性。

（4）治疗慢性心衰的注意事项

①氨力农

禁忌证：a. 严重主动脉或肺动脉瓣膜疾病者禁用，孕妇、哺乳妇女及小儿慎用。b. 急性心肌梗死或其他急性心肌缺血综合征而不伴有心力衰竭者不宜使用本品。c. 对本品和亚硫酸氢盐过敏的患者、严重低血压、严重主动脉瓣或肺动脉瓣疾病患者禁用。d. 对原有肝、肾功能严重减退者、孕妇、哺乳期妇女、小儿慎用。

不良反应：少数人可有食欲不振、恶心呕吐。长期大剂量使用，可有低血压、血小板减少、过敏反应如心包炎、胸膜炎和腹水等，其他如发热或胸痛等。

②米力农

禁忌证：低血压、心动过速、心肌梗死慎用；肾功能不全者宜减量。

不良反应：较氨力农少见。少数有头痛、室性心律失常、无力、血小板计数减少等。过量时可有低血压、心动过速。

注意事项：a. 用药期间应监测心率、心律、血压，必要时调整剂量。b. 合用强利尿剂时，可使左室充盈压过度下降，且易引起水、电解质失衡。c. 对房扑、房颤患者，因可增加房室传导作用导致心室率增快，宜先用洋地黄制剂控制心室率。

③依诺昔酮

临床使用依诺昔酮时，治疗剂量下患者无明显副作用。用到最大剂量（10.5mg/kg）时，约27%患者出现血压偏低、心悸、心律失常、头痛、头晕目眩、恶心呕吐、腹泻及面部潮红等不良反应。

4. 钙离子增敏剂

（1）基本简介

Ⅲ类正性肌力药物通过作用于细胞内的钙稳态而起到增强心肌收缩力的作用。故又称钙增敏剂。钙增敏剂——左西孟旦已经在欧洲的几个国家被批准用于短期治疗急性失代偿性心力衰竭。左西孟旦是唯一的与肌钙蛋白 C 具有较高亲和力的强心药，分子式 $C_{14}H_{12}N_6O$，化学结构见图 3-27。左西孟旦是新一代强心药物——钙增敏剂中第一个上市品种,是1989 年由芬兰 ORICON 公司研发,2000 年首次在瑞典上市,2001 年开始进行期临床试验。目前国内齐鲁制药有限公司和成都圣诺生物制药有限公司可以提供左西孟旦注射液,临床上主要用于各种急性心力衰竭病症,包括利尿剂、血管紧张素转化酶抑制剂和洋地黄类疗效不佳,并且需要增加心肌收缩力的急性失代偿心力衰竭(ADHF)的短期治疗。

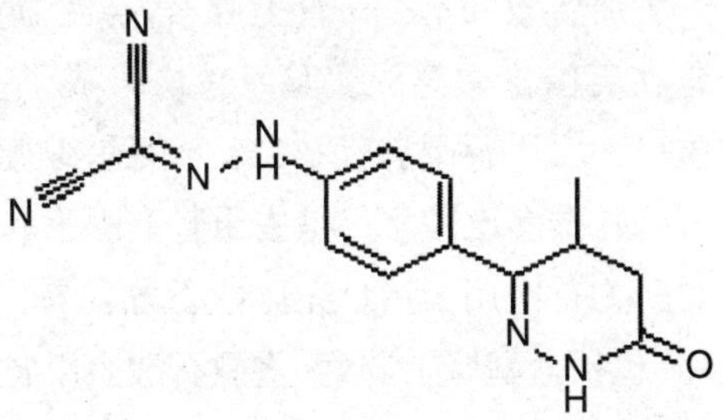

图 3-27　左西孟旦化学结构

(2)治疗慢性心衰的药理学作用

通过作用于细胞内的钙稳态而发挥增强心肌收缩力的作用。

①Ca^{2+}增敏作用:左西孟旦与肌钙蛋白 C 的结合具有钙浓度依赖性。

②具有弱的磷酸二酯酶(PDE)抑制作用:可使心肌细胞内环磷腺苷酸(cAMP)浓度增高。

③可使心肌细胞和血管平滑肌细胞ATP 通道开放引起心肌细胞动作电位时程缩短,血管平滑肌细胞超极化,减少钙内流,扩张冠状动脉和外周血管。

(3)治疗慢性心衰临床应用

左孟西旦主要用于各种急性心力衰竭及心源性休克、脓毒性休克时左心功能不全和先天性心脏病围手术期心力衰竭的治疗。失代偿的低输出量性心力衰竭是左西孟旦的最佳适应证。具体用法用量:口服剂量为每次 1~4mg,每日 2~4 次。静脉应用时先以 12~24μg/kg 的剂量一次静脉注射(在 10min 内推注完),再以0.4μg/(kg·min)的速度持续静脉滴注。

(4)治疗慢性心衰的注意事项

不良反应:①使用大剂量左西孟旦[>0.4μg/(kg·min)]时,可能发生心率的增加和外周平均动脉压力的下降。②由于其血管扩张作用,最常见的不良反应是头痛、头晕、恶心和低血压。③应避免动脉压过度下降,诱发心肌缺血。

注意事项:左西孟旦需要先使用负荷剂量,然后再连续输注。

综上所述,各种正性肌力药的药理机制、不良反应等特点各不相同。2018 年中国心衰指南仍推荐心衰患者应用 ACEI(Ⅰ,A)或 ARB(Ⅰ,A)或血管紧张素受体脑啡肽酶抑制剂 ARNI(Ⅰ,B)抑制 RASS、联合应用 β 受体阻滞剂及在特定患者中应用醛固酮受体拮抗剂的治疗策略,以降低心衰的发病率、死亡率,是心衰的基本治疗。2022 年心力衰竭新指南提出:持续静脉正性肌力药可用于难治性晚期心衰等待器械辅助或心脏移植的"桥接"治疗,也可用于不符合器械辅助或心脏移植条件的晚期心衰的姑息治疗。

(五)血管活性药物

血管活性药物包括收缩血管和扩张血管两类药物。血管收缩剂因其缩血管作用强烈常可引起心肌耗氧量增加、后负荷加重等不良作用,该类药物在慢性心力衰竭中使用很少。但在患有严重收缩功能障碍并伴有低血压和显著低心脏指数的住院患者中,短期持续静脉使用血管收缩剂以维持全身灌注和维持终末器官功能是合理的。而血管扩张剂因其可以减轻心脏的前后负荷、降低心肌耗氧量、增加重要器官的灌注,目前仍被用于慢性心力衰竭的治疗。

1. 血管收缩剂

(1)基本简介

1897 年霍普金斯大学的生理学教授艾贝尔在沙弗教授与奥勒弗教授研究的基础上提取出了第

一种血管收缩剂——肾上腺素,自此血管收缩剂的发展拉开了序幕。1910年乔治·巴格和詹姆斯·尤恩在英国伦敦惠康实验室首次合成了盐酸多巴胺;1946年奥伊勒成功地从人体内分离出拟交感物质——去甲肾上腺素;1958年阿尔维德·卡尔森在瑞典国家心脏研究所化学药理学实验室中最早认识到盐酸多巴胺不仅是去甲肾上腺素和肾上腺素的前体,而且自身也是神经递质。20世纪70年代该类药物首次用于治疗充血性心力衰竭。目前在心力衰竭中应用的血管收缩剂主要是儿茶酚胺类的药物,包括盐酸肾上腺素、重酒石酸去甲肾上腺素。同类药物还有盐酸异丙肾上腺素、盐酸去氧肾上腺素(苯福林)、重酒石酸间羟胺、盐酸甲氧明。盐酸多巴胺和盐酸多巴酚丁胺也有类似作用。

(2)治疗慢性终末期心衰的药理学作用

儿茶酚胺通过 α_1 受体激动,可引起血管收缩,主要是小动脉和小静脉收缩,冠状动脉血流增加;通过激动 β_1 受体使心肌收缩加强、心输出量增加。此类药物的作用靶点不甚相同,既能兴奋 α 受体,也可兴奋 β 受体。不少品种具有多重血管活性作用,或在不同剂量时表现为不同的效应,甚至是相反的效应。这些药物主要用于改变血管的张力状态而改变组织的灌注,以维持终末器官功能。

(3)治疗慢性终末期心衰临床应用

儿茶酚胺类药物是含有邻苯二酚,即儿茶酚结构的胺类化合物,包括盐酸多巴胺、去甲肾上腺素、肾上腺素及它们的衍生物。在慢性心力衰竭治疗中,儿茶酚胺类药物的使用地位较低,几乎没有什么循证医学的材料,因此不是第一线的治疗措施。去甲肾上腺素仅在心源性休克时,使用正性肌力药物和补充血容量仍无法使收缩压维持在90mmHg以上,有组织灌注不足表现时才可使用。在有诸如脓毒症合并心力衰竭时可以考虑使用血管收缩药物。儿茶酚胺物质的化学结构特点是:带有一个双羟基苯核和一个带氨基的侧链,在生物样品中儿茶酚胺类物质含量极低。其分子结构见图3-28。

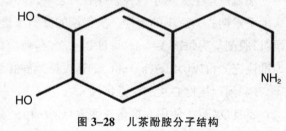

图3-28 儿茶酚胺分子结构

(4)治疗慢性终末期心力衰竭的注意事项

血管收缩剂因其缩血管作用强烈常可引起心肌耗氧量增加、后负荷加重等不良作用,该类药物在慢性心力衰竭中使用较少。但在患有严重收缩功能障碍并伴有低血压和显著低心脏指数的住院患者中,短期持续静脉使用血管收缩剂以维持全身灌注和维持终末器官功能可能是合理的。其中盐酸多巴胺、多巴酚丁胺适用于症状性低血压伴低心排和/或组织器官低灌注的患者;肾上腺素、去甲肾上腺素用于心力衰竭合并休克患者中,见表3-7。

表3-7 慢性终末期心力衰竭常用血管收缩剂

血管收缩药	分子式及分子结构	输注剂量 μg/(kg·min)	半衰期 (min)	药效机制				副作用	注意事项
				CO	HR	SVR	PVR		
盐酸多巴胺	$C_8H_{11}NO_2$	5~10	2~20	↑	↑	↔	↔	胸痛、头痛、恶心、心律失常、组织坏死	与MAO-1联用时可延长及加强盐酸多巴胺的效应;嗜铬细胞瘤患者不宜使用;闭塞性血管病患者慎用
		10~15	2~20	↑	↑	↑	↔		

续表

血管收缩药	分子式及分子结构	输注剂量 μg/(kg·min)	半衰期(min)	药效机制				副作用	注意事项
				CO	HR	SVR	PVR		
盐酸多巴酚丁胺	$C_{18}H_{23}NO_3$	2.5~20	2~3	↑	↑	↔	↔	血压升高或降低、心悸、恶心、头痛、胸痛、气短、快速性心律失常、过敏	与MAO-1一起慎用;亚硫酸盐过敏者禁用;阻型肥厚型心肌病和恶性心律失常患者禁用
肾上腺素	$C_9H_{13}NO_3$	5~15	2~3	↑	↑	↑/↓	↔	头痛、烦躁、失眠、血压升高、震颤、快速性心律失常等	与MAO-1一起慎用
		15~20	2~3	↑	↑↑	↑↑	↔		
去甲肾上腺素	$C_8H_{11}NO_3$	0.5~30	2.5	↔	↑	↑↑	↔	心率减慢、组织坏死	与MAO-1一起慎用

注:CO,心输出量;HR,心率;MAO-I,单胺氧化酶抑制剂;PVR,肺血管阻力;SVR,全身血管阻力;向上箭头表示增加,双侧箭头表示无变化,向下箭头表示减少,向上/向下箭头表示增加或减少

2. 血管扩张剂

(1)基本简介

血管扩张剂是在20世纪70年代开始进入临床用于治疗心力衰竭的。这主要归结于当时对心力衰竭病理生理机制认识的进步。在此之前,对心功能不全的原因认识十分局限,心肌收缩力减低被认为是心力衰竭的唯一机制,虽然也有心脏无法处理过多的血容量而需要利尿的做法,但从理论上没有真正认识。后期随血流动力学的理论,人们意识到心力衰竭时前负荷和后负荷增加,知道了心力衰竭的症状可以通过降低前后负荷的方法得以减轻。因此血管扩张剂治疗心力衰竭的方法就应运而生了。

20世纪70至80年代中期,是血管扩张剂治疗心力衰竭的全盛时期。在急性心力衰竭的治疗中本类药物取得了明显的效果,很快得以推广使用,并一直持续至今。经过多年的临床实践,现已明确,并非所有具有血管扩张作用的药物都可以用于心力衰竭的治疗。目前在临床上针对慢性心力衰竭的治疗主要有硝酸酯类(包括硝普钠)和直接血管扩张剂(如盐酸肼屈嗪)。《中国心力衰竭诊断和治疗指南2018》及《2022年AHA/ACC/HFSA心力衰竭管理指南》中指出,硝酸异山梨酯和盐酸肼屈嗪联用在慢性心力衰竭治疗中得到了一些循证医学证据的支持。以下将围绕硝酸异山梨酯及盐酸肼屈嗪进行阐述。

(2)治疗慢性心衰的药理学作用

硝酸酯类药物(包括硝普钠)的作用与一氧化氮(Nitric Oxide,NO)有关。硝酸酯类通过脱氨作用形成亚硝酸硫醇,在血管床的内皮和平滑肌细胞内与巯基结合,产生一种生物活性因子即NO。NO进一步激活鸟苷酸环化酶,增加细胞内cGMP,cGMP进而促使平滑肌钙离子内流减少,从而起到扩张血管的作用。另外硝普钠对动静脉平滑肌均有直接扩张作用,可同时降低心脏前后负荷,改善心排血量。

盐酸肼屈嗪扩张血管的机制不甚清楚,可能是通过激活鸟苷酸环化酶增加血管内cGMP的含

量,直接松弛平滑肌,扩张外周血管。主要扩张小动脉,尤其对冠状动脉、肾、脑和内脏动脉的扩张作用突出,对静脉作用小。另外该药对心肌有直接正性肌力作用,有直接或由于组胺释放而兴奋 β 受体的作用。

（3）治疗慢性心衰临床应用

盐酸肼屈嗪和硝酸异山梨酯在慢性心力衰竭治疗中的联合应用得到了一些循证医学的证据。这两种药物的联合,曾在 3 个临床试验中进行过评价,其中 V-HeFT-I 试验和 A-HeFT 试验是安慰剂对照,V-HeFT-Ⅱ 试验是阳性药对照。结果显示 V-HeFT-I 试验和 A-HeFT 试验中盐酸肼屈嗪-硝酸异山梨酯(H-ISDN)组患者总死亡率均较前明显下降,而 V-HeFT-Ⅱ 试验在平均 2.5 年的随访中,H-ISDN 组死亡率有趋势性增高(28%)。《2022 年 AHA/ACC/HFSA 心力衰竭管理指南》中推荐盐酸肼屈嗪-硝酸异山梨酯的适应证为:①HFrEF 患者中在常规治疗(ACEI、β 受体阻滞剂和 MRA)的基础上加用肼屈嗪和硝酸异山梨酯组合,可降低 HFrEF 和 NYHA 心功能Ⅲ级患者的死亡率和 HF 住院率(Ⅱa,B 级推荐);②对于不能耐受任何 ACE、ARNI 或 ARB(或禁忌证)以降低死亡率的 HFrEF 症状患者,可考虑联合应用肼屈嗪和硝酸异山梨酯作为心力衰竭的替代治疗,推荐剂量见表 3-8。

表 3-8　慢性 HFrEF 推荐血管扩张剂及其剂量

药物	每日初始剂量	目标剂量	临床试验中达到的平均剂量
硝酸异山梨酯和肼屈嗪固定剂量组合	20mg 硝酸异山梨酯和 37.5mg 肼屈嗪,3 次/d	40mg 硝酸异山梨酯和 75mg 肼屈嗪,3 次/d	每天总计 90mg 硝酸异山梨酯和 175mg 肼屈嗪
硝酸异山梨醇酯和肼屈嗪	20~30mg 硝酸异山梨酯锌和 25~50mg 肼屈嗪,3~4 次/d	每日分次服用 120mg 硝酸异山梨酯,每日分次使用 300mg 肼屈嗪	未经临床试验验证

注:HFrEF 为射血分数降低的心力衰竭

（六）慢性心力衰竭的药物治疗进展

传统心力衰竭药物治疗的基本原则是强心、利尿和扩张血管,主要包括洋地黄类制剂、利尿剂及血管扩张剂等的应用。随着神经内分泌系统在心衰发展中作用认识的深入,心力衰竭药物治疗在短期应用正性肌力药物和血管活性药物治疗的基础上,强调早期、长期应用针对心室重构机制、调节神经内分泌系统的药物,主要是 ACEI、ARB、β 肾上腺素能受体阻滞剂及醛固酮受体拮抗剂等,以阻断甚至逆转心室重构,延缓心力衰竭的发生发展,从而降低心力衰竭患者的死亡率,改善其长期预后。目前,临床治疗慢性心力衰竭仍以药物治疗为主,并研发出许多创新性的药物。治疗药物演变:传统的药物治疗模式—金三角(ACEI/ARB、BB 与 MRA)—新的"金三角"(ACEI/ARB、BB、MRA 和 ARNI)—"新四联"[新"金三角"治疗+钠-葡萄糖协同转运蛋白-2 抑制剂(SGLT2i)]。

1. ARNI

（1）基本简介

ARNI 是针对脑啡肽酶(NEP)作用机制开发的新型抗心衰药物,沙库巴曲缬沙坦是首个血管紧张素受体脑啡肽酶抑制剂, 可同时抑制 NEP 和阻断血管紧张素受体。《中国心力衰竭诊断和治疗指南 2018》对沙库巴曲缬沙坦做了超越欧洲和美国指南的Ⅰ类推荐。2021 年美国食品和药品管理局将沙库巴曲缬沙坦批准用于治疗射血分数正常的心力衰竭患者。

沙库巴曲缬沙坦是一种心血管系统用药, 本品含有脑啡肽酶抑制剂沙库巴曲和血管紧张素受体拮抗剂缬沙坦。分子式为:$C_{48}H_{58}N_6O_8$,化学结构见图 3-29。可增强机体对抗心衰的自然防御力,具有舒张血管、利尿、抑制交感神经、逆转左心室重构的作用。

（2）治疗慢性心衰的药理学作用

①抑制血管紧张素受体。HF 患者心输出量显著减少，肾脏血流灌注随之减少，激活 RAAS 并增加血管紧张素Ⅱ与醛固酮分泌，二者在外周循环水平升高导致水钠潴留，启动心肌细胞与组织重塑，进而加速心肌重构，并最终导致疾病进展与功能损伤，ACEI 与 ARB 均可实现 RAAS 抑制作用，发挥扩张血管与交感神经兴奋抑制效应，进而实现 HF 患者血流动力学改善，减轻瘀血症状。抑制 RAAS 对延缓心肌重构与 HF 的发展也具有重要意义，可延缓心功能恶化，促进心脏结构逆重构，降低死亡率。

②抑制脑啡肽酶（NEP）。NEP 为中性肽链内切酶，可降解多种肽类。通过抑制 NEP，可提高 ANP 水平，并提升促钠排泄与利尿作用，同时抑制 RAAS 激活。能最大限度地发挥利钠肽、缓激肽舒张血管等抗 HF 效应。

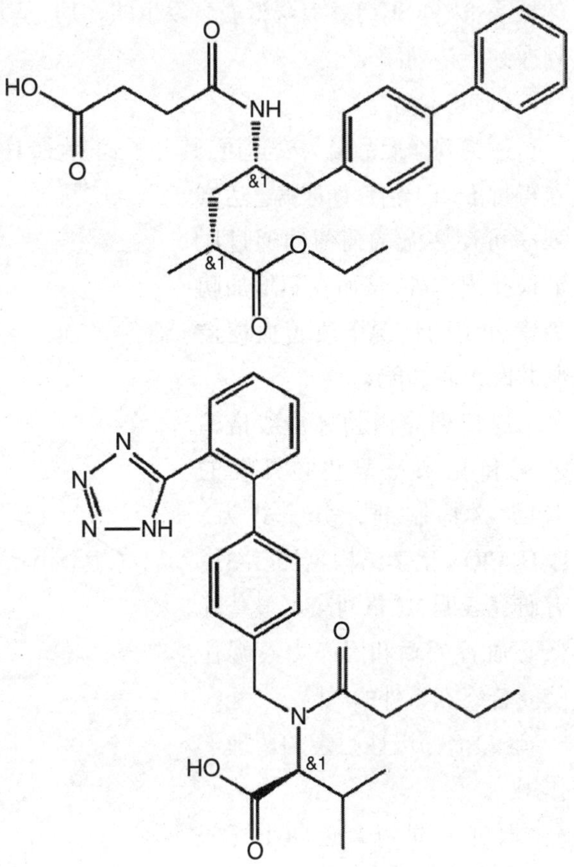

（3）治疗慢性心衰临床应用

①用于射血分数降低的慢性心力衰竭（NY-

图 3-29 沙库巴曲缬沙坦化学结构

HA 心功能Ⅱ~Ⅳ级，LVEF≤40%）成人患者。欧洲心脏病协会（ESC）2016 急性和慢性心衰诊治指南推荐所有有症状的 HFrEF 患者，在应用 ACEI（如不能耐受 ACEI 则选用 ARB）、醛固酮受体拮抗剂、β 受体阻滞剂治疗后，仍持续有症状，建议用 ARNI（沙库巴曲缬沙坦钠片）代替 ACEI。《2017 年 AHA/ACC/HFSA 心衰管理指南》更新中推荐 RAAS 抑制剂（ACEI、ARB、ARNI）联合 β 阻滞剂（部分患者使用醛固酮拮抗剂）治疗，可降低 HFrEF 患者的发病率与死亡率，均为Ⅰ类推荐。对于 NYHA 心功能Ⅱ或Ⅲ级的 HFrEF 患者，如果能耐受 ACEI 或 ARB 治疗，建议更换为 ARNI 以进一步降低心衰住院与死亡。

②起始剂量前期使用 ACEI 患者：需停用 ACEI 36h。推荐起始剂量为 50~100mg，2 次/d。服用低剂量 ACEI 的患者推荐起始剂量为 50mg，2 次/d。前期使用 ARB 的患者推荐起始剂量为 100mg，2 次/d。服用低剂量 ARB 的患者推荐起始剂量为 50mg，2 次/d。目前未服用 ACEI 或 ARB 的患者：推荐起始剂量为 50mg，2 次/d。

（4）治疗慢性心衰的注意事项

①禁忌证：a. 与 ACEI 合用；b. 存在 ACEI 或 ARB 治疗相关的血管性水肿既往病史；c. 遗传性或特发性血管性水肿；d. 在 2 型糖尿病患者中，与阿利吉仑合用；e. 重度肝功能损害、胆汁性肝硬化和胆汁淤积；f. 妊娠。

②不良反应：沙库巴曲缬沙坦不良反应包括血管性水肿、低血钾、肾功能损害和高钾血症。用药期间若出现身体不适，及时告知医生，根据患者情况判断是否应该停药或采取必要的措施。

2. 钠-葡萄糖协同转运蛋白-2 抑制剂（SGLT2i）

心血管并发症是糖尿病患者致死致残的主要原因，降低心血管事件风险始终是糖尿病综合管理的核心策略。SGLT2i 有降低心衰发生的作用,是兼有心血管获益的口服降糖药。主要代表药物有达格列净和恩格列净。

(1)基本简介

达格列净商品名为安达唐,其分子式为:$C_{21}H_{25}ClO_6$,化学结构式见图 3-30。最先于 2012 年在欧洲获得批准用于治疗糖尿病。达格列净可使多余的葡萄糖通过尿液被排出体外,从而在不增加胰岛素分泌的情况下改善血糖控制并改善心功能。

恩格列净由勃林格殷格翰公司和礼来公司共同开发的 SGLT-2 抑制剂,分子式为:$C_{23}H_{27}ClO_7$,化学结构见图 3-31。有研究表明,恩格列净可显著降低心血管死亡和因心力衰竭住院复合终点事件的风险。

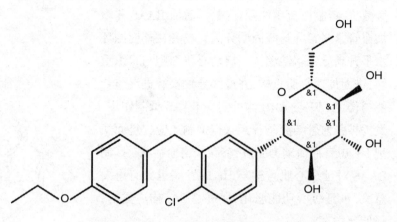

图 3-30 达格列净化学结构

(2)治疗慢性心衰的药理学作用

①通过抑制肾近曲小管葡萄糖、钠重吸收,降低肾糖阈,从而发挥降血糖、降糖化血红蛋白、降尿酸、控制血压及减轻体重的作用。

②改善心肌代谢。SGLT2i 可

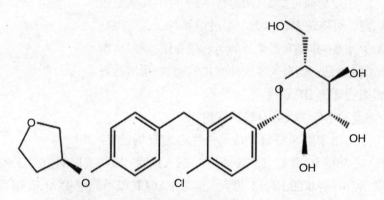

图 3-31 恩格列净化学结构

显著提高能量效率,减轻心力衰竭病人以游离脂肪酸供能产生的心肌脂毒性;可调节瘦素分泌,减少心外膜脂肪沉积,减轻血管外膜炎症。

③降低心脏负荷。SGLT2i 使尿糖排泄增多,引起渗透性利尿,从而减轻心脏前后负荷。同时肾素分泌减少,抑制肾素-血管紧张素-醛固酮系统,舒张血管,改善水钠潴留。

④逆转心室重塑。SGLT2i 可抑制位于心肌中钠-氢交换体 1,进而降低心肌细胞钠离子、钙离子水平,减轻钙超载导致的心肌损伤和心室肥厚,作用机制见图 3-32。

(3)治疗慢性心衰临床应用

①推荐合并高危或极高危心血管风险的病人,无论血糖水平如何,均应使用 SGLT2i。

②对于有症状的 HFrEF 患者,无论是否存在 2 型糖尿病,建议 SGLT2i 治疗可减少 HF 住院和心血管死亡率。

③达格列净和恩格列净起始剂量和

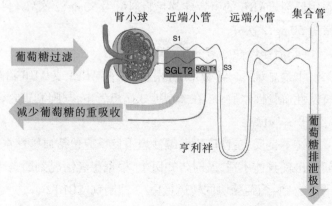

图 3-32 SGLT2i 的作用机制

目标剂量均为 10mg,1 次/d。

(4)治疗慢性心衰的注意事项

①禁忌证:a.1 型糖尿病;b. 该药物过敏者;c. 透析患者;d. 妊娠中晚期、哺乳期(缺乏数据支持);e. 收缩压<90mmHg。

②不良反应:a. 泌尿生殖道感染;b. 低血糖;c. 脱水、低血容量或低血压,由于 SGLT2 抑制剂增加钠盐从尿中的排泄,以及尿糖排出增多,尿量也会随之增加,容量减少包括脱水,低血容量和低血压是值得关注的;d. 肿瘤风险;e. 其他不良反应常见于口渴(烦渴、多饮)、血容量不足、肾功能损害。

3. 其他慢性心力衰竭治疗药物

(1)伊伐布雷定(If 抑制剂)

①基本简介及治疗慢性心衰的药理学作用

伊伐布雷定(If 抑制剂)是窦房结 IF 电流选择特异性抑制剂,可显著减慢窦性心律,而不抑制心脏传导和心肌收缩力。《2014 中国心力衰竭(心衰)诊断和治疗指南》指出,伊伐布雷定以剂量依赖性方式选择性抑制窦房结 IF 电流,降低窦房结节律,减慢心率。其化学结构式见图 3-33。

②治疗慢性心衰临床应用

当慢性心力衰竭患者左心室射血分数≤35%,窦性心律≥70 次/min,且使用 β 受体阻滞剂最大剂量无效或使用 β 受体阻滞剂存在禁忌时,用伊伐布雷定可降低患者心率。起始剂量为 5mg,2 次/d;目标剂量:目标心率 50~60 次/min,最大剂量 7.5mg,2 次/d。

③治疗慢性心衰的注意事项

禁忌证:急性失代偿性心力衰竭;血压<90/50mmHg;病态窦房结综合征、窦房传导阻滞、三度房室传导阻滞(除非已安装心脏起搏器);治疗前心率已<60 次/min;起搏器依赖(心率完全依赖起搏);严重肝功能损害;禁止与强效 CYP3A4 抑制剂合用;持续心房颤动或心房扑动;妊娠期。

不良反应:心动过缓、高血压、心房颤动、闪光现象;注意随访心电图、心率、血压。

(2)可溶性鸟苷酸环化酶(sGC)刺激剂(维立西呱)

①基本简介及药物治疗慢性心衰的药理学作用

维立西呱是一种可溶性鸟苷酸环化酶(sGC)刺激剂,是 NO 信号通路中的一种重要酶。心力衰竭与 NO 合成受损和 sGC 活性降低有关。维立西呱增加了细胞内 cGMP 的水平,引起平滑肌松弛和血管舒张。化学结构式见图3-34。

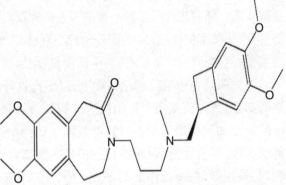

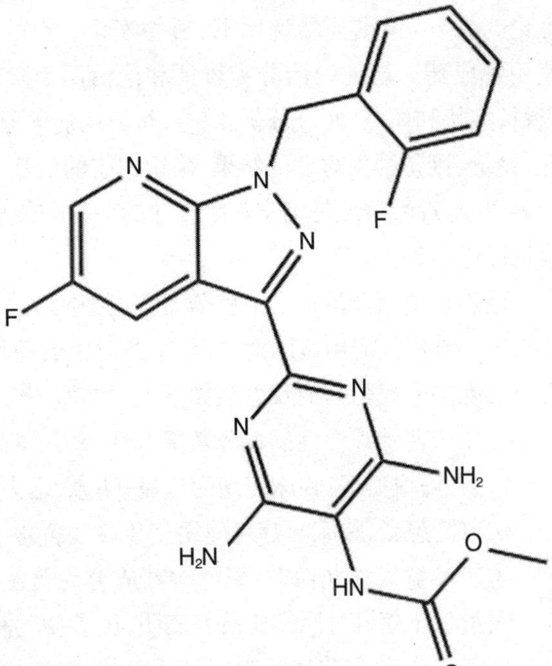

图 3-33 伊伐布雷定化学结构

图 3-34 维立西呱化学结构

②治疗慢性心衰临床应用

对于 NYHA 心功能分级 Ⅱ~Ⅳ级的 HFrEF 患者,在"新四联"药物治疗的基础上,仍有心衰症状,可考虑使用维立西呱,以降低心血管死亡和心衰住院风险。起始剂量为 2.5mg,1 次/d;目标剂量为 10mg,1 次/d。

③治疗慢性心衰的注意事项

禁忌证:估算肾小球滤过率(eGFR<15ml/min);严重肝功能损害;其他 sGC 刺激剂;正在使用磷酸二酯酶-5 抑制剂;妊娠期。

不良反应:低血压和贫血;禁止与其他鸟苷酸环化酶刺激剂合用,不建议与 PDE-5 抑制剂合用。

(七)中成药治疗慢性心力衰竭

慢性心力衰竭(简称慢性心衰),是指由任何初始心肌损伤引起心脏结构或功能的变化,导致心室射血和/或充盈功能低下的一种复杂的临床综合征。流行病学调查显示,我国成人心衰患病率为 0.9%,目前我国心衰患者达 890 万之多,其中 83% 的心力衰竭患者每年至少住院 1 次,43% 的患者每年至少住院 4 次。随着现代医学对心衰的深入研究及治疗手段的创新,心衰患者住院病死率呈明显下降趋势,但再住院率仍在增加。中医药治疗心衰已有 2000 多年历史,且如今亦有大量临床研究发现中医药在改善心衰患者临床症状、提高生活质量、增加活动耐量等方面具有一定优势。

中成药是在中医药理论指导下,以中药饮片为原料,按规定的处方和标准加工制成具有一定规格的剂型,且可直接用于防治疾病的制剂。剂型即中成药的客观存在形式和临床应用形式,与中成药的制法和用法密切相关。目前我国中成药剂型有 40 多种,不仅有丸、散、膏、丹、酒、露、茶、锭等传统剂型,更有片剂、颗粒剂、注射剂、气雾剂等现代剂型。目前中成药临床常用的制剂形式有口服制剂、外用制剂、中药注射剂等。其中,中药注射剂是指从中药饮片中提取出的有效物质制成的可供注入人体内的一类药物,包括肌内注射、静脉注射和静脉滴注使用的灭菌溶液或乳状液、混悬液,以及供临用前配成溶液的无菌粉末或浓溶液等注入人体的制剂。中成药临床应用应当以中医药理论为指导,依据药品说明书,遵循安全、有效、经济、适当的原则,通过辨证论治思想合理选择和使用中成药。辨证论治分为辨证和论治两个阶段:所谓辨证,就是将四诊(望、闻、问、切)所收集的资料、症状和体征,通过分析、综合,辨清疾病的原因、性质、部位和邪正之间的关系,概括、判断为某种证。论治,则是根据辨证的结果,确定相应的治疗方法。辨证和论治是诊疗疾病过程中相互联系不可分割的两个方面,辨证是确定治疗方法的前提和依据,论治是辨证的目的,通过辨证论治的效果,可以检验辨证论治是否正确。

近年来中医药治疗心衰疗效显著,因中药注射液起效迅速,口服中成药的疗效及安全性均较好,在临床中被广泛应用。因此,当前学界对中成药临床研究的总结存在较大的现实需求,故对目前治疗心力衰竭的中成药归纳及总结如下。

1. 中成药治疗慢性射血分数降低性心力衰竭(HFrEF)

(1)气虚血瘀证:临床表现为气短、喘息、乏力、心慌、易汗出、舌质暗。

HFrEF 患者,临床治疗可使用芪参益气滴丸,住院患者可使用黄芪注射液。

①芪参益气滴丸:其主要的中药成分为黄芪、丹参、三七、降香油,具有益气通脉、活血止痛之功效。大量临床随机对照实验研究表明,芪参益气滴丸联合西医常规治疗可增加 HFrEF 患者 6min 步行试验(6MWD)、改善临床症状、降低脑利钠肽(BNP)或氨基末端 pro 脑钠肽(NT-proBNP)、提高左心室射血分数(LVEF),但也存在些许不良反应,如主要表现为恶心、呕吐、感冒等。

②黄芪注射液:其中主要的中药成分为黄芪,具有益气养元、扶正祛邪、养心通脉、健脾利湿之功效。有临床随机对照实验研究表明,黄芪注射液联合西医常规治疗可提高 HFrEF 患者 LVEF,且暂未见不良事件报道。

(2)气阴两虚血瘀证:临床表现为气短、喘息、乏力、心慌、易汗出,兼见口干、手足心热等症状、舌瘦少苔、舌质暗。

HFrEF 患者,临床治疗可使用补益强心片,住院患者可使用生脉注射液、参麦注射液或注射用益气复脉(冻干)。

①补益强心片:其主要的中药成分为人参、黄芪、香加皮、丹参、麦冬、葶苈子,具有益气养阴、活血利水之功效。有临床随机对照实验研究表明,补益强心片联合西医常规治疗可改善HFrEF 患者生活质量、增加 6MWD、降低心衰再住院率,同时未报道明显不良事件。

②生脉注射液:其主要的中药成分为红参、麦冬、五味子,辅料为聚山梨酯 80,具有益气养阴、复脉固脱之功效。有临床随机对照实验研究表明,生脉注射液联合西医常规治疗可增加 HFrEF 患者 6MWD、改善临床症状、提高 LVEF,但也存在些许不良反应,如主要表现为头晕、恶心。

③参麦注射液:其主要的中药成分为红参、麦冬,辅料为聚山梨酯 80、注射用水、氢氧化钠,具有益气固脱、养阴生津、生脉之功效。有临床随机对照实验研究表明,参麦注射液联合西医常规治疗可增加 HFrEF 患者 6MWD、改善临床症状、降低 BNP 或 NT-proBNP、提高 LVEF,但也存在些许不良反应,如主要表现为头晕、头疼、乏力等。

④注射用益气复脉(冻干):其主要的中药成分为红参、麦冬、五味子,辅料为葡甲胺、甘露醇,具有益气复脉、养阴生津之功效。有临床随机对照实验研究表明,注射用益气复脉(冻干)联合西医常规治疗可改善 HFrEF 患者生活质量、增加 6MWD、降低 BNP、提高 LVEF,但也存在些许不良反应,如主要表现为背部皮疹、肌酐轻度升高。

(3)阳气亏虚血瘀证:临床表现为气短、喘息、乏力、心慌、易汗出,兼见怕冷等症状、舌胖或有齿痕、舌质暗。

HFrEF 患者,临床治疗可使用芪苈强心胶囊、参附强心丸或心宝丸,住院患者可使用参附注射液或心脉隆注射液。

①芪苈强心胶囊:其主要的中药成分为黄芪、人参、黑顺片、丹参、葶苈子、泽泻、玉竹、桂枝、红花、香加皮、陈皮,具有益气温阳、活血通络、利水消肿之功效。大量临床随机对照实验研究表明,芪苈强心胶囊联合西医常规治疗可增加 HFrEF 患者 6MWD、改善临床症状、降低心衰再住院率、降低 BNP 或 NT-proBNP、提高 LVEF,但也存在些许不良反应,如主要表现为眩晕、恶心、腹部不适等。

②参附强心丸:其主要的中药成分为人参、制附子、桑白皮、猪苓、葶苈子、大黄,具有益气助阳、强心利水之功效。有临床随机对照实验研究表明,参附强心丸联合西医常规治疗可增加慢性HFrEF 患者 6MWD、降低 NT-proBNP、提高 LVEF,同时未报道明显不良事件。

③心宝丸:其主要的中药成分为洋金花、人参、肉桂、附子、鹿茸、冰片、人工麝香、三七、蟾酥,具有温补心肾、益气助阳、活血通脉之功效。有临床随机对照实验研究表明,心宝丸联合西医常规治疗可增加 HFrEF 患者 6MWD、降低 BNP、提高 LVEF,但也存在些许不良反应,如主要表现为乏力、低血压等。

④参附注射液:其主要的中药成分红参、附片,辅料为聚山梨酯 80、盐酸、氢氧化钠,具有回阳救逆、益气固脱之功效。大量临床随机对照实验研究表明,参附注射液联合西医常规治疗可改善 HFrEF

患者生活质量、改善中医证候、增加 6MWD、改善临床症状、降低 BNP 或 NT-proBNP、提高 LVEF，但也存在些许不良反应，如主要表现为口干燥热、轻度头胀等。

⑤心脉隆注射液：其主要的成分为心脉隆浸膏（复合核苷碱基、结合氨基酸），辅料为药用聚乙二醇、药用氯化钠，具有益气活血、通阳利水之功效。大量临床随机对照实验研究表明，心脉隆注射液联合西医常规治疗可改善 HFrEF 患者生活质量、增加 6MWD、改善临床症状、降低 BNP 或 NT-proBNP、提高 LVEF，但也存在些许不良反应，如主要表现为恶心、头疼、心悸等。

2. 中成药治疗慢性射血分数保留的心力衰竭（HFpEF）

（1）气虚血瘀证：临床表现为气短、喘息、乏力、心慌、易汗出、舌质暗。

HFpEF 患者，临床治疗可使用芪参益气滴丸。有临床随机对照实验研究表明，芪参益气滴丸联合西医常规治疗可改善 HFpEF 患者中医证候、增加 6MWD、改善临床症状、降低 BNP 或 NT-proBNP、提高 E/A、降低 E/e'，同时未报道明显不良事件。

（2）气阴两虚血瘀证：临床表现为气短、喘息、乏力、心慌、易汗出，兼见口干、手足心热，舌瘦少苔、舌质暗。

HFpEF 住院患者，临床治疗可使用参麦注射液。有临床随机对照实验研究表明，参麦注射液联合西医常规治疗可增加 HFpEF 患者 6MWD、降低 BNP、提高 E/A，但也存在些许不良反应，如主要表现为头晕、头痛、胃肠道反应等。

（3）阳气亏虚血瘀证：临床表现为气短、喘息、乏力、心慌、易汗出、怕冷，舌胖或有齿痕、舌质暗。

HFpEF 患者，临床治疗可使用芪苈强心胶囊，住院患者可使用参附注射液或心脉隆注射液。

①芪苈强心胶囊：有临床随机对照实验研究表明，芪苈强心胶囊联合西医常规治疗可改善HFpEF患者生活质量、增加 6MWD、改善临床症状、降低 BNP 或 NT-proBNP、提高 E/A、降低 E/e'，但也存在些许不良反应，如主要表现为泌尿系感染。

②参附注射液：有临床随机对照实验研究表明，参附注射液联合西医常规治疗可改善 HFpEF 患者中医证候、降低 BNP 或 NT-proBNP、降低 E/e'，同时未报道明显不良事件。

③心脉隆注射液：有临床随机对照实验研究表明，心脉隆注射液联合西医常规治疗可增加HFpEF患者 6MWD、降低 BNP、提高 LVEF，同时未报道明显不良事件。

三、慢性心力衰竭的非药物治疗（西医）

心力衰竭是心血管疾病最后的"战场"，已成为心血管疾病治疗的难题。流行病学资料显示，在我国 25 岁及以上人群中，心力衰竭标准化患病率是 1.1%，发病率是 275/100 000（人/年），估算现有心衰患者达 1205 万，每年新发心衰患者 297 万。心力衰竭预后差，5 年死亡率高达 50%，尽管近年来药物治疗能改善症状，降低死亡率，但器械治疗作为心力衰竭的辅助治疗，越来越多的临床试验和注册研究证实其可有效地降低心力衰竭的死亡率，逆转左心室重构，改善生活质量。心力衰竭的器械治疗最初主要是再同步化治疗、埋藏式心律转复除颤器，近年来还出现了心肌收缩力调节器、迷走神经及脊髓刺激等多种器械治疗方式。

（一）心脏再同步治疗（cardiac resynchronization therapy，CRT）

1. 概述

自 20 世纪 90 年代发展起来的起搏治疗，尤其是心脏再同步治疗（cardiac resynchronization therapy，CRT），以其卓越的疗效逐渐成为一种心力衰竭的有效治疗手段。之所以对心力衰竭患者进行起搏治疗,主要是因为心力衰竭患者往往合并传导异常,导致房室、心室间和心室内运动不同步,反映到心电图上表现为房室传导阻滞、室内传导阻滞或束支传导阻滞,尤其是左束支传导阻滞。而CRT通过在传统右心房、右心室双心腔起搏基础上增加左心室起搏,遵照一定的房室间期和室间间期顺序发放刺激,能够实现正常的心房、心室的电激动传导,以改善心脏不协调运动,恢复房室,左、右心室间和左心室内运动的同步性,进而改善心功能。

2. 心脏起搏用于治疗心力衰竭发展过程

可分为三个阶段:

(1)第一阶段:1990年,Hochleitner首次提出使用双心腔起搏及短AV间期可以改善心功能,标志着心脏起搏治疗心力衰竭时代的开始。

(2)第二阶段:20世纪90年代初即开展了三腔起搏的一系列基础研究工作。直到1998年Daubert首先成功地经心脏静脉植入了左心室外膜起搏电极导线,才实现了左、右双心室同步起搏,即后来称之为"心脏再同步治疗"。2001年,第一个商用双心室起搏装置在美国问世,次年得到美国FDA批准。

(3)第三阶段:2003年的心力衰竭患者药物、起搏和除颤器治疗对比研究(COMPANION)和2005年心脏再同步-心力衰竭研究(CARE-HF)结果表明,CRT不但能改善心力衰竭患者症状,降低住院率,同时也能明显降低心力衰竭患者的死亡率。基于此,2005年欧洲心脏病学会(ESC)和ACC/AHA制定的心力衰竭治疗指南相继将部分合并心脏不同步的心力衰竭列为CRT的Ⅰ类适应证。

我国的CRT临床治疗工作始于1999年,最早由四川华西医院、中国医学科学院阜外心血管病医院等先后开展,植入量逐渐提高。

3. 植入技术

相对于普通起搏器而言,CRT的特殊和关键之处在于追加了起搏左心室的电极导线。理论上,左室电极导线的植入有三种途径:一是穿间隔,从右心至左心室,但这种方法损伤大,有一定并发症,目前未在临床应用。二是左心室心外膜起搏,即外科开胸或应用胸腔镜将起搏电极缝至左心室的心外膜。优点是成功率高、可放置在左室任何部位、脱位率低,但手术创伤大,临床应用较少。三是经冠状静脉窦将起搏电极送至适当的心脏静脉以起搏左心室。第三种方式无须开胸,并发症较少,是目前临床上应用的主要方法。CRT-D植入手术与CRT植入过程基本相同,都需要经静脉植入右心房、右心室和经冠状静脉植入左室电极导线技术难度大,风险高,要求术者必须有丰富的器械植入经验。与CRT植入手术不同之处是:CRT-D植入时常规需要诱发室颤以测试除颤阈值。因为植入CRT-D的患者都有中重度心力衰竭,诱发室颤有可能使患者原本不佳的心功能进一步恶化,需要术者做好充分的准备以应对可能的危险。

4. CRT技术的新进展

(1)左室四极导线介导的多位点起搏(multipoint pacing,MPP):是在标准左室单点起搏的基础上额外增加一个左心室起搏向量,使得每个心动周期都有两个左心室起搏点同时或先后起搏。

(2)左室心内膜起搏:左室心内膜起搏时心室内传导时间和跨壁传导时间显著快于心外膜起搏,具有降低室性心律失常风险的优势。

(3)希氏-浦肯野系统起搏(His bundle pacing,HBP):包括了希氏束起搏(HBP)和左束支起搏(LBBP),是目前最生理性的心室起搏方式,其电激动沿心脏正常传导系统下传,保持心室电激动顺序和心室收缩的同步性,能获得较好的抗心力衰竭治疗效果,是目前抗心力衰竭起搏治疗领域研究的热点。符合 CRT 适应证患者，由于各种原因导致左心室导线植入失败的患者，应该考虑希浦系统起搏。常规双心室起搏后 CRT 无反应患者，可以考虑希浦系统起搏。

（4）核素心肌显像技术指导左室电极导线植入：左室电极导线植入位置是影响 CRT 疗效的重要因素。左室电极导线植入的最佳部位应为左室最晚激动部位，同时避开疤痕区。由于 MRI 检查费用昂贵、耗时长，难以普及，目前临床上常用于指导左室电极导线植入的方法是超声心动图斑点追踪技术。Khan 等研究结果显示应用此技术指导左室电极导线植入，可有效增加 CRT 反应性，改善患者生活质量；但超声检查时不同操作者之间和操作者本身存在较大的差异，对结果的判读易造成误差，因此其应用受到一定限制。而单光子发射计算机断层成像术心肌灌注显像的相位分析技术应用于评价心室同步性，不仅可以评估心室的失同步程度，还可以监测心肌的疤痕情况和识别最晚激动部位，进而指导左室电极导线植入。近年来，受到越来越多电生理医生的关注。

总之，CRT 的植入技术难度大，目前报道的左心室电极导线植入成功率不一，因此，充分了解心力衰竭时心脏的解剖结构，掌握一定的操作技巧，对于顺利、安全、有效地实施 CRT 治疗至关重要。相信随着植入经验的积累、新型导线的研发、导引系统和导线传送装置的更新，CRT 植入成功率将大大提高。

（二）心肌收缩调节器（cardiac contractility modulation, CCM）

又称不应期刺激术，是经静脉植入两根右心室电极和一根右心房电极，在感知到心室收缩后在绝对不应期发放高电压的电刺激，通过局部电刺激增加心肌细胞钙离子内流提高心肌收缩力，同时通过降低交感神经输出增加迷走神经兴奋性来调整自主神经平衡，从而达到逆转心室重构、改善心力衰竭症状、提高心力衰竭患者生活质量的治疗目的。用于治疗顽固性心力衰竭。

1. CCM 装置组成：①刺激器发放高能量电刺激；②电极导线；③体外程控仪。

2. 植入过程和工作方式：首先在右心室植入双极刺激电极导线，电极导线植入的最佳刺激部位依次是右心室流出道、右心室心尖部、右心室游离壁。术中还需植入常规右心房、右心室起搏电极。操作过程类似永久性心脏起搏器植入术。需要注意的是，右心室两根电极导线头端应该相距 2cm 以上。感知 R 波后 30ms（心室有效不应期内）发放较强的心室刺激脉冲，电压 7~10V，脉宽 5~20ms。

3. 2014 年 12 月我国第一台心肌收缩调节器于阜外医院心律失常中心植入，术后 3 个月随访左心室射血分数、生活质量评分和 6MWD 均较植入前好转。在适应证方面，对于有缓慢性心律失常需起搏治疗或宽 QRS 波需 CRT 者不推荐心肌收缩调节器治疗。慢性心力衰竭合并宽 QRS 波患者仅占 20%~30%，而合并左束支阻滞图形的患者数量更少，因此，适合 CRT 的患者有限，而窄 QRS 波的心力衰竭患者可考虑心肌收缩调节器治疗，与传统 CRT 相比，CCM 可应用于窄 QRS 波群患者。对于心功能Ⅱ~Ⅲ级、左室射血分数<35%、窄 QRS 波群的 CHF 患者，推荐应用 CCM。CCM 为 CHF 患者带来了新希望，弥补了传统 CRT 治疗对于窄 QRS 波群患者的空白。

（三）神经调节治疗

是通过增强副交感神经/迷走神经的调节作用，进而改善 CHF 患者交感–副交感神经调节失衡状态。

1. 迷走神经刺激（vagus nerve stimulation, VNS）：ANTHEM-HF 和 INOVATE 等研究证实 VNS 短期内可改善心功能，提高患者运动耐量，改善生活质量；但由于现有的 VNS 研究样本量偏小、随访时间短，其长期有效性和安全性尚待大规模的多中心随机对照研究进行验证。另一方面，该技术本身还有许多亟待解决的问题，比如：VNS 发挥最佳作用的刺激模式；每个心动周期的刺激次数、电流等。

2. 脊髓刺激(spinal cord stimulation,SCS)：目前关于 SCS 在心力衰竭治疗中的作用尚存在争议，不同研究结论不同。SCS HEART 研究入选了 22 例左室射血分数在 20%~35%，予以植入型心律转复除颤器，接受药物优化治疗的 CHF 患者。其中，18 例患者植入了 SCS 器，平均随访 16 个月，结果显示患者的心功能、运动耐量得到明显改善。而 2016 年发表的 DEFEAT-HF 研究结果显示随访 6 个月时，植入 SCS 组和对照组左室收缩末期容积指数等无统计学差异，未能证明其有效性，基于上述不同的结果，SCS 在治疗 CHF 的作用还有待商榷。

(四)机械辅助循环(mechanical circulatory support,MCS)治疗

机械辅助循环装置是连接于心脏或植入心脏内，承担部分或全部心功能的多种装置的总称，广义上包括主动脉内球囊反搏(intra-aortic balloon pump,IABP)、心室辅助装置(ventEicular assist devices, VAD)、全人工心脏(total artificial heart,TAH)及体外膜肺氧合(extracorporeal membrane oxygenation, ECMO)等。《2013 年 ACC/AHA 心力衰竭指南》和《2015 年 SCAI/ACC/HFSA/STS 心血管疾病治疗中经皮机械辅助循环装置使用共识》声明对 LVAD 的应用做了推荐。目前临床上应用较为广泛的主要有主动脉内球囊反搏系统(IABP)和体外膜肺氧合系统(ECMO)，主要用于心脏移植、重度心力衰竭或终末期心力衰竭和不适宜心脏移植患者的过渡治疗。

1. 主动脉内球囊反搏(IABP)是当前最易植入、应用最广泛的 MCS 装置。其原理是通过动脉系统在降主动脉内左锁骨下动脉开口远端植入一根带球囊的导管，用心电触发及控制形成同步反搏。心脏舒张期球囊充气，挤出与球囊容积相等的血液，使球囊近心端的主动脉舒张压升高，提高冠状动脉灌注压，增加心肌供血；心脏收缩期主动脉瓣开放的瞬间球囊排空，主动脉压力下降，降低心脏后负荷和心脏射血阻力，降低心肌耗氧量。IABP 装置包括球囊导管和反搏机器两部分。球囊的充气量不同，可供不同体重的儿童和成人选用。

2. 体外膜肺氧合(ECMO)是将血液引流至体外，经膜肺氧合后，由血泵输入体内，通过长时间的转流，对呼吸和/或循环衰竭的患者进行支持，维持机体氧供，去除体内 CO_2 以保证机体代谢。ECMO 用于短期辅助，可减少呼吸机的使用及相关并发症，保持血液的正常氧合，降低心肌氧耗，改善全身灌注，减少正性肌力药物用量，为心肺功能的恢复赢得时间。

总之，近年来，CHF 器械治疗发展迅速，新技术、新器械的出现为广大心力衰竭患者带来了福音，为其提供了进一步支持，使其生活质量明显改善，降低了死亡率。相信随着科技的不断发展以及越来越多临床研究的进展，可以使更多心力衰竭患者从器械治疗中获益。面对越来越庞大的心力衰竭人群，优化药物联合个体化的器械植入将成为未来心力衰竭治疗方向，旨在改善患者生存率及生活质量。但器械植入前应做好充分术前准备，权衡利弊，依据其适应证选择最优策略。

四、慢性心力衰竭的康复治疗

慢性心力衰竭是由冠心病、高血压病等多种心血管疾病所致的以心脏结构或功能损害为基础，体循环及肺循环灌注不足为主要表现的复杂性心脏疾病终末期临床综合征，为各种心血管疾病的终末阶段，也是导致心血管疾病死亡率居高不下的重要原因。本病严重影响着患者的生活质量，给家庭和社会造成了巨大经济负担。随着现代医学对心力衰竭的相关机制研究不断深入，在慢性心力衰竭的治疗策略上已经不再单纯强调血流动力学的短期改善与转变，而是更加注重长期恢复的治疗，即慢性心衰的康复治疗。

心力衰竭的康复治疗起源尚无明确时间，20 世纪 40 年代末 Levine 和 Lown 首次提出了以坐位替代长期卧床的概念，开创了现代心脏康复治疗的先河。80 年代，国外临床试验研究报道了运动康复对

心力衰竭患者的安全性以及对提高运动耐量的作用。此后,欧洲心脏病协会以及美国心脏协会均提出建议,将运动锻炼作为心脏康复治疗的一部分应用于所有稳定的心力衰竭患者。至 2013 年《美国心脏病学会基金会/美国心脏学会成人心力衰竭诊治指南》推荐,所有病情稳定的门诊慢性心力衰竭患者均可考虑进行运动康复治疗,适应证包括:慢性稳定性心力衰竭、NYHA 心功能分级 Ⅱ 或 Ⅲ 级、心力衰竭治疗稳定后 3~4 周以上及能进行适当康复活动的患者。并且无论高强度或低强度运动都可使慢性心力衰竭患者获益,这种获益短至 3 周即可显现。

心力衰竭患者行运动康复治疗时须符合以下标准:①代偿性心力衰竭至少 4 周;②说话时不伴有呼吸困难;③静息状态心率<110 次/min;④同时不伴有新发房颤、新发心梗、室性心律失常等严重并发症。其次,对于运动康复的心衰患者需进行心肺运动试验检查(CPET),CPET 可用于判断心衰的严重程度和治疗效果、帮助判断预后、评估是否需要心脏移植、运动耐力测试以及运动处方的制定。临床常选用踏车及运动平板为运动模式,基于踏车的安全、方便性,选用踏车的比例更高。目前 CHF 患者尚缺乏统一的运动处方,须制定个体化的运动处方。运动处方是心衰患者继药物、手术、心理精神等治疗的有效补充,包括运动种类、运动强度、运动时间和频率等方面的内容。因 CHF 患者的运动具有一定的危险性,所以运动强度最为重要。患者的运动方式主要为医疗步行、踏车、腹式呼吸、太极拳、健身气功、放松疗法、医疗体操等。运动康复疗法获效原因如下:①增加肌肉血流量,提高摄氧能力,从而增加心脏供氧,提高患者体力和运动耐力;②降低交感神经兴奋性,逆转心室重构;③减轻焦虑状态;④进一步控制患者体重、血压、血糖、血脂,减轻心衰危险因素,有利于心功能进一步改善。虽然运动康复治疗具有一定的疗效,但仍需注意以下几点:①运动强度的掌握用心率作依据,一般要求活动后心率不超过 110~115 次/min 或增快不超过静息时心率 10~20 次/min 为宜;②康复治疗中应注意症状和体征的改变;③所有训练活动均应避免剧烈、快速和紧张用力;④合并应用抗心衰药物时,应注意药物的副作用。

五、心脏移植

随着心血管外科技术的进步、免疫抑制药物的开发及移植物排斥反应监测策略的应用,目前心脏移植(Heart Transplantation,HT)用于治疗终末期心力衰竭已得到广泛认可,现今追求的目标是提高心脏移植者的生存率、改善生活质量。根据各种不同的病因,选择合适的个体化方案,才能为保障患者最大获益。

(一)心脏移植简史

心脏移植手术源于 1905 年。1946 年,苏联的 V. P. Demikov 首次在胸腔内成功地植入异位心脏移植物。1960 年斯坦福大学的 Norman Shumway 和 Richard Lower 在犬模型上完成了原位心脏移植。1967 年 12 月 3 日,Christiaan Barnard 在南非成功完成了第一例人体的心脏移植手术。1981 年免疫抑制剂环孢素的发现,显著提高了移植患者的存活率,标志着较为成熟心脏移植术进入现代临床应用。心脏移植作为终末期心力衰竭患者的治疗选项得到了医学界普遍认同。1978 年 4 月上海瑞金医院张世泽医师完成我国首例心脏移植。2021 年我国心脏移植数量增长迅速,全国统计共完成 752 例心脏移植,全国共有 59 家医院已开展心脏移植手术。

(二)心脏移植的适应证和禁忌证

见表 3-9。

表 3-9　心脏移植的主要适应证和禁忌证

适应证

终末期心衰,症状严重,预后不良,没有剩余的替代治疗选择

积极主动、消息灵通、情绪稳定

能够遵守术后所需的强化治疗

禁忌证

活动性感染

严重的外周动脉或脑血管疾病

药物性不可逆肺动脉高压(LVAD 应被考虑逆转升高的肺血管阻力,并随后重新评估以确定候选资格)

预后不良的恶性肿瘤(应与肿瘤学专家合作,对每个患者进行肿瘤进展或复发的风险进行分层,这些风险随着免疫抑制的使用而增加)

不可逆性肝功能不全(肝硬化)或不可逆性肾功能不全[如肌酐清除率<30mL/(min·1.73m²)]。可以考虑联合心肝或心肾移植

伴有多器官受累的全身性疾病

其他严重共病伴预后不良

移植前 BMI>35kg/m²(建议减肥以达到 BMI<35kg/m²)

目前酗酒或药物滥用

心脏移植后心理不稳定危及适当的随访和强化治疗方案

由于社会支持不足,无法实现在门诊环境中的依从性护理

注:LVAD:Left Ventricular Assist Device,左室辅助装置

(三)心脏移植受体和供体的选择标准

受体选择标准见表 3-10。

表 3-10　心脏移植的受体选择标准

IA 级:患者病情要求使用以下一个或多个机械辅助循环装置

全人工心脏

植入左心室和/或右心室辅助装置>30d

主动脉内球囊反搏

体外膜肺氧合(ECMO)

机械辅助循环>30d,出现与装置相关的严重并发症

机械通气

连续血流动力学监测左室充盈压并需持续输入大剂量正肌力药物

不进行心脏移植,预期寿命<7d

IB 级:患者至少有一个以上的下列辅助装置或治疗措施

植入左心室和/或右心室辅助装置>30d

持续静脉输入正性肌力药物

Ⅱ级:非 IA 或 IB 标准的所有其他等待移植患者

1999 年 8 月器官共享联合网络(UNOS)执行的程序,供体选择标准见表 3-11。

表 3-11 心脏移植的供体选择标准

建议的心脏供体标准	心脏供体评价
年龄<55 岁	既往医疗史及体检
	心电图
没有下列情况:	
心跳停止时间过长	胸片
	动脉血气
严重低血压的时间过长	实验室检查(ABO 血型、人类免疫缺陷病毒、乙肝病毒、丙 型肝炎病毒)
原有心脏病史	心脏检查(超声心动图、肺动脉导管评价、选定供体行冠状动脉造影检查)
心内注射药物	
严重胸部外伤并有心脏损伤证据	
败血症	
颅外恶性肿瘤	
人类免疫缺陷病毒、乙肝病毒、丙型肝炎病毒血清学试验阳性	
没有大剂量正性肌力药物支持[多巴胺<20(kg·min)],血流动力学稳定	

(四)心脏移植术式及术后管理

1. 手术方式

(1)原位心脏移植:分为双房法和双腔静脉法。双房法可以提供一个无血的手术野,并有效地排除心内气体;而后者可以减少供心的缺血时间,且双腔静脉法患者的住院时间短,减少了术后对利尿剂的依赖,此外房性心律失常、传导阻滞、二尖瓣及三尖瓣关闭不全、右心衰竭的发生率较低。

(2)异位心脏移植:是指保留受体心脏,且将供体的心脏植入胸腔,并将两个心脏和血管连接形成一个"双心"系统。这种术式能够给受体心脏一个恢复的机会。如果移植失败(如出现排斥反应),可以将出现排斥反应的供体心脏切除。异位移植一般用于供体心脏功能不够强健(受体体重远较供者体重大,供体心脏较弱,或患有肺动脉高压)。

2. 术后管理

(1)心脏移植患者的围手术期监测应包括:①连续心电图监测;②术后 12 导联心电图;③有创动脉压监测;④直接测量右心房压(RAP)或中心静脉压(CVP);⑤左房或肺动脉楔压测量(PAWP);⑥间歇测量心输出量(CO);⑦连续测量动脉氧饱和度;⑧术中经食管超声心动图(TEE);⑨尿输出量持续评估。

(2)术后应持续输注一种正性肌力药物以维持血流动力学的稳定性,持续输注 α-肾上腺素能激动剂用于维持足够的平均动脉压。低剂量抗利尿激素或亚甲基蓝可增加 α-激动剂治疗血管扩张性休克。

(3)移植物衰竭:高达 20%的心脏移植患者因早期移植物衰竭在围术期死亡。在药物治疗无效的情况下可以使用主动脉内球囊反搏、心室辅助装置或体外膜氧合(ECMO),尽管这些措施甚至再次移植都会增加死亡率。

（4）心律失常：患者术后发生窦性或交界区心动过缓，可以静脉泵入异丙肾上腺素和/或茶碱应用临时心外膜起搏器使心率>90 次/min。对于术后 3 周出现不适当的变时反应，可进行永久性起搏。快速性心律失常的治疗应以控制心率为目标。持续性的快速性心律失常，无论是心房还是心室，都应及时调查可能的排斥反应，如果没有排斥反应，应进行电生理检查，持续性室性心动过速（SVT）应通过血管造影和心肌内膜活检（EMB）进行评估。

（5）呼吸管理：接受心脏移植受体的呼吸管理采用与常规心脏手术相同的治疗方案。

（6）肾功能：慢性心力衰竭导致的术前肾功能不全和环孢素的肾毒性作用使心脏移植患者增加了术后发生肾功能不全的风险。有肾衰竭危险的患者最初可持续静脉滴注环孢素，以消除口服制剂引起的血药浓度大幅波动。

（7）门诊随访：经验丰富的移植团队的严密随访是患者心脏移植术后成功获得长期生存的基石。综合性团队有利于排斥反应、机会性感染、患者的不依从性、免疫抑制剂不良后遗症的早期发现。同时常规预约心内膜心肌活检、体检、实验室检查、胸部 X 线片及心电图检查。

（五）心脏移植的排斥反应和免疫治疗

1. 急性排斥反应

心脏移植排斥反应是宿主识别异己细胞的正常反应。在绝大多数情况下是细胞介导的免疫反应，是涉及巨噬细胞、细胞因子和 T 淋巴细胞的级联放大反应。抗体介导的排斥反应（AMR），也称为体液排斥反应或血管排斥反应，虽然较少见，但不易诊断。虽然 85%排斥反应仅单独使用皮质激素治疗就可以逆转，但是排斥反应仍然是心脏移植受体死亡的主要原因之一。及早发现排斥反应至关重要，右心室心内膜心肌活检仍然是急性排斥反应诊断的金标准。

2. 心脏移植后的免疫治疗

基于钙调神经磷酸酶抑制剂的治疗仍然是 HT 后使用的免疫抑制方案的标准。皮质类固醇是抗排斥反应治疗的基石。目前，大多数中心使用环孢素、类固醇和吗替麦考酚酯（霉酚酸酯）三联免疫抑制治疗。对于发生在术后 1~3 个月的任何排斥反应或被视为严重排斥反应的治疗选择，是应用短疗程（3d）静脉注射甲泼尼龙（1000mg/d）治疗。几乎所有其他排斥反应的治疗是最初增加口服泼尼松（100mg/d）剂量，然后在几周内逐渐减为维持量。强化抗排斥反应治疗结束后 7~10d 应重复进行心内膜心肌活检，以评估是否得到足够的治疗。反复发作或难治性排斥反应的抢救治疗方案包括甲泼尼龙与 OKT3 单克隆抗体（ATS、ATG、ALG）或甲氨蝶呤联合治疗。甲氨蝶呤在消除慢性低级排斥反应方面特别成功。使用他克莫司、西罗莫司和吗替麦考酚酯的研究证明也是有效的，正在进行进一步的试验。在某些难治性排斥反应采用全淋巴细胞照射及光化学疗法也取得了成功。

（六）心脏移植的并发症

1. 感染

感染是心脏移植群体发病和死亡的主要原因。移植手术前应采用术前抗生素预防措施，而抗病毒预防应在 HT 后 24~48h 内开始，患者拔管后，应开始进行抗真菌预防，以防止黏膜皮肤念珠菌病。只有加强术前预防和术后治疗，才能减少各种致病菌的侵袭、降低感染尤其是耐药菌引起的死亡。

2. 心脏移植慢性并发症

（1）移植物冠状动脉疾病：心脏移植受体的长期存活主要受移植物冠状动脉疾病（transplant associated coronary artery vasculopathy，ACAD）的限制，是移植 1 年后死亡的首要原因。HT 受者 CAV 的一级预防应包括严格控制心血管危险因素（高血压、糖尿病、高脂血症、吸烟和肥胖）以及预防 CMV 感染的策略，他汀类药物治疗可以降低 CAV 并改善长期预后，每年或每 2 年 1 次的冠状动脉造影来评估

CAV 的发展,HT 后 3~5 年无 CAV 的患者,特别是肾功能不全的患者,可能进行较少的侵入性评估,建议在经皮冠状动脉介入治疗后 6 个月随访冠状动脉造影。

(2)肾功能不全:心脏移植受体因环孢素肾毒性引起的不可逆的间质纤维化导致了慢性肾功能不全。在所有 HT 受者中,应考虑已被证明可减缓一般人群中 CKD 进展的干预措施。

(3)高血压:50%~90%的心脏移植受体术后合并有中重度全身性高血压。HT 后高血压的治疗应达到普通人群推荐的相同目标,治疗 HT 患者高血压的药物选择是经验性的,并取决于血压反应。CCB 应用最广泛,但 ACEI 和 ARB 在糖尿病患者中可能是首选,两种药物的方案可以同时包括 CCB、ACEI/ARB。

(4)恶性肿瘤:长期免疫抑制治疗增加了恶性肿瘤的发病率,淋巴细胞异常增殖和皮肤癌是心脏移植受体最常见的恶性肿瘤。在移植受体的治疗方案包括减少免疫抑制剂的用量和使用大剂量阿昔洛韦(削弱 EB 病毒复制),也包括癌症的常规疗法(化疗、放疗和手术切除),但这些常规疗法风险较高且成功率较低。

(七)心脏移植的前景

心脏移植是 20 世纪人类的一项显著成就,并为终末期心力衰竭的治疗带来了革命性的变化,但今后仍面临许多挑战,包括供体的数量、保存时间及受体的选择等诸多问题。伴随人口老龄化、终末期心脏病患者的不断增加及机械循环辅助的应用,未来我国心脏移植的发展空间将更加巨大。

六、慢性心力衰竭的生物与基因治疗

基因治疗最初用于遗传性单基因疾病,随着对疾病病理生理机制的深入认识,逐步扩大到其他获得性多基因疾病(如缺血性心脏病、外周血管疾病、心衰等)。心衰基因治疗的目标在于通过转导目的基因表达或下调特定蛋白,修复受损心肌细胞,改善心功能。典型的基因治疗体系由三大体系组成,即载体系统、分子靶点库、传送系统。

(一)基因治疗的载体系统

载体与目的基因结合,传输并调节目的基因的靶向表达,载体系统分为两大类:非病毒系统及重组病毒系统。每种载体均有其优点、缺点及不同的组织倾向性。

1. 非病毒载体系统

非病毒载体系统包括裸质粒 DNA、脂质体 DNA、多聚体搭载 DNA、寡聚核苷酸等。其中质粒在心衰研究中相对常用。质粒是一种环状双链 DNA,含有目的基因以及目的基因表达的启动子和增强子序列。质粒系统的优点在于操作简单、价廉,机体免疫反应轻微。但其缺点也显而易见,即目的基因的转染效率低,容易被机体代谢降解,故转基因表达时间短,心衰患者长期获益受限。通过对质粒系统进行进一步优化,如导入基质结合区原件(MAR)可减少目的基因沉默,改善质粒转基因表达时间。另外,通过脂质体、多聚体等方式,也可以达到稳定质粒系统的目的。寡聚核苷酸并不是通过替代某种基因起作用,而是通过导入一种转录因子,产生某种调节蛋白而发挥治疗作用。但这种调节效率在心脏极为低下,故在心衰治疗方面应用较少。

2. 重组病毒载体系统

相对于非病毒载体,病毒载体的转染效率高,故在基础及临床研究中应用广泛。常见的重组病毒载体系统包括:逆转录病毒、慢病毒、腺病毒、腺相关病毒。

(1)慢病毒载体:最初从 HIV 病毒获取,是一种 RNA 逆转录病毒,基因组大小约 8kb,与传统的逆转录病毒载体不同,慢病毒载体可在终端分化细胞(如心肌细胞)稳定地进行基因转导和表达。Nlwano

等对心梗后心衰大鼠冠状动脉注射慢病毒介导的 SERCA2a 转基因,21d 后心脏转导效率达 40%,其余器官(如肝、脾等)几乎不能检测,说明慢病毒介导的基因治疗具有良好的心脏靶向性。

(2)腺病毒载体:腺病毒是一种双链 DNA 病毒,基因组大小约 30kb。腺病毒载体对体内多种器官组织均具有转染能力。重组腺病毒载体用于心脏疾病基因治疗始于 20 世纪 90 年代。目前,腺病毒载体介导的基因治疗的有效性和安全性已经在动物模型和临床试验中得到研究。腺病毒的转染效率高,但靶基因持续表达时间短。给予心肌原位注射腺病毒介子的转基因,1 周左右靶基因表达水平最高,30d 左右回到基线水平,并且转染心肌细胞周围白细胞浸润显著。提示腺病毒载体在心肌组织表达的不稳定性,且可诱发明显的机体免疫反应。欧洲药物评估管理局审批通过的用于治疗人类脂蛋白酯酶缺乏的第一个基因治疗药物就是 AAV 所介导的。

(3)腺相关病毒(AAV):重组腺相关病毒是所有病毒载体和非病毒载体中应用最为广泛的基因载体,也是心衰基因治疗领域最有价值的转导载体之一。AAV 能在永久细胞及持续分裂细胞中稳定表达,转染效率高,稳定性好,目前临床试验中,99%的载体均为 AAV7。AAV 是一种单链 DNA 病毒,隶属于微小病毒科依赖病毒属,基因组大小仅为 4.7kb。AAV 载体介导的转基因能够在心肌细胞长期稳定表达,并且固有免疫反应轻。总共有 13 种血清型,其组织趋向性因衣壳蛋白结构差异而不同。最具心脏趋向性的 AAV 血清型为 AAV 1、6、8、9 型,但是即便如此,上述 4 型介导的转基因在其他器官如肝、骨骼肌、肺等中也有少量表达通过构建特殊的衣壳结构可进一步改善 AAV 的心肌趋向性。

(二)基因治疗的分子靶点

随着在细胞及分子水平上对心衰病理生理机制的深入认识,基因治疗的新靶点不断涌现。心衰发生发展中,存在 β 肾上腺素能系统的异常激活,同时兴奋收缩偶联中涉及的多个通道、转运体、蛋白质也会发生功能障碍,导致钙离子处理异常。通过基因治疗,将其作为治疗靶点,利用基因编辑重新恢复上述系统的正常功能,是当前抗心衰基因治疗研究的热点。基于这种机制,目前已经开发出多个心衰基因治疗靶向药物。

1. β 肾上腺素能受体信号通路(β-adrenergic receptor signaling system)

(1)$β_2$ 肾上腺素能受体($β_2$ adrenergicreceptor,$β_2$AR):心衰过程中,伴随着心肌重构、交感神经脱敏,这与 β 肾上腺素能受体信号通路中 β 肾上腺素能受体(β adrenergic receptor,β-AR)下调有关。动物实验表明,给予转基因小鼠过表达人类 $β_1$AR,能够诱发严重心肌病;相反,若过表达$β_2$AR,则能够增加腺苷酸环化酶活性,改善左心室功能。给予哺乳类动物心衰模型冠状动脉或直接心肌注射$β_2$AR 转基因,也证实了能够改善心功能。

(2)G 蛋白偶联受体激酶(Gproteincoupled-receptor kinase,GRK):进一步研究表明,交感神经脱敏、β-AR 系统异常,与 GRK 表达上调,导致受体磷酸化,配体受体功能脱偶联,GRK2 在心脏中表达含量最高。在动物模型中证实,选择性敲出 GRK2 基因能够改善心肌梗死后心衰小鼠心功能,使用一种特殊的 GRK2 抑制肽 ARKet 能够抑制 GRK 介导的 BAR 脱敏;冠状动脉内注射 βARKct 转基因能够改善心梗后兔动物模型心功能。

(3)腺苷酸环化酶(adenylylcyclase,AC):AC 也与上述 G 蛋白偶联受体信号通路有关,腺苷酸环化酶Ⅵ型(ACⅥ)能够改善转基因小鼠心功能,改善交感神经脱敏。给予心衰猪动物模型冠状动脉内注射腺病毒介导的 ACⅥ转基因能够改善左心室功能和重塑,并且证明了这种获益与环磷酸腺苷(cAMP)生成增加有关。

2. 钙循环机制受损

Gwathmey 等于 20 多年前首次报道在心衰过程中伴随钙循环机制受损(包括钙开放机制和钙关

闭机制），由此揭开心衰患者钙循环研究的序幕。进一步研究发现，一种肌浆网钙通道 SERCA2，能够在舒张期将钙离子泵回到肌浆网。而发生心衰时，SERCA2a 活性降低，这种活性降低与具体的心衰病因无关，提示 SERCA2a 功能异常是各种心衰的共同发病机制。

（1）SERCA2a：大量心衰动物实验证实，通过搭载 SERCA2a 的转基因，可明显改善心功能同时，一项射血分数保留的心衰研究表明，于冠状动脉内注射 AAV 介导的 SERCA2a 能改善 HF-PEF 猪心室重塑及左心功能。此外，SERCA2 转基因治疗除改善收缩功能外，尚具有其他方面的多重作用，如改善心肌能量代谢、减少室性心律失常、改善冠状动脉血流循环。

（2）受磷蛋白（phospholamban，PLN）：PLN 是一种钙通道调节蛋白，心衰者中心肌细胞 PLN 表达上调，影响 Ca^{2+} 关闭机制；降低人心肌细胞 PLN 表达，可以改善心肌细胞收缩及舒张功能；通过 RNA 干扰（RNAi）抑制相关 PLN 基因表达可改善心功能。动物实验也证实，将 AAV 介导的 PLNRNAi 转基因注入冠状动脉，抑制 PLN 表达，可上调 SERCA2a，改善心功能。此外，PLN 磷酸化调节相关蛋白，如蛋白磷酸酶抑制物 1（protein phosphatase inhibitor-1，PP1）以及 PPI1 抑制剂-1（inhibitor-1，I-1）能够调节 PLN 磷酸化水平，PPI1 导致 PLN 去磷酸化，I-1 激活 PLN 磷酸化。心衰患者中存在 PPI 表达活性增高，过表达 PPI1 或敲除 PPI1 的小鼠，其心功能明显受限；而 I-1 过表达转基因小鼠其研究命名了 PLN 磷酸化水平与 SERCA2a 活性呈正相关，I-1 过表达还能改善缺血再灌注损伤、降低内质网应激，改善心功能。

（3）S100 蛋白：S100 蛋白是一种钙调节相关蛋白，A1 型（S100A1）能够增加 SERCA2a 及 Ryan-odine 受体（ryanodine receptor，RYR）活性。AAV6 介导的 S100A1 转基因能够改善心衰大鼠左心室功能，逆转重构；AAV9 介导的 S100A1 进一步在缺血性心肌病动物模型中证实了其保护作用，S100A1 相关的临床试验即将进行。

（4）小泛素样调节肽（smallubiquitin-likemodifier，SUMO）：SUMO 是位于细胞质中的一种多肽，通过转录后修饰作用调节其他蛋白质的功能。Kho 等的研究发现，通过 AAV9 介导的 SUMO1 转基因治疗能够改善猪心衰动物模型 SERCA2a 活性，同时降低死亡率，改善血流动力学参数。因此，SUMO1 也可作为心衰基因治疗的潜在靶点。

（三）心力衰竭基因治疗转基因载体的传输方式

与力衰竭的干细胞治疗传输方式类似，心衰的基因治疗中其转基因载体的传输方式也分为4种。即经冠状动脉注射、经冠状静脉逆行注射、经心肌注射（包括经导管内膜注射和经外科心外膜注射）、心包腔注射。

（四）未来心衰基因治疗的发展方向

首先，AAV 相关中和抗体在患者体内极为常见，从而降低了病毒载体相关基因治疗效率。开发更好的载体系统，提高转染效率，是以后基因治疗的发展方向。此外，具有促心肌再生作用的载体系统目前正在研发；其次，随着对心衰病理生理机制的深入认识，新的基因治疗靶点将不断涌现（如各种心衰相关受体、信号分子、结构蛋白、酶类等）；再次，转导基因的高水平表达一方面能尽可能达到目标浓度，使患者获益；另一方面，如果表达过度则可能诱发毒副作用，对机体反而有害。因此开发安全有效的转基因调节系统调节目的基因时空特异性表达，在未来基因治疗领域是必需的。最后，随着整体生理学理论的提出与普及，晚期心衰患者作为一个功能有机体，必然存在复杂的功能调节机制，对心衰患者的整体机体功能进行调控和评估，探索并深刻理解这些整体调节机制，必然有助于更好地认识基因治疗的利弊，从而设计出更佳的基因治疗方案。

参考文献

[1]曹俊岭,李学林,李春晓. 中成药临床应用专家共识(第一版)[J]. 中国药学杂志,2022,57(6):502-506.

[2]陈伯钧. 心力衰竭中西医结合诊治学[M]. 北京:科学出版社,2015.

[3]陈朝文. 新活素治疗心力衰竭的临床效果观察[J]. 基层医学论坛,2022,26(1):30-32.

[4]陈可冀,吴宗贵,朱明军. 慢性心力衰竭中西医结合诊疗专家共识[J]. 中国中西医结合杂志,2016,36(2):133-141.

[5]郭长青. 布美他尼片联合托伐普坦片治疗心力衰竭临床效果观察[J]. 医学理论与实践,32(17):2715-2716.

[6]葛均波,霍勇,杨杰孚. 慢性心力衰竭"新四联"药物治疗临床决策路径专家共识[J].中国循环杂志,2022,37(8):769-781.

[7]国家卫生计生委合理用药专家委员会,中国药师协会.心力衰竭合理用药指南(第2版)[J]. 中国医学前沿杂志(电子版),2019,11(7):1-78.

[8]国家卫生计生委合理用药专家委员会,中国药师协会.心力衰竭合理用药指南[M]. 北京:人民卫生出版社,2019.

[9]华伟,樊晓寒. 慢性心力衰竭治疗的新选择——器械治疗[J]. 中国循环杂志,2016,31(6):529-531.

[10]霍勇,杨杰孚. 心力衰竭规范化防治——从指南到实践[M]. 北京:北京大学医学出版社,2017.

[11]纪懿,高萍. 血管紧张素受体脑啡肽酶抑制剂治疗心衰研究的进展[J]. 心血管康复医学杂志,2021,30(6):721-724.

[12]劳伦斯·H. 科恩(Lawrence H. Cohn). 成人心脏外科学[M]. 北京:人民卫生出版社,2021.

[13]李宸,史雨清,李烽等. 钠-葡萄糖共转运体2抑制剂治疗慢性心力衰竭的研究进展[J]. 中西医结合心脑血管病杂志,2021,19(24):4292-4294.

[14]李剑,李勇. 新型袢利尿剂托拉塞米治疗心衰进展[J]. 药学与临床研究,2007(4):267-269.

[15]李小荣,郑旭辉,李新立. 血管紧张素受体脑啡肽酶抑制剂在心力衰竭治疗中的研究进展及展望[J]. 中国循环杂志,2018,33(2):195-198.

[16]林果为,王吉耀,葛均波. 实用内科学[M]. 北京:人民卫生出版社,2019.

[17]聂时南,高霏,曹丽萍. 强心药在脓毒症休克合并心力衰竭中的应用[J]. 中华急诊医学杂志,2021,30(10):1282-1284.

[18]屈瑾如. 氯噻酮的临床应用[J]. 国外医药·合成药·生化药·制剂分册,1986(3):147-149.

[19]任芳,王一丹,甘丰. 血清hs-CRP、sICAM-1在慢性心力衰竭患者中的变化及与近期预后的相关性[J]. 中国实验诊断学,2021,25(8):1107-1111.

[20]孙君怡,薛睿聪,梁玮昊. 慢性心力衰竭的诊疗现状[J]. 自然杂志,2022,44(2):126-148.

[21]孙龙飞,安冬青,郭龙龙. 心力衰竭的中医药治疗优势与特色[J]. 中国中医急症,2016,25(3):452-456.

[22]田裕望,朱文玲. 利尿剂发展简史[J]. 临床药物治疗杂志,2018,16(1):84-88.

[23]邢建东. 复方盐酸阿米洛利联合环磷腺苷葡胺治疗慢性心力衰竭的疗效[J]. 健康之路,2015,14(9):96.

[24]许红蕾,杜欣,孙婧. 抗心衰药物治疗研究进展[J]. 天津药学,2014,26(5):63-67.

[25]杨宝峰. 药理学[M]. 8版.北京:人民卫生出版社,2013.

[26]杨杰孚. 心力衰竭规范化防治——从指南到实践[M]. 北京:北京大学医学出版社,2017.

[27]杨杰孚. 慢性心力衰竭加重患者的综合管理中国专家共识2022[J],中国循环杂志,2022,37(3):215-225.

[28]杨庭树. 慢性心力衰竭药物治疗的历程与进展[J]. 中华保健医学杂志,2022,24(2):81-86.

[29]曾玉,郭文钧,樊天斐,等. 磷酸二酯酶及其抑制剂在心力衰竭中的研究现状[J]. 中国病理生理杂志,2022,38(4):743-750.

[30]张国珍,林燕飞. 芪苈强心胶囊联合米力农治疗慢性心力衰竭的临床研究 [J]. 药物评价研究,2021,44(1):152-156.

［31］张健,陈兰英. 心力衰竭[M]. 北京:人民卫生出版社,2011.

［32］张玥,边云飞,郭旭男,等. 沙库巴曲缬沙坦治疗心血管疾病的研究进展[J]. 中国动脉硬化杂志,2022,30(12):1071-1076.

［33］张月战. 多巴胺的临床应用研究进展[J]. 疑难病杂志,2013,12(5):401-403.

［34］赵举,黑飞龙,侯晓彤. 2021年中国心外科手术和体外循环数据白皮书[J]. 中国体外循环志,2022,20(4):196-199.

［35］郑姗,周俊,陈江. 美托洛尔的药理特性及不良反应分析[J]. 临床合理用药杂志,2016,9(12):172-173.

［36］中成药治疗优势病种临床应用指南标准化项目组. 中成药治疗心力衰竭临床应用指南(2021年)[J]. 中国中西医结合杂志,2022,42(3):261-275.

［37］中华医学会. 慢性心力衰竭基层诊疗指南(2019年)[J]. 中华全科医师杂志,2019,18(10):936-947.

［38］中国心血管健康与疾病报告编写组. 中国心血管健康与疾病报告2020概要[J]. 中国循环杂志,2021,36(6):521-545.

［39］中华医学会心血管病学分会心力衰竭学组. 中国心力衰竭诊断与指南2018[J]. 中华心血管病杂志,2018,46(10):760-788.

［40］赵彦刚. 新活素治疗难治性心力衰竭临床疗效观察研究[J]. 中西医结合心血管病电子杂志,2020,8(11):37.

［41］邹彤,杨杰孚. 慢性心力衰竭的植入性器械治疗进展[J]. 中国介入心脏病学杂志,2016,24(12):692-695.

［42］ARGYROS O,WONG SP,FEDONIDIS C,et al. Development of S/MAR minicircles for enhanced and persistent transgene expression in the mouse liver[J]. J Mol Med (Berl), 2011,89(5):515-529.

［43］CRESPO-LEIRO MG,METRA M,LUND LH,et al. Advanced heart failure: a position statement of the Heart Failure Association of the European Society of Cardiology[J]. Eur J Heart Fail, 2018,20(11):1505-1535.

［44］DOCHERTY KF,VADUGANATHAN M,SOLOMON SD,et al. Sacubitril/Valsartan:Neprilysin Inhibition 5 Years After PARADIGM-HF[J]. JACC Heart Fail, 2020,8(10):800-810.

［45］HEIDENREICH PA,BOZKURT B,AGUILAR D,et al. 2022 AHA/ACC/HFSA Guideline for the Management of Heart Failure:A Report of the American College of Cardiology/American Heart Association Joint Committee on Clinical Practice Guidelines[J]. Circulation, 2022,145(18):e895-e1032.

［46］KATZ MG,FARGNOLI AS,SWAIN JD,et al. AAV6-βARKct gene delivery mediated by molecular cardiac surgery with recirculating delivery (MCARD) in sheep results in robust gene expression and increased adrenergic reserve[J]. J Thorac Cardiovasc Surg, 2012,143(3):720-726.

［47］MARIA RC,DAVID T,SHARON H,et al. The International Society of Heart and Lung Transplantation Guidelines for the care of heart transplant recipients[J]. J Heart Lung Transplant, 2010,29(8):914-p56.

［48］NIWANO K,ARAI M,KOITABASHI N,et al. Lentiviral vector-mediated SERCA2 gene transfer protects against heart failure and left ventricular remodeling after myocardial infarction in rats[J]. Mol Ther, 2008,16(6):1026-1032.

［49］PACAK CA,BYRNE BJ.AAV vectors for cardiac gene transfer:experimental tools and clinical opportunities[J]. Mol Ther.2011,19(9):1582-1590.

［50］SHAH AS,WHITE DC,Emani S,et al. In vivo ventricular gene delivery of a beta-adrenergic receptor kinase inhibitor to the failing heart reverses cardiac dysfunction[J]. Circulation, 2001,103(9):1311-1316.

［51］STARKE K.History of catecholamine research[J]. Chem Immunol Allergy,2014,100:288-301.

［52］SM DUNLAY,MM REDFIELD,SA WESTON,et al. Hospitalizations after heart failure diagnosis a community perspective[J]. J Am Coll Cardiol, 2009,54(18):1695-1702.

第四章　中医对慢性心力衰竭的认识及证候诊断

第一节　病名释义及范围

一、心衰的病名释义

(一)《黄帝内经》对心衰病名的认识

心衰的中医学病名溯源应始于《黄帝内经》(简称《内经》),因为与现代西医临床相似的症状最早记载于《内经》。《灵枢·胀论》曰"心胀者,烦心短气,卧不安";《素问·痹论》曰"脉痹不已,复感于邪,内舍于心……心痹者,脉不通,烦则心下鼓,暴上气而喘,嗌干善噫",提出了"心胀""心痹"的病名,其临床表现为"烦心短气、卧不安、脉不通、心下鼓、暴上气而喘、嗌干、善噫"等,"烦心短气、卧不安"指心烦气短、不能平卧;"鼓,犹'动'也","心下鼓"就是心悸的意思;"暴上气而喘"指突然发作的喘息之症;"嗌"在汉语中是多音字,读[yì]时指咽喉,读[ài]时指咽喉阻塞,笔者认为《内经》中的"嗌"包括了这两层含义,既指心衰患者口干,又指其呼吸困难;"噫"指嗳气。这些症状与现代医学在诊断心衰时所依据的临床表现"心悸、气短、乏力、呼吸困难"高度吻合。脉诊是中医学重要诊断方法之一,"脉"在中医学中指人体气血运行的通道,大致等同于西医学循环系统中的动脉和静脉,心衰发作时患者可出现各种形式的心律失常,表现为脉搏明显增快、强弱不等、脉律不齐等,《内经》中已认识到心痹患者"脉不通",说明此时的中医学体系在诊断和治疗"心胀""心痹"等疾病时,不仅只从临床症状出发,更是结合了患者的客观体征,为后世医家的继承发展和现代医家的溯源研究打下了坚实的基础。

(二)《金匮要略》对心衰病名的拓展

东汉张仲景对"心衰"的认识进行了拓展,首次提出了"心水"的病名。《金匮要略·水气病脉证并治篇》曰"心水者,其身重而少气,不得卧,烦而躁,其人阴肿";《金匮要略·痰饮咳嗽病脉证并治篇》曰:"水在心,心下坚筑,短气,恶水不欲饮";"水停心下,甚者则悸,微者短气"。心病持续时间久,心阳被水邪所郁,阳气滞不能输布,气滞而血瘀,血瘀则水停,进一步困遏心阳,发为"心水",临床以喘息、不能平卧、水肿少尿,伴有心悸、气短为主要表现,与现代心衰症状相似,且具备特定发病规律和诊断标准,有相应的治则治法,所以"心水"符合疾病的基本特征,当代很多医家认为"心水"为类似心衰的病证,在部分专著中也用"心水"指代心衰。心衰病主症可见喘息、少尿水肿,伴有心悸,张仲景在《伤寒论》和《金匮要略》中多次论述"喘""肿""悸"三个病证,所描述的"喘""肿""悸"的病因病机、病位、证候特点有较多内容与心衰病相似。

(三)"心衰"二字的最早出现

最早出现"心衰"二字的中医学专著是西晋王叔和所著的《脉经》,见于《脉经·脾胃部第三》,曰"心衰则伏,肝微则沉,故令脉伏而沉",但"心衰则伏,肝微则沉"是对脉象沉伏的解释,"心衰"也只是对病机的描述,而不是病名;唐代孙思邈在《备急千金要方·脾脏方》中也引用了此段文字:"脾者土也,敦而福。敦者,厚也,万物众色不同,故名曰得……心衰则伏,肝微则沉,故令脉伏而沉";至宋代《圣济总录·心脏门》又曰:"心衰则健忘,不足则胸腹胁下与腰背引痛,惊悸,恍惚,少颜色,舌本强",认为健忘之病,本于心虚,血气衰少,精神昏愦,故神志动乱而多忘,可见"心衰则健忘"中的"心衰"是病机,具体指心的气血衰少,"健忘"才是疾病名,因而《圣济总录》中的"心衰"不是一种疾病名。现代学者也多认为此处之"心衰"指心气血不足、气力衰微之义,与心力衰竭无关。

(四)现代中医学"心衰"病名的确立

历代中医学专著虽未记载"心衰"这一病名,但提出了与其类似的病名如"心痹""心胀""心水"等,并详细论述了其临床症状和体征,这为现代中医学"心衰"病名的确立奠定了基础。1997年10月,国家技术监督局发布了中华人民共和国国家标准《中医临床诊疗术语国家标准(疾病部分)》,指出"心衰"是因"心病日久,阳气虚衰,运血无力,或气滞血瘀,心脉不畅,血瘀水停。以喘息心悸,不能平卧,咳吐痰涎,水肿少尿为主要表现的脱病类疾病",明确了"心衰"的中医病名;《中医内科学》也提出"心衰"是以心悸、气喘、肢体水肿为主症的一种病证;《中医急诊学》"心衰"的概念为"心体受损,藏真受伤,心脉'气力衰竭',无力运血行气所导致的常见危重急症"。至此,心力衰竭的中医病名确定并统一为"心衰",临床症见或伴有胸闷、胸痛、气急、喘而不得卧、胁下癥块胀痛、唇甲发绀等表现。心衰在临床上分为急性和慢性,急性者表现为怔忡,面苍唇紫,气喘,难以平卧,大汗淋漓,咯粉红色泡沫样痰,脉疾数等;慢性者表现为心悸,气短不足以息,夜间加重,睡中窒醒或不能平卧,胸部憋闷如塞,唇甲青紫,腹部膨胀,右胁下癥块胀痛,双下肢浮肿等。现代中医学"心衰"病名的确立为中医研究心力衰竭确立了规范,详见图4-1。

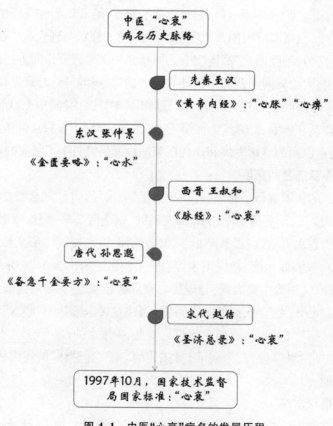

图4-1 中医"心衰"病名的发展历程

二、中医学"心衰"的范畴

除"心衰"这一明确的中医学病名外,根据心衰的主要临床表现,还可将其归属为中医学"心悸、怔忡、喘证、水肿"等范畴。"心悸"病名首见于《金匮要略》和《伤寒论》,是指患者自觉心中悸动,惊惕不安,甚则不能自主的一种病证;"怔忡"病名首见于《济生方·惊悸怔忡健忘门》中"惊者,心卒动而不宁也;悸者,心跳动而怕惊也;怔忡者,心中躁动不安,惕惕然后人将捕之也",是心悸的一种,常和惊悸合并称为心悸。一般认为,惊悸较轻,怔忡较重;怔忡可由惊悸发展而来,心悸与怔忡对应于现代心衰的心悸、心慌。"喘证"以气息言,表现为喘息、气促、呼吸困难,等同于现代心衰的"气短、呼吸困难"。中医学"水肿"是由于全身气化功能障碍导致体内水液潴留,引起头面、眼睑、四肢、腹背甚至全身浮肿,可见于多种疾病,也包括现代心衰患者的水肿之症。

从以上这些我们可以看出,中医古籍中记载的"心胀""心痹""心水"等病名可等同于现代医学的"心力衰竭"病名,直到现代中医学确立了"心衰"的病名;而且中医学"心衰"所涉及的范围较广,包括"心悸、怔忡、喘证、水肿"等,需要我们在临证运用时仔细辨别。

第二节　病　因　病　机

本病属本虚标实之证,本虚以心气虚为主,标实以水饮、瘀血为多。

一、心衰的中医病因

心衰的病因众多,可因心脏先天缺陷、肾精亏虚、心肾阴虚而致心衰;也可因饮食不当,过食咸甘,日久伤脾,心脾两虚,则致劳气短肌、心气喘满;可因外感六淫邪气,风寒湿热邪内犯于心,痹阻心脉;也可因情志失调,思虑过度,损伤脾脏,气血生化乏源,无以养心而致心衰;同时外邪乘虚而入,也能诱发心衰;或因忧思气滞,肝气郁结,致血凝心脉而进展为心衰;还可因过劳伤津耗气,心气不足,血不得运,停为瘀血,而发为心衰;此外,心、肺、肾三脏久病致虚,也可进一步发展至心衰:久患心悸、心痛、心痹等心系疾患,导致心气内虚,心阳不振,日久心虚力竭;久患咳喘、肺胀等肺系疾病,损伤肺体,肺失治节,不能辅助运行心血,心血瘀阻不通,日久则心体受损,心力亏竭;久患肾疾,肾阳亏虚,命火不足,相火不发,君火失助,使心阳虚弱,心气虚脱,心动无力。

(一)原发病因

1. 病源于心

(1)心气阳虚,心脉痹阻

《素问·平人气象论》云:"乳之下其动应衣,宗气泄也。"《杂病源流犀烛·怔忡源流》则说:"怔忡……或由阳气内虚,或由阴血内耗。"《素问·痹论》曰:"心痹者,脉不通,烦则心下鼓,暴上气而喘。"《金匮要略·痰饮咳嗽篇》云:"喘满,心下痛坚,面色黧黑,其脉沉紧。"患有心疾如心痹、心痛、心悸、先天性心脏病、心肌炎以及克山病等,日久则致心气不足、心气内虚,继而心体肿胀,如果复感外邪,或情绪刺激,或过食过劳,就会进一步损伤心体,侵蚀心阳。心阳不振,心力虚乏,鼓动无力,血行不畅,血液凝滞而致血瘀,瘀血痹阻心脉,心失所养则发本虚标实之心衰。

(2)心有水气

《金匮要略·水气病脉证并治》曰:"心水为病,其脉沉,属少阴";"心水者,其身重而少气,不得卧,烦而躁,其人阴肿"。《金匮要略·痰饮咳嗽病脉证并治》云:"水在心,心下坚筑,短气,恶水不欲饮";"夫病人饮水多,必暴喘满,凡食少饮多,水停心下,甚者则悸,微者短气"等。《华佗中藏经》曰:"心有水气,则身肿不得卧,烦躁。"《伤寒明理论》云:"由水停心下,心为火而恶水,水既内停,心不自安,故为悸也。"心疾日久,心之阳气不足,虚弱而无力。心气无力推动血行,瘀血阻于脏腑组织间隙及皮下而成为水肿。水饮内停于心脉,心脉失养发为心衰。

2. 病源于肺

《金匮要略·痰饮咳嗽病脉证并治》曰:"咳逆倚息,气短不得卧,其形如肿。"慢性肺系疾病反复发作,迁延不愈或者失治,导致痰浊久伏于肺。肺气不畅,痰瘀壅于气道,肺气失于敛降,引致肺体损伤。肺病后期病及于心,这是因为肺主治节而朝百脉,肺络于心,肺气辅心运行心脉。肺伤不能助心行血,导致血液运行不畅,肺脉及心脉均痹阻不通,肺心同病,肺病日久必然引致心体受损,心力乏竭,引发心衰。

3. 病源于肾

《千金方·心脏方》有云:"夫心者火也,肾者水也,水火相济。"《医林改错》有云:"元气既虚,必不能达于血管。血管无气,必停留而瘀。"肾藏精,肾为精血之源、先天之本。肾脉上络于心,心主血脉。心肾为水火相济之脏;再者心为君火,肾为相火。君火在上为一身之主宰,相火在下为阳气之根,君火与相火阳气互资。若相火衰微,必然导致君火不振。因此久患肾脏疾病,久而不愈而致肾脏受损,肾阳伤而相火不足。相火不足以蒸精化液与生髓,髓少故不能生血。血虚不能养心,心失所养,心阳不振,心气无力推动血液运行,瘀血郁结于心,引致心脏体积膨大,病发心衰。

4. 病源于肝

《医学正传·怔忡惊悸健忘证》云:"夫怔忡惊悸之候,或因怒气伤肝,或因惊气入胆……又或遇事繁冗,思想无穷,则心君亦为之不宁,故神明不安而怔忡惊悸之证作矣。"肝病日久,或者暴怒损伤肝脏,致肝失条达,肝失疏泄,肝失藏血,血液郁结于内,血瘀气滞,心气虚乏。心气虚无力鼓动血行,心脉瘀阻,引发血中之水津渗出,形成水肿、咳喘等症状,病发心衰。

5. 病源于脾胃

《灵枢·决气》说:"中焦受气取汁,变化而赤,是谓血。"脾胃是气机升降的枢纽。脾脏的清阳之气主升,脾气升则肝气亦随之升发,肾水也随之气化,故脾气升能推动水谷精微送达肺脏,继而敷布周身。胃的浊阴之气主降,胃气下降,糟粕得以下行。胃气下降,肺气得以随之肃降。心火随肺气肃降而得以下潜,故能心肾相交。再者,脾统血,脾胃之脉络于心,心气之源受之于脾。食气入胃,浊气归心。故脾胃疾患日久,饮食不节(长期饮食过咸,嗜饮酒,嗜食肥甘厚味),过度思虑,损伤脾胃而致中焦虚弱,脾胃无力升降,运化无权,不能推动水谷精微奉养心脉,心失所养,心气虚乏而无力推动血行,瘀血停于心,日久则心之体膨大,又或精血不足以养心,心体用俱损,遂病发心衰。

(二)诱发病因

1.外感

《内经》所谓"脉痹不已,复感于邪,内舍于心,而为心痹"。感受风寒暑湿燥火等六淫邪气,邪袭卫表,壅滞肺道,致肺失条达,宣降失调,痰浊内生,阻碍肺辅心以治节,使心不主血脉,以至于心脉痹阻,不能使营血运行通畅,加重心衰。

2. 过劳

《素问·举痛论》:"劳则喘息汗出,外内皆越,故气耗矣";"过劳则气喘汗出,喘则内气散越,汗出外气散越,使气耗伤"。过劳包括有三个方面:劳力、劳神和房劳。长时间的过度劳累则伤气,心气受损,无力推动血液运行,以致瘀血阻于心脉,诱发心衰。

3. 药物

过于苦寒或过于辛温的药物,又或临床上输液过快等均会导致心气耗散,加重心衰。

总之,以上多种病因,均使心气虚衰,心阳耗伤,心体受损,心动无力,血行不畅,兼见脾肾阳虚、心肺气虚、气阴亏虚、心肝血瘀等,从而表现为津液代谢失常、水运不畅、痰饮内停、水湿外泛等临床证候。

二、心衰的中医病机

(一)发病

本病发病特点多是起病缓慢,逐渐加重。初见劳累后乏力、气短、心悸,休息后缓解,随着病情加重逐步发展为休息时仍有心悸、喘促、唇甲青紫、难以平卧、浮肿、尿少等。少数病患发病急,突然呼吸急促,端坐呼吸,难以平卧,汗出如雨,面色苍白,口唇青紫黑,咯粉红色泡沫痰,阵咳,脉疾数。

(二)病位

本病病位在心,为心之体用俱病。但因"血之源头在乎肾",脾统血,肝藏血,肺朝百脉,脉为血之府,所以心衰虽其病位在心,却与肺、脾、肾、肝密切相关。

(三)病性

本病为本虚标实之证。本虚为气虚、阳虚,或者气阴两虚,或者阴阳俱损。标实为气滞、痰湿、血瘀、水结。病初多气虚,久而则成阳虚。气为血帅,津血同源,气虚血瘀而致阴津不足,故气虚易致气阴两虚。阴阳互根,阳虚终致阴阳俱损。也有因患者体质或原发疾病不同,少数患者可有阴虚或血虚。在病变过程中,逐渐形成病理产物,生成血瘀、痰浊或水结,阻滞气机,发展为气滞、血瘀、痰浊、水结之标实之疾,最终心肾阳虚,肝肺血瘀,虚实夹杂。

(四)病势

缓慢发病的患者,初起症状一般较轻,仅有劳累后乏力、气短、心悸,经休息后症状减轻或者消失。但随着病情的加重,逐步出现休息状态下仍自觉心悸不宁,喘促,唇甲青紫,难以平卧,浮肿,腹胀尿少,甚则神志昏朦等,病情危重。急骤发病的患者,突然呼吸急促,端坐呼吸,难以平卧,汗出如雨,面色苍白,口唇青紫黑,肢冷,阵咳,咯粉红色状泡沫痰。若抢救及时,可转危为安,稍有延误,则昏厥死亡。

(五)病机转化

多种原因导致心气虚弱,心搏动无力,久而出现心力内乏,久乏而竭。心气虚衰而竭,无力推动血液运行,导致血虚与血瘀之病理产物在肌体内外形成。血液运行不畅,则血液不能濡养五脏六腑。心失血液濡养则心气越虚,瘀阻越甚,日久则心体胀大。心气相连于五脏,一脉相承,瘀滞心脉,而致肺瘀水结,故见咳喘,呼吸困难。子盗母气,心体胀大,日久累及肝脏,瘀血在肝,肝体肿胀,失于疏泄,气机不畅,脾胃升降之机受损,故见纳呆、腹胀、大便溏薄或者大便秘结。瘀血在肾,引起水道不通,开阖不利,导致水肿形成,故见尿少,下肢浮肿。

由于津血同源,血瘀日久而致阴津不足,故气阴两虚,则见心烦、口干。心气不足而不能运血行全身,濡养五脏,肾失所养致肾虚,肾阳虚则水渎失司,膀胱失其气化。脾胃因心肾阳虚而不得温煦,致中焦运化无权,内生湿浊。同时"血不利则为水",水邪内泛而外溢,水气凌心,水气射肺,故见心悸、喘咳。心阳根于肾阳,若阳气衰竭而心气外脱,心之液随气外泄,则见心悸、喘咳、烦躁不安、汗如雨出、尿液少、浮肿、四肢厥冷等。

心衰是全身性疾患,疾病初期以气虚阳虚为主,偶见阴虚;在疾病发展过程中,或因气虚而无力推动血行,或因阴虚导致脉道不利,最后形成血瘀;阳气不足,水液津液失于气化则成水肿;患病日久,迁延难愈者,正气逐渐衰败,五脏俱损,正不能胜邪,最终引发心气衰微、心阳暴脱之危急重症。在心衰疾病的整个发展过程中,虚和瘀贯穿始终。虚包括气虚、阳虚、阴虚,瘀血则因虚或因实导致。虚证愈甚,瘀血愈重。水气是疾病发展中的病理产物,病愈重水气愈盛。

总之,心衰病为本虚标实之证,本虚以气虚为主,兼见阴虚、阳虚,阴阳并损,标实以瘀水痰湿为主,多累及他脏。心气亏虚为本病的病理基础,心阳虚衰为中心环节,血脉瘀滞、水饮内停、痰浊不化是其主要的病理产物,可用"气虚""血瘀""水停"三者概括。心力衰竭的中医病机演变,见图4-2。

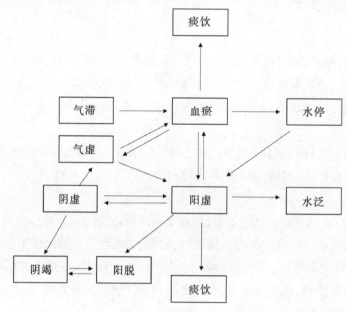

图4-2 心衰的中医病机演变

第三节 主要证候及病机要点

一、心衰的中医证候特征及辨证要点

心衰的基本中医证候特征为本虚标实、虚实夹杂。本虚以气虚为主,常兼有阴虚、阳虚;标实以血瘀为主,常兼痰饮等,每因外感、劳累等加重。本虚是心衰的基本要素,决定了心衰的发展趋势;标实是心衰的变动因素,影响着心衰的病情变化,本虚和标实的消长决定了心衰发展演变。心衰病位在心,并与五脏密切相关,且不同时期,病变脏腑不同。在心衰的早期,主要以咳喘、憋闷为临床表现,因此病位主要在心肺;在心衰的晚期,主要以气喘、下肢水肿为临床表现,因此病位主要在脾肾。陈可冀院士认为慢性心力衰竭的最根本中医病机为内虚,早期主要为心气心阳亏虚,可兼肺气亏虚,随病情发展及病机变化,心气心阳亏虚致运血无力、瘀血内停;中期脾阳受损、脾虚失运,复加肺气亏虚,水道失其通调,水湿内停;后期肾阳虚衰,膀胱气化不利,水饮泛滥。国医大师邓铁涛先生认为辨治心衰应以阴阳为要,心衰以心病为本,调理心之气血阴阳,为治本之法,心气虚为心衰最基本的病机,若进一步发展,则气损及阴阳,临床出现心阳虚和心阴虚。邓老认为心气虚为心衰病机之本,瘀血水停为心衰病机之标。心主血脉,心气虚,则血行缓慢,甚至闭塞不通,从而发生心衰。尽管瘀血水饮是继发于心气虚,但一旦有瘀血水饮形成,则会进一步对阳气造成损伤,因虚致实,由实致虚,形成恶性循环。雷忠义教授认为气虚阳微、血瘀水停是心衰病的基本病机,心气心血亏虚是心衰病的基本病理变化,贯穿于心衰病发生发展的整个过程。早期多为心肺气虚,逐渐影响至脾肾,后期以心肾阳虚为主,并伴有不同程度的痰血水的瘀滞。阳虚日久,阳损及阴或阴阳离决,是其发展的严重阶段。其病位在心,与肺肝脾肾相关,病属本虚标实,本虚是心之阳气不足,标实是血瘀水饮内停。段亚亭教授认为,心肾阳虚为心力衰竭之本,而瘀血阻滞为其标,间或夹杂水湿、痰饮,治疗以温补心肾为主要治则,活血化瘀应贯穿治疗始终。唐祖宣教授认为,慢性心力衰竭是多种慢性心系疾病进行性发展、缠绵难愈的最终归宿,主要病机归结为阳气虚衰、心脉瘀阻,治疗以温运阳气为大法。

（一）慢性稳定期

1. 气虚血瘀证

主症:气短、胸闷、心悸、乏力。

次症:面部晦暗、唇甲青紫;颈部青筋暴露;胸肋作痛;静脉曲张或毛细血管异常扩张。

舌脉:舌体不胖不瘦,苔薄白,舌质紫暗或有瘀点、瘀斑。

脉象:脉细、涩或结、代。

2. 气阴两虚血瘀证

主症:气短/喘息、乏力、心悸。

次症:口渴/咽干;自汗/盗汗;手足心热;面色/口唇紫暗。

舌象:舌质暗红或紫暗(或有瘀斑、瘀点或舌下脉络迂曲青紫),舌体瘦,少苔,或无苔,或剥苔,或有裂纹。

脉象:脉细数无力或结代。

3. 阳气亏虚,血瘀饮停证

主症:气短/喘息、乏力、心悸。

次症:怕冷和/或喜温;胃脘/腹/腰/肢体冷感;冷汗;面色/口唇紫暗。

舌脉:舌质紫暗(或有瘀斑、瘀点或舌下脉络迂曲青紫),舌体胖大,或有齿痕。

脉象:脉细、沉、迟无力。

兼证

1. 水饮证

主症:浮肿;胸/腹水;小便不利。

次症:心悸;喘促不得卧;口干不欲饮;清稀/泡沫痰;眩晕;脘痞或呕恶。

舌象:舌淡胖大有齿痕,苔滑。

脉象:脉沉或弦、滑。

2. 痰浊证

主症:咳嗽咯痰;喉中痰鸣;呕吐痰涎。

次症:形体肥胖;胸闷;脘痞;头昏;纳呆或便溏。

舌象:舌苔腻。

脉象:脉滑。

（二）急性加重期

1. 阳虚水泛证

主证:心悸气喘或不得卧,咯泡沫痰,面肢浮肿,畏寒肢冷。

次证:烦躁多汗,颜面灰白,口唇青紫,尿少腹胀,或伴胸腹水。

舌象:舌质暗淡,苔白滑。

脉象:脉细促或结代。

2. 阳虚喘脱证

主证:喘息不得卧,烦躁,汗出如油,四肢厥冷,尿少,肢肿。

舌象:舌淡暗苔白。

脉象:脉微细欲绝或疾数无力。

3. 痰浊壅肺证

主证:心悸,气短,乏力,活动后加重。

次证:神疲咳喘,面色苍白。

舌象:舌质淡或边有齿痕。

脉象:脉细或虚数。

二、心力衰竭的中医证候要素特点

(一)射血分数降低心力衰竭(HFrEF)、射血分数中间值心力衰竭(HFmrEF)、射血分数保留心力衰竭(HFpEF)中医证候要素特点

HFrEF 虚性证候要素为气虚>阴虚>阳虚,实性证候要素为血瘀>水饮>痰浊>热蕴>气滞。

HFmrEF 虚性证候要素为气虚>阴虚>阳虚,实性证候要素为血瘀>水饮>痰浊>热蕴>气滞。

HFpEF 虚性证候要素为气虚>阴虚>阳虚,实性证候要素为血瘀>痰浊>水饮>热蕴>气滞。

不同类型心衰中医证候要素比较:虚性证候要素:气虚为 HFmrEF>HFrEF>HFpEF,阴虚为 HFpEF>HFmrEF>HFrEF,阳虚为 HFrEF>HFmrEF>HFpEF;实性证候要素:血瘀为 HFpEF>HFrEF>HFmrEF,痰浊为 HFpEF>HFmrEF>HFrEF,水饮为 HFpEF>HFmrEF>HFrEF,热蕴为 HFpEF>HFmrEF>HFrEF,气滞为 HFpEF>HFmrEF>HFrEF。

HFrEF、HFmrEF 和 HFpEF 的中医证候特征均为本虚标实,气虚、血瘀分别为三组患者本虚类、标实类比例最高的证候要素,但三组中医证候分布并不完全相同。从本虚证素来看,气虚在三组患者中占比最大,阴虚、阳虚程度各有所侧重。HFpEF 患者阴虚相对 HFrEF 和 HFmrEF 较为突出,而 HFrEF 患者阳虚相对 HFpEF 较为突出。HFpEF 多见阴虚可能有以下几点原因:首先,HFpEF 患者常见于老年女性,《格致余论》云:"人生至六十、七十以后,精血俱耗。"故 HFpEF 患者多伴有精血亏虚、阴液暗耗的表现。其次,中医治疗心衰多从仲景温阳之法,常用苓桂术甘汤、真武汤之辈,《素问·阴阳应象大论》谓"壮火食气,少火生气",温药过度亦可助邪化热,煎熬阴液;而西医治疗心衰多用利尿剂以减轻和控制体液潴留,但使用不当或有伤阴之弊;另外,HFpEF 患者临床常合并高血压、房颤、糖尿病等,而这些疾病的中医证候均以阴虚最为常见。因此,从发病过程来看,阴虚既是其始动环节,又贯穿其疾病发展的全过程。从标实性证素来看,HFpEF 血瘀、痰浊、热蕴相对 HFrEF 和 HFmrEF 较为突出。HFpEF 患者以阴虚多见,阴液亏耗,脉络失养,血行滞涩,凝而为瘀。此外,阴虚生内热,虚火灼津,亦可炼液为痰,同时,痰热煎熬津液则阴亏愈重。故 HFpEF 除血瘀外,亦常兼见痰浊、热蕴之证。

(二)舒张性心力衰竭中医证候要素特点

舒张性心力衰竭患者中医证候要素分布特点以气虚、阴虚、血瘀为主,其中以气虚为本,尤以心气虚为舒张性心力衰竭的始动因素,伴随该病的整个过程。气虚血瘀、气阴两虚为其主要证候特点。脏腑虚证多见于心虚、肾虚、肺虚。阳虚、水饮与 E/E′具有相关性。

从中医证候及证候要素分布来看,舒张性心力衰竭患者中医证候以气虚血瘀、气阴两虚为主,证候要素排在前三位的分别为气虚、阴虚、血瘀,可见舒张性心力衰竭的发病基础为气虚,并以心气虚为主,据此可以认为心气虚为舒张性心力衰竭的始动因素,且伴随该病的整个过程,心气虚,鼓动无力,心脉不充,血行不畅,脉道不充,再及血失统摄,必致瘀血内停,因此气虚为本,气虚血瘀,气阴两虚为舒张性心力衰竭主要证候特点。另外阳虚仅次于阴虚,不同年龄段患者中阴虚分布未见差异,而阳虚、肾虚在随着患者年龄段的增长均具有显著性升高,基于中医理论"人年四十而阴气自半",并依据阴阳互根互用,阴损及阳,由心及肾,而出现阴阳两虚、心阳气虚、心肾阳虚推断除气虚外,阴虚或为舒张性心力衰竭另一始动因素。因此,对于舒张性心功能不全患者的中医辨证,首先应考虑是否存在气虚血瘀及气阴两虚证,治疗方面应以活血化瘀、益气养阴为主。

(三)顽固性心力衰竭中医证候要素特点

顽固性心力衰竭中医证候要素以气虚为主,其次是血瘀、水饮、阳虚、阴虚、痰浊。病位以心为主,其次为肾、肺、脾。中医临床证候以气虚血瘀最为多见,心肾阳虚、气阴两虚是主要的本虚证候类型,水饮内停、痰瘀互阻为常见的标实证候类型。

顽固性心衰患者中医症状中虚证多以气虚为主,其次为阳虚、阴虚,标实之证多以血瘀为主,常兼以水饮、痰浊,且多为虚实夹杂。顽固性心衰多因心脏病变日久未愈或他脏病久累及于心所致而耗气,故最基本病机为气虚,气虚久而致脏腑功能亏虚,尤以心肾二脏为多见,《伤寒论》中提到"心肾虚损、水火逆乱",这说明心衰的主要病理是心肾虚损,最基本病理以心肾阳虚、水饮内停为主。顽固性心衰患者的证型主要有:气虚血瘀证、心肾阳虚证、水饮内停证、气阴两虚证、痰瘀互阻证五个基本的证型,由此可见顽固性心衰的病机及其演变规律围绕气虚而至脏腑亏虚,病程越重,标实血瘀、水饮、痰饮兼症越多,病情越复杂,从证候判别病情轻重而指导临床治疗。

(四)慢性心力衰竭合并心房颤动中医证候分布特点

慢性心力衰竭合并心房颤动患者的中医证候:气虚血瘀证、气阴两虚证、痰瘀互结证、阳虚水泛证、心肺气虚证。

气虚血瘀证危险因素:高血压史、总胆固醇、低密度脂蛋白胆固醇(Low Density Lipoprotein Cholesterol,LDL-C)、血红蛋白(Hemoglobin,Hb)异常。

气阴两虚证危险因素:肌酐(Creatinine,Cr)、尿酸(Uric Acid,UA)、血钾。

痰瘀互结证危险因素:糖尿病史、空腹血糖(Fasting Blood Glucose,FBG)、糖化血红蛋白(Hemoglobin Aic,HbAic)。

阳虚水泛证危险因素:男性、年龄≥50岁、超重、饮酒史。

心肺气虚证危险因素:吸烟史、超敏C反应蛋白(Hypersensitive C-Reactive Protein,hs-CRP)。

慢性心力衰竭合并心房颤动组血清LDL-C水平显著升高,BMI、hs-CRP、HbAic水平异常可增加慢性心力衰竭合并心房颤动患病风险,吸烟史、饮酒史的慢性心力衰竭病人更易合并心房颤动。血清高水平LDL-C的慢性心力衰竭病人合并心房颤动较低水平LDL-C的病人发病率高,原因可能与动脉硬化等有关。相关研究显示,吸烟影响动脉粥样硬化的发生发展,长期吸烟可导致体内炎性因子升高,加重动脉硬化程度。研究显示,有吸烟史的男性慢性心力衰竭病人合并心房颤动风险高于女性,分析与心房颤动病人预后存在性别差异有关。hs-CRP通过介导炎症反应促进黏附因子释放,进而诱导血栓形成,既增加栓塞风险,同时又增加心肌损伤风险。慢性心力衰竭合并心房颤动病人体内炎症反应明显,这种炎症反应可能加速心室重构,因此,高水平hs-CRP严重影响慢性心力衰竭合并心房颤动病人病情发展及预后。

(五)慢性心力衰竭急性失代偿期中医证候要素特点

慢性心力衰竭急性失代偿的主要证候要素:气虚、阴虚、阳虚、血瘀、痰浊水饮。

二证素相兼中以气虚+阴虚最多,其次是气虚+血瘀,再次是气虚+痰浊,还包括气虚+阳虚、气虚+水饮、阳虚+血瘀、阳虚+痰浊、阳虚+水饮。

三证素相兼中以气虚+血瘀+水饮最为多见,其次是气虚+阴虚+血瘀,再次是气虚+阴虚+水饮、阳虚+血瘀+水饮;而气虚+阳虚+血瘀、气虚+阳虚+痰浊、气虚+阴虚+痰浊、阳虚+阴虚+血瘀、阳虚+阴虚+水饮、阳虚+水饮+痰浊相对较少。

四证素组合相兼中以气虚+阳虚+血瘀+水饮最常见,其次是气虚+阴虚+血瘀+水饮,再次是气虚+阳虚+血瘀+痰浊、气血+阳虚+阴虚+水饮、阳虚+阴虚+血瘀+痰浊、气虚+阴虚+血瘀+痰浊、气虚+血瘀+水饮+痰浊。

五证素相兼极少,分别是气虚+阳虚+阴虚+血瘀+水饮、气虚+阳虚+血瘀+痰浊+水饮与阳虚+阴虚+血瘀+痰浊+水饮。

慢性心力衰竭急性失代偿期的虚性证素以气虚、阳虚、阴虚为主,实性证候以痰证、瘀证为主。气虚证多由机体元气不足,宗气亏虚,脏腑功能减退,清阳不升,卫外不固引起的以气短、神疲、脉虚为主要表现的虚弱证,临床多表现为气喘、气短懒言、神疲乏力,或头晕目眩、自汗、舌质淡嫩、脉虚等,亦可伴见食少纳呆、小便清长、肢体浮肿、便溏、泄泻、舌淡胖或有齿痕、脉虚。阳虚证是机体内阳气亏虚,虚寒内生,以畏寒肢冷等为主要表现的虚寒证候。临床多以畏寒肢冷、口淡不渴,或渴喜热饮、自汗、小便清长,或尿少浮肿、大便稀溏、面色㿠白、舌淡胖嫩、苔白滑、脉沉迟无力为主要表现。阴虚证多为体内阴液亏少,阳气偏亢,以口咽干燥、五心烦热等为主要表现的虚热证。痰证指痰浊内阻,临床多表现为咯痰色白、头晕、苔腻、脉弦滑等。血瘀证是由于血液运行不畅或溢出脉外,蓄积于体内,进一步可致气机闭阻、肌肤甲错失养等。临床多以疼痛、肿块、出血、舌紫、脉涩等为主要表现。

三、心力衰竭现代诊断指标与中医证型的关系

(一)N 末端 B 型利钠肽前体(NT-proBNP)、左室射血分数(LVEF)、D-二聚体(DD)与中医证型的关系

心力衰竭患者不同中医证型间的 NT-proBNP、LVEF、DD 分布有差异,且存在相关性,随着中医证型的变化:心肺气虚证→气阴两虚证→阳气亏虚证→痰浊壅肺证→阳虚水泛证,NT-proBNP、DD 逐渐升高,LVEF 逐渐降低,NT-proBNP、LVEF、DD 在一定程度上能为心力衰竭中医辨证分型提供客观依据。

心力衰竭患者 D-二聚体在气虚血瘀组与阳虚水泛组明显高于气阴两亏、痰饮阻肺、心肾阳虚证,随着心力衰竭程度加重而逐渐增高,与心功能分级呈显著正相关;NT-proBNP 在气阴两亏组与气虚血瘀、痰饮阻肺、心肾阳虚证、阳虚水泛组相比差异有显著统计学意义,与心功能分级呈显著正相关。

(二)心肌做功(Tei)指数与血浆 BNP 水平与中医证型的关系

心力衰竭兼血瘀证、兼阴虚证患者血浆 BNP 明显升高;心力衰竭兼血瘀证、兼阴虚证患者 LVEF(%)均降低;兼阴虚证组、兼血瘀证、兼水肿血瘀证组的 A/E 比值明显升高。心气虚证、兼阴虚证、兼血瘀证、兼水肿血瘀证 Tei 指数依次升高。

(三)高敏 C 反应蛋白(hs-CRP)、血清同型半胱氨酸(Hcy)、尿微量白蛋白(UMA)水平变化及与中医证型的关系

冠心病心力衰竭主要中医证型包括:气阴两亏型、气虚血瘀型、心肾阳虚型、痰饮阻肺型、阳虚水

泛型。五种证型间 Hcy 水平无统计学差异；hs-CRP 及 UMA 水平有显著性差异，且均随气阴两亏型—气虚血瘀型—心肾阳虚型—痰饮阻肺型—阳虚水泛型的转变而升高，但经 Spearman 相关系数检验发现，冠心病心力衰竭不同中医证型与 hs-CRP 及 UMA 水平无明显相关性。

（四）心功能分级与慢性心力衰竭中医证型的关系

心功能 I 级为心力衰竭气虚血瘀证的危险因素；心功能 II 级为心力衰竭气阴两亏证的危险因素；心功能 III 级为心力衰竭痰饮阻肺证的危险因素；心功能 IV 级为心力衰竭阳虚水泛证的危险因素。

第四节　诊断依据及治疗要点

一、心衰的诊断依据

（一）疾病诊断

1. 中医诊断标准

（1）以胸闷气喘、心悸、水肿为主症。

（2）早期表现为劳累后气短心悸，或夜间突发喘咳惊悸、端坐后缓解。随着病情发展心悸频发，动则喘甚，或端坐呼吸，不能平卧，水肿以下肢为甚，甚则全身水肿。常伴乏力、腹胀等。

（3）多有心悸、胸痹、真心痛、心痹等病史。

2. 西医诊断标准

（1）主要条件：①阵发性夜间呼吸困难或端坐呼吸；②颈静脉怒张；③肺部啰音；④心脏扩大；⑤急性肺水肿；⑥第三心音奔马律；⑦静脉压增高>1.57kPa（16cmH$_2$O）；⑧循环时间>25s；⑨肝颈静脉反流征阳性。

（2）次要条件：①踝部水肿；②夜间咳嗽活动后呼吸困难；③肝肿大；④胸腔积液；⑤肺活量降低到最大肺活量的 1/3；⑥心动过速；⑦治疗后 5d 内体重减轻>4.5kg。

同时存在 2 个主项或 1 个主项加 2 个次项，即可诊断为心力衰竭。

（3）超声心动图指标：①收缩功能：以收缩末及舒张末的容量差计算射血分数（EF 值），虽不够精确，但方便实用。正常 EF 值>50%，运动时至少增加 5%。②舒张功能：目前大多采用多普勒超声心动图二尖瓣血流频谱间接测定心室舒张功能，心动周期中舒张早期心室充盈速度最大值为 E 峰，舒张晚期心室充盈最大值为 A 峰，E/A 为两者之比值。正常人 E/A 值不应小于 1.2，中青年应更大。舒张功能不全时，E 峰下降，A 峰增高，E/A 比值降低。

（4）心电图：可提供既往心肌梗死（MI）、左室肥厚、广泛心肌损害及心律失常等信息。可判断是否存在心脏不同步，包括房室、室间和/或室内运动不同步。

（5）实验室检查：全血细胞计数、尿液分析、血生化、空腹血糖和糖化血红蛋白、血脂谱及甲状腺功能等应列为常规检查。血浆脑钠肽（BNP）和 N 端脑钠肽前体（NT-proBNP）对诊断心衰的敏感性和特异性有限，但有很高的阴性预测价值，故可用于排除诊断，BNP<35pg/ml、NT-proBNP<125pg/ml 时不支持慢性心衰诊断。

（6）X 线胸片：可提供心脏增大、肺瘀血、肺水肿及原有肺部疾病的信息。

（7）6min 步行试验：用于评定患者的运动耐力。6min 步行距离（6MWD）<150m 为重度心衰；150~450m 为中度心衰；>450m 为轻度心衰。

(8)液体潴留及其严重程度判断：对于应用和调整利尿剂治疗十分重要。短时间内体质量增加是液体潴留的可靠指标。其他征象包括：颈静脉充盈、肝颈静脉回流征阳性、肺和肝脏充血，以及下肢和骶部水肿、胸部积液和腹腔积液等。

3. 心力衰竭严重程度分级标准

美国纽约心脏病学会(NYHA)的分级方案，主要是根据患者自觉的活动能力划分为心功能四级，心力衰竭三度：

Ⅰ级(心功能代偿期)：患者患有心脏病，但活动量不受限制，平时一般活动不引起疲乏、心悸、呼吸困难或心绞痛。

Ⅱ级(Ⅰ度心衰)：心脏病患者的体力活动受到轻度的限制，休息时无自觉症状，但平时一般活动下可出现疲乏、心悸、呼吸困难或心绞痛。

Ⅲ级(Ⅱ度心衰)：心脏病患者体力活动明显受限，小于平时一般活动即引起上述的症状。

Ⅳ级(Ⅲ度心衰)：心脏病患者不能从事任何体力活动。休息状态下也出现心衰的症状，体力活动后加重。

(二)证候诊断

1. 慢性稳定期

(1)气虚血瘀证：气短/喘息、乏力、心悸。倦怠懒言，活动易劳累；自汗；语声低微；面色/口唇紫暗。舌质紫暗(或有瘀斑、瘀点或舌下脉络迂曲青紫)，舌体不胖不瘦，苔白，脉沉、细或虚无力。

(2)气阴两虚血瘀证：气短/喘息、乏力、心悸。口渴/咽干、自汗/盗汗、手足心热、面色/口唇紫暗。舌质暗红或紫暗(或有瘀斑、瘀点或舌下脉络迂曲青紫)，舌体瘦，少苔，或无苔，或剥苔，或有裂纹，脉细数无力或结代。

(3)阳气亏虚血瘀证：气短/喘息、乏力、心悸。怕冷和/或喜温、胃脘/腹/腰/肢体冷感、冷汗、面色/口唇紫暗。舌质紫暗(或有瘀斑、瘀点或舌下脉络迂曲青紫)，舌体胖大，或有齿痕，脉细、沉、迟无力。

临床症见咳嗽/咯痰、胸满/腹胀、面浮/肢肿、小便不利，舌苔润滑，或腻，或有滑脉，为兼有痰饮证。

2. 急性加重期

急性加重期患者多在上述基本证型基础上出现阳虚水泛、水饮凌心甚至喘脱、痰浊壅肺。

(1)阳虚水泛证：喘促，心悸，痰涎上涌，或咯吐粉红色泡沫样痰，口唇青紫，汗出肢冷，烦躁不安，肢肿。舌质淡暗，苔白水滑，脉细促。

(2)阳虚喘脱证：喘息不得卧，烦躁，汗出如油，四肢厥冷，尿少，肢肿。舌淡暗，苔白，脉微细欲绝或疾数无力。

(3)痰浊壅肺证：咳喘痰多，心悸，动则尤甚，或发热、恶寒，尿少肢肿，或颈脉怒张。舌暗或暗红，苔白腻或黄腻，脉细数或细滑。

二、慢性心力衰竭的中医治疗要点

心衰是一种进展性的病变，各阶段病理机制不同，根据心衰疾病进展及临床表现的不同，治疗上应各有侧重，失代偿的急性加重期多表现为本虚不支，标实邪盛，甚至阴竭阳脱，常需住院治疗，积极固护气阴或气阳治本，活血、利水、化痰、解表、清热治标，必要时需急救回阳固脱；代偿阶段的慢性稳定期多表现为本虚明显，标实不甚，但需益气、养阴或温阳固本调养，酌情兼以活血、化痰利水治标。

(一)一般治疗

包括去除诱发因素、监测液体潴留、限钠限水、心理和精神治疗、氧气治疗等。

（二）分阶段辨证论治

慢性心衰的不同阶段，在西医治疗的基础上，配合中医辨证论治，形成个体化的治疗方案，充分发挥中西医结合优势互补，可以更好地实现慢性心衰从"防"到"治"的全面管理。

阶段 A：患者为心衰的高发危险人群，常见疾病有高血压、冠心病、糖尿病；肥胖、代谢综合征患者；有应用心脏毒性药物的病史、酗酒史、风湿热史或心肌病家族史者。这一阶段应强调心衰是可以预防的。应根据原发疾病特点进行辨证论治，发挥中医治未病的特点，干预心衰的危险因素，防止心衰发生。如冠心病按照"胸痹心痛"辨证论治，高血压病按照"眩晕"辨证论治，糖尿病按照"消渴"辨证论治，心肌炎、心律失常按照"心悸"辨证论治，慢性肾功能衰竭按照"水肿"或"关格"辨证论治等。

阶段 B：患者已发展成结构性心脏病。由于心衰是一种进行性的病变，心室重构可不断地发展，因此，这一阶段患者的积极治疗极其重要，而治疗的关键是阻断或延缓心室重构。治疗措施：包括所有阶段 A 的措施；血管紧张素转换酶抑制剂（ACEI）、β 受体阻滞剂可应用于 LVEF 低下的患者，不论有无 MI 史；MI 后伴 LVEF 降低，不能耐受 ACEI 时，可应用血管紧张素 Ⅱ 受体拮抗剂（ARB）。此阶段的中医治疗应在原发病辨治的基础上，结合补益心气法以延缓心衰的发生发展。补益心气可选用桂枝甘草汤、保元汤加减：黄芪、人参、白术、桂枝、甘草等。此外，现代研究表明一些单味中药和中成药具有潜在的防止或逆转心室重构作用，如丹参、黄芪、西洋参、三七、玄参、淫羊藿、苦参、芪苈强心胶囊、芪参益气滴丸、通心络胶囊、麝香保心丸、黄芪注射液等，临床可考虑选择应用。

阶段 C：患者已有基础的结构性心脏病，以往或目前有心衰的症状和/或体征；或目前虽无心衰的症状和/或体征，但以往曾因此治疗过。此阶段治疗包括所有阶段 A 的措施，并常规应用利尿剂、ACEI、β 受体阻滞剂。为改善症状可加用地高辛。醛固酮受体拮抗剂（ARA）、ARB、硝酸酯类等药物可应用于某些选择性患者。此阶段以气虚血瘀证、阳气亏虚血瘀证、气阴两虚血瘀证为主要证型，可兼见水饮证和痰浊证。

主要证型：①气虚血瘀证。治法：益气活血。推荐方药：桂枝甘草汤、保元汤加减：人参、黄芪、桂枝、桃仁、红花、丹参、当归、赤芍、川芎、甘草等。中成药：芪参益气滴丸（推荐用于冠心病）。心衰急性加重可选用：黄芪注射液。②阳气亏虚血瘀证。治法：益气温阳活血。推荐方药：参附汤、四逆汤加减：人参、黄芪、附子、干姜、白术、桃仁、红花、丹参、当归、川芎、甘草等。中成药：芪苈强心胶囊、参附强心丸、心宝丸。心衰急性加重可选用：参附注射液、心脉隆注射液。③气阴两虚血瘀证。治法：益气养阴活血。推荐方药：生脉散加味：人参、麦冬、五味子、黄芪、生地黄、桃仁、红花、丹参、当归、赤芍、川芎、甘草等。中成药：生脉胶囊、生脉饮口服液、补益强心片。心衰急性加重可选用：生脉注射液、注射用益气复脉。

兼证：①水饮证。治法：通阳利水。推荐方药：水饮内停者，五苓散、苓桂术甘汤、木防己汤加减；水凌心肺者，葶苈大枣泻肺汤加减；脾虚水肿者，防己黄芪汤加减；阳虚水泛者，真武汤、防己茯苓汤加减。常用药物：附子、茯苓、猪苓、桂枝、泽泻、芍药、白术、防己、葶苈子、生姜等。中成药：五苓胶囊。心衰急性加重可选用：心脉隆注射液。②痰浊证。治法：化痰利湿。推荐方药：二陈汤、三子养亲汤加减。脾虚者，合四君子汤；痰热者，小陷胸汤、黄连温胆汤加减。常用药物：半夏、陈皮、茯苓、瓜蒌、苏子、白芥子、莱菔子、黄芩、浙贝、桔梗、杏仁、桑白皮、葶苈子、炙甘草等。中成药：橘红丸、复方鲜竹沥、祛痰灵口服液。心衰急性加重可选用：痰热清注射液。

阶段 D：患者进入难治性终末期心衰阶段。此阶段的治疗可应用心脏移植、左室辅助装置、静脉滴注正性肌力药以缓解症状；若出现严重肾功能不全、难治性水肿，可应用超滤法或血液透析。应注意并适当处理重要的并发症，如睡眠障碍、抑郁、贫血、肾功能不全等。控制液体潴留是治疗成功的关键，神经内分泌抑制剂的应用非常重要。此类患者对 ACEI 和 β 受体阻滞剂耐受性差，宜从极小剂量开始。

此阶段虽病情较重,但常见症候与阶段 C 相似,辨证论治参考阶段 C。部分慢性心衰 C、D 阶段水肿较重的患者,因长期大量使用利尿剂而出现利尿剂抵抗,或患者开始即对利尿剂不敏感,可结合中医辨证治疗,或配合中药外治等手段,通常可提高利尿效果。心衰中医辨证治疗方案见图 4-3。

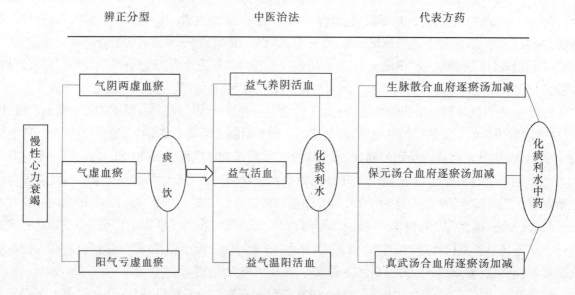

图 4-3　慢性心力衰竭中医辨证治疗方案框图
(引用自《慢性心力衰竭中医诊疗专家共识》)

第五节　病 证 鉴 别

中医古籍中无"心衰病"之名,称之为"心悸""怔忡""水气""水肿"等,临床需与以下病证鉴别。

一、支饮

支饮病名出《金匮要略·痰饮咳嗽病脉证并治》,曰:"咳逆倚息,短气不得卧,其形如肿,谓之支饮。"支饮指因感染疠虫,或感受温热、湿热等邪,郁而不解,入侵心包之络,或因肾衰水毒上泛,损伤心包,以胸痛、气喘、心包腔积液等为主要表现的痰饮类疾病。西医学所说的渗出性心包炎可参照本病辨治。

饮,即水液停留于人体局部者,因其所停留的部位及症状不同而有不同的名称。如《金匮要略》即有"痰饮""悬饮""溢饮""支饮"等区分。饮的病证特点:饮在肠间,则肠鸣沥沥有声;饮在胸胁,则胸胁胀满、咳唾引痛;饮在胸膈,则胸闷、咳喘、不能平卧、其形如肿;饮溢肌肤,则见肌肤水肿、无汗、身体疼重。

支饮多由外感六淫,或饮食所伤及七情内伤等,使肺、脾、肾及三焦等脏腑气化功能失常,津液代谢障碍,以致水液停滞而成。肺、脾、肾及三焦与津液代谢关系密切,肺主宣降,通调水道,输布津液;脾主运化水液;肾阳主水液蒸化;三焦为水液通调之道路。故肺、脾、肾及三焦功能失常,均可聚湿而生痰。支饮形成后,饮多留积于肠胃、胸胁及肌肤。

支饮形成之后,由于停滞的部位不同,临床表现亦不一样,阻滞于经脉,可影响气血运行和经络的生理功能。停滞于脏腑,则可影响脏腑的功能和气机升降。

二、心痹

心痹首见于《黄帝内经》，《素问·痹论篇》曰："心痹者，脉不通，烦则心下鼓，暴上气而喘，嗌干善噫，厥气上则恐。"《黄帝内经》对心痹进行了系统阐述，如提出本病病因病机为思虑过度、脉痹不已。宋代《圣济总录》将心痹单独列出，系统论述其理法方药，明确强调："脉痹不已，复感于邪，内舍于心，是为心痹。"记载有茯神汤、赤茯苓汤、紫石英散、秦艽汤、犀角散等常用方剂，为本病的治疗提供了丰富的用药依据。徐镛《医学举要》提出"热痹不已，亦可致心痹"的观点。心痹属心瓣膜性疾病，西医学的风湿性心脏瓣膜病等可出现心痹表现。

心痹往往内因七情伤脾损心血，使正气不足，形体日渐虚衰，复感于外邪侵袭，侵犯于心而成心痹。临床多表现为咳喘心悸不得卧，动则心悸更甚，口唇发紫，颜面和两下肢浮肿。心阳欲脱者则表现为呼吸喘促，心烦不安，汗出肢冷，脉微欲绝等。

心痹的治疗以养心扶正祛邪、活血通脉的原则，根据病情可选用人参养荣汤、归脾汤、生脉散、真武汤、丹参饮等。结合患者的体质和病理变化，可适当加一些活血化瘀之品，以达补而不滞，攻不伤正。

三、哮病

哮病是一种发作性的痰鸣气喘疾患。发作时喉中有哮鸣声，呼吸气促困难，甚则喘息不能平卧。

此病呈反复发作性，发时常多突然，可见鼻痒、喷嚏、咳嗽、胸闷等先兆。喉中有明显哮鸣声，呼吸困难，不能平卧，甚至面色苍白，唇甲青紫，约数分钟、数小时后缓解。平时可一如常人，或稍感疲劳、纳差。但病程日久，反复发作，导致正气亏虚，可常有轻度哮鸣，甚至在大发作时持续难平，出现喘脱。

病因是由于外邪侵袭，饮食不当，体虚病后等引发。病理因素以痰为主。痰的产生主要由于人体津液不归正化，凝聚而成，如伏藏于肺，则成为发病的潜在"夙根"，因各种诱因如气候、饮食、情志、劳累等诱发，这些诱因每多错杂相关，其中尤以气候变化为主。多与先天禀赋有关，家族中可有哮病史，常由气候突变、饮食不当、情志失调、劳累等诱发。

四、肺胀

肺胀是多种肺系疾患反复发作迁延不愈，导致肺气胀满，不能敛降的一种病证。《灵枢·胀论》篇曰："肺胀者，虚满而喘咳。"由此可见，本病多属本虚标实，"胀"为现象，关键在"虚"。其临床以喘、咳、痰、满为主症，属于现代医学肺心病、肺气肿、肺心病、心衰等范畴。其具体表现为：胸部膨满、胀闷如塞，喘咳上气、痰多烦躁、心慌等，病程缠绵，时轻时重，日久则见面色晦暗、唇甲紫绀、脘腹胀满、肢体浮肿，甚至喘脱等危重证候。

肺胀主要是久病肺气先虚，邪之所凑。肺为娇脏，不耐寒热，易于受邪。一旦病邪犯肺（包括外感、内伤等），邪客肺络，百脉闭塞，肺金失其肃降，使水谷精微无法布施诸脏，又以脾肾受累，脾不健运，肾不制水，水湿泛滥，上犯心肺而作惊悸、咳喘、气短、水肿等诸证。气主于肺，肺气虚则滞，气滞则血瘀，互为因果，故见面色晦暗、唇甲紫绀。由于气道阻滞，津液代谢障碍，故而停聚成痰。

肺胀与哮证、喘证均以"咳而上气喘满"为主症，有其类似之处。区别言之，肺胀是多种慢性肺系疾病，日久渐积而成，哮是反复发作性的一个独立病种，喘是多种急慢性疾病的一个症状，哮与喘病久不愈又可发展成为肺胀。

五、喘病

喘病是指由于外感或内伤,导致肺失宣降,肺气上逆或气无所主,肾失摄纳,以致呼吸困难,甚则张口抬肩、鼻翼翕动、不能平卧等为主要临床特征的一种病证。古代医集称"喘促""上气""逆气"等。

《灵枢·五阅五使》曰:"故肺病者,喘息鼻张。"《灵枢·本脏》说:"肺高则上气肩息咳。"提示喘病以肺为主病之脏,并以呼吸急促、鼻煽、抬肩为特征。《灵枢·五邪》曰:"邪在肺,则病皮肤痛,寒热,上气喘,汗出,喘动肩背。"《伤寒杂病论》已经认识到许多疾病,如肺痈、水气、黄疸、虚劳都可导致喘病,并记载了具体的方药治疗。明代张景岳把喘病归纳为虚实两证。

喘病是以症状命名的疾病,既是独立性疾病,也是多种急、慢性疾病过程中的症状,若伴发于其他疾病时,应结合其他疾病的证治规律而治疗。

西医的喘息性支气管炎、肺部感染、肺炎、肺气肿、肺结核、矽肺等疾病,当这些疾病出现喘病的临床表现时,可参照喘病进行辨证论治。

六、肾水

肾水是指体内水液潴留,泛滥肌肤,表现以头面、眼睑、四肢、腹背,甚至全身浮肿为特征的一类病证。水肿初起多从眼睑开始,继则延及头面、四肢、腹背,甚者肿遍全身,也有的水肿先从下肢足胫开始,然后遍及全身。轻者仅眼睑或足胫浮肿,重者全身皆肿,肿处皮肤绷紧光亮,按之凹陷即起,或皮肤松弛,按之凹陷不易恢复,甚则按之如泥。如肿势严重,可伴有胸腹水而见腹部膨胀、胸闷心悸、气喘不能平卧等。西医学中营养不良水肿、肾性水肿、肝性水肿等,可参照本病进行辨治。

《灵枢·水胀》篇做了详细的描述,如"水始起也,目窠上微肿,如新卧起之状,其颈脉动,时咳,阴股间寒,足胫肿,腹乃大,其水已成矣"。《金匮要略》称本病为"水气",按病因、病证分为风水、皮水、正水、石水、黄汗五类。明代《医学入门·杂病分类·水肿》提出疮痍可以引起水肿,并记载了"脓疮搽药,愈后发肿"的现象,清代《证治汇补·水肿》归纳总结了前贤关于水肿的治法,认为治水肿之大法,"宜调中健脾,脾气实,自能升降运行,则水湿自除,此治其本也"。

肾水其病因有风邪袭表、疮毒内犯、外感水湿、饮食不节及禀赋不足、久病劳倦等。基本病理变化为肺失通调,脾失转输,肾失开阖,三焦气化不利。其病位在肺、脾、肾,而关键在肾。治疗以发汗、利尿、泻下逐水为基本法则。

第六节　证治分类

中医学认为,慢性心衰属本虚标实之证,心气亏虚为其发病之本。心衰病机可用"虚""瘀""水"概括,益气、活血、利水为心衰的治疗大法。心衰的治疗目标不仅是改善症状、提高生命质量,更重要的是防止和延缓心室重构的发展,从而维持心功能,降低心衰的病死率和再住院率。慢性心衰的不同阶段,在西医治疗的基础上,配合中医药辨证治疗,形成分阶段的治疗方案,充分发挥中西医互补优势,可以更好地实现慢性心衰从"防"到"治"的全程管理。

一、辨证治疗

阶段 A:此阶段以原发病表现为主,应根据原发病进行辨证治疗,发挥中医治未病的特点,干预心衰的危险因素,预防心衰发生。如患者有高血压眩晕等,可按照"眩晕"辨证治疗;有高脂血症,可按照"血浊"辨证治疗;有糖尿病消渴等,可按照"消渴"辨证治疗;有冠心病胸闷胸痛,可按照"胸痹心痛"辨证治疗;有心肌炎、心律失常,可按照"心悸"辨证治疗等。

阶段 B:此阶段仍以原发病为主,因已有结构性心脏病,部分患者会出现轻度心悸、气短、乏力等,中医辨证属于心气虚,故临床应在原发病辨治的基础上,结合补益心气法以延缓心衰的发生发展。补益心气可选用补中益气汤、保元汤、桂枝甘草汤等加减,常用黄芪、人参、白术、桂枝、甘草等。此外,现代研究表明一些单味中药和中成药具有潜在的防止或逆转心室重构作用,如丹参、黄芪、西洋参、三七、玄参、淫羊藿、苦参等,以及芪苈强心胶囊、芪参益气滴丸、通心络胶囊、麝香保心丸、黄芪注射液等,临床可考虑选择应用。

阶段 C:慢性稳定期以气虚血瘀、气阴两虚血瘀、阳气亏虚血瘀饮停为主要证型,可兼见水饮证和痰浊证。急性加重期以阳虚水泛、阳虚喘脱、痰浊壅肺为主要证型。

(一)慢性稳定期

1. 气虚血瘀

治法:益气活血。

推荐方药:保元汤合血府逐瘀汤加减。人参、黄芪、茯苓、白术、桂枝、桃仁、红花、当归、川芎、赤芍、柴胡、枳壳、牛膝、桔梗、甘草等。

中成药如黄芪注射液、血府逐瘀口服液、益气复脉注射液等。黄芪注射液功效益气养元、扶正祛邪、养心通脉,用于心气虚损、血脉瘀阻之病毒性心肌炎、心功能不全等。血府逐瘀口服液功效活血化瘀、行气止痛,用于瘀血内阻之头痛或胸痛、内热憋闷、失眠多梦、心悸怔忡。益气复脉注射液功效益气复脉、养阴生津,用于冠心病所致慢性左心功能不全气阴两虚证,症见心悸、气短甚则气急喘促,胸闷隐痛,时作时止,倦怠乏力,面色苍白,动则汗出,舌淡、少苔或剥苔,脉细弱或结代。

2. 气阴两虚血瘀

治法:益气养阴,活血化瘀。

推荐方药:生脉散合血府逐瘀汤加减。人参、麦冬、五味子、生地黄、黄精、玉竹、桃仁、红花、当归、川芎、赤芍、柴胡、枳壳、牛膝、桔梗、甘草等。

中成药如生脉饮口服液、血府逐瘀口服液、生脉注射液、参麦注射液等。生脉饮口服液功效益气、养阴生津,用于气阴两亏之心悸气短、自汗。生脉注射液用于气阴两亏、脉虚欲脱所致心悸、气短、四肢厥冷、汗出、脉欲绝及心肌梗死、心源性休克。

3. 阳气亏虚,血瘀饮停

治法:温阳益气,活血利水。

推荐方药:真武汤合血府逐瘀汤加减。人参、制附子、茯苓、白术、炮姜、芍药、桂枝、桃仁、红花、当归、川芎、柴胡、枳壳、牛膝、桔梗、甘草等。

中成药如麝香保心丸、心宝丸、芪苈强心胶囊、参附注射液等。麝香保心丸用于气滞血瘀所致的胸痹,症见心前区疼痛、固定不移;心肌缺血所致的心绞痛、心肌梗死见上述证候者。心宝丸功效温补心肾、益气助阳、活血通脉,用于治疗心肾阳虚、心脉瘀阻引起的慢性心功能不全。芪苈强心胶囊功效益气温阳、活血通络、利水消肿,用于冠心病、高血压病所致轻、中度充血性心力衰竭证属阳气虚乏、络瘀水停者,症见心慌气短,动则加剧,夜间不能平卧,下肢浮肿等。参附注射液功效益气温阳、回阳救逆,用于气虚阳虚所致胸痹、怔忡。

兼证

1. 水饮证

治法:通阳利水。

推荐方药:水饮内停者,五苓散、苓桂术甘汤、木防己汤加减;水凌心肺者,葶苈大枣泻肺汤加减;脾虚水肿者,防己黄芪汤加减;阳虚水泛者,真武汤、防己茯苓汤加减。常用药物:附子、茯苓、猪苓、桂枝、泽泻、芍药、白术、防己、葶苈子、生姜等。

中成药如五苓胶囊、心脉隆注射液等。五苓胶囊功效温阳化气、利湿行水,用于阳不化气、水湿内停所致的水肿,症见小便不利,水肿腹胀,呕逆泄泻,渴不思饮。心脉隆注射液功效益气活血、通阳利水,用于改善气阳两虚、瘀血内阻的慢性充血性心力衰竭引起的心悸、浮肿、气短、面色晦暗、口唇发绀等症状。

2. 痰浊证

治法:化痰利湿。

推荐方药:二陈汤、三子养亲汤加减。脾虚者,合四君子汤;痰热者,小陷胸汤、黄连温胆汤加减。常用药物:半夏、陈皮、茯苓、瓜蒌、苏子、白芥子、莱菔子、黄芩、浙贝母、桔梗、杏仁、桑白皮、葶苈子、炙甘草等。

中成药如痰热清注射液等。痰热清注射液功效清热、解毒、化痰。用于风温肺热病属痰热阻肺证,症见:发热、咳嗽、咯痰不爽、口渴、舌红、苔黄等。

(二)急性加重期

1. 阳虚水泛

治法:温阳利水,泻肺平喘。

推荐方药:真武汤合葶苈大枣泻肺汤加减。熟附子、白术、白芍、猪苓、茯苓、车前子、泽泻、葶苈子、炙甘草、地龙、桃仁、煅龙骨、煅牡蛎等。

中成药如芪苈强心胶囊、参附注射液等。

2. 阳虚喘脱

治法:回阳固脱。

推荐方药:参附龙牡汤加味。人参、炮附子、煅龙骨、煅牡蛎、干姜、桃仁、红花、紫石英、炙甘草等。

中成药如参附注射液等。

3. 痰浊壅肺

治法:宣肺化痰,蠲饮平喘。

推荐方药:三子养亲汤合真武汤加减。炙苏子、白芥子、莱菔子、款冬花、地龙、葶苈子、车前子、桃仁、杏仁、炙枇杷叶、制附子、白术、白芍、茯苓等,急则治标,偏寒痰加细辛、半夏、生姜等药物,偏热痰去附子加黄芩、桑白皮、瓜蒌、贝母、鱼腥草、冬瓜仁等药物。

中成药如痰热清注射液等。

阶段 D:此阶段虽病情较重,常见证候与阶段 C 相似,辨证治疗可参考阶段 C。此阶段的患者因长期大量使用利尿剂可出现利尿剂抵抗,或开始即对利尿剂不敏感,可结合中医辨证治疗,提高利尿效果。

二、顽固性心力衰竭的治疗

在患者入院初期,病情重,心功能不全表现明显,如气促、乏力,动辄尤甚,不能平卧,端坐呼吸、夜间阵发性呼吸困难,活动受限,双下肢水肿,尿短少,纳差,胃脘痞满,胁下痞块,青筋暴露,咳嗽,咯痰,咯粉红色泡沫痰等,既有本虚的表现(阳气亏虚或兼阴虚),又有标实的突出表现(痰、瘀、水饮)。在此阶段标实更为突出,如水饮,表现为严重水肿,甚至多浆膜腔积液(胸腔、心包、腹腔等)。瘀血,表现为肝肿大,颈静脉怒张,咯粉红色泡沫痰等,此时治疗重点在于减轻心脏负荷,应用利尿剂,扩血管药,甚至正性肌力药物,尤其是利尿剂。此时中医的治疗策略为益气温阳,活血利水,佐以扶正,尤其重视心肾两脏。突出中医活血化瘀的优势,改善循环,从多方面疏通水道,避免过度利水伤正。应用方剂如真武汤、生脉散、苓桂术甘汤、葶苈大枣泻肺汤等合用,活血化瘀药可用水蛭、地龙、丹参、降香、延胡索、益母草、泽兰等,利水药可配泽泻、茯苓皮、车前子等。

随着患者体重减轻,心功能得到一定程度改善,水肿消退,端坐呼吸改善,逐渐能平卧,阳虚得到一定程度的纠正,但因前一阶段利水为主,水饮渐消,但瘀血及气阴两虚突出,此阶段标本并重,以益气养阴、活血利水为主,可以生脉散合苓桂术甘汤加味,如沙参、山萸肉、女贞子、山药、黄芪、红景天等。

经过上述两个阶段治疗后,患者气虚症状明显,如乏力,活动后明显,但水肿已不明显,瘀血明显消退,如胁下痞块消失,青筋暴露不明显,此时表现以正气不足为突出矛盾,治疗重点在固本扶正,尤其重视心脾两脏,治疗以健脾养心为主,佐以活血利水,方剂以生脉散合四君子汤加味,以生脉散益气养心,四君子汤益气健脾,使气血生成源源不断,心主血和心主脉的功能得以实现,先天得以后天滋养,血液运行通畅,痰饮之源得以切断,达到体充邪去,阴平阳秘的目的。

三、射血分数保留心力衰竭的治疗

射血分数保留的心力衰竭,是一种具有心力衰竭的症状和体征,以射血分数正常而舒张功能异常为特征的临床综合征。发生射血分数保留心力衰竭的原因是左心室舒张期主动松弛能力受损和心肌顺应性降低,导致了左心室在舒张期的充盈受损,心搏量减少,左室舒张末期压力增高。射血分数保留心力衰竭患者的特点是射血分数正常、左心室舒张末期压力增高、心肌扭转松解延迟和左心室抽吸作用减少。目前认为本病是由于左心室舒张期主动松弛能力受损和心肌顺应性降低,即僵硬度增加(心肌细胞肥大伴间质纤维化),导致左心室在舒张期充盈受损,心排血量减少,左心室舒张末期压增高而发生的心力衰竭。射血分数保留心力衰竭并非单纯舒张功能障碍,并不完全等于舒张功能衰竭,还有很多心血管异常,包括较低的纵向收缩功能储备,左房功能下降,肺高压引起右室重构,右心功能下降,还有冠脉血流储备下降、微循环障碍等。

陈可冀认为射血分数保留心力衰竭的中医病机为内虚,早期主要为心气心阳亏虚,可兼肺气亏虚,随病情发展及病机变化,心气心阳亏虚致运血无力、瘀血内停;中期脾阳受损、脾虚失运,复加肺气亏虚,水道失其通调,水湿内停;后期肾阳虚衰,膀胱气化不利,水饮泛滥。邓铁涛认为辨治射血分数保留心力衰竭应以阴阳为要,心衰以心病为本,调理心之气血阴阳,为治本之法,心气虚为心衰最基本的病机,若进一步发展,则气损及阴阳,临床出现心阳虚和心阴虚。雷忠义认为气虚阳微、血瘀水停是射血分数保留心力衰竭的基本病机,心气心血亏虚是心衰病的基本病理变化,贯穿于心衰病发生发展的整个过程。早期多为心肺气虚,逐渐影响至脾肾,后期以心肾阳虚为主,并伴有不同程度的痰血水的瘀滞。阳虚日久,阳损及阴或阴阳离决,是其发展的严重阶段。其病位在心,与肺、肝、脾、肾相关,病属本虚标实,本虚是心之阳气不足,标实是血瘀水饮内停。唐祖宣教授认为,射血分数保留心力衰竭是多种慢性心系疾病进行性发展、缠绵难愈的最终归宿,主要病机归结为阳气虚衰、心脉瘀阻,治疗以温运阳气为大法。

四、心力衰竭并发症的治疗

心力衰竭患者常常有一种或多种合并症。心衰与合并症之间相互影响,可能形成恶性循环。识别并且评估,科学合理地做好心衰并发症的管理有助于改善心衰患者预后、症状及生活质量。

(一)心力衰竭合并利尿剂抵抗

临床表现属中医"水肿""心水""痰饮"等范畴,其病机为心脾肾阳气不足,肺失通调,脾失健运,肾失开阖,致体内水液停聚。病位在心,与脾、肾、肺三脏相关,临床证型多见气血瘀滞、阳虚水饮、血瘀痰浊等,治疗多以温阳利水、益气活血为原则。可辨证使用真武汤、苓桂术甘汤、五皮饮、五苓散等。

(二)心衰合并肠道菌群失调

心与小肠互为表里,其经脉相联,气血相通,在生理及病理上相互影响,小肠虚寒,水谷精微生化不足,可产生心血不足的表现。其次小肠分清泌浊,功能失常可产生痰、饮、水、湿等产物,痹阻心阳,瘀阻心脉,导致心力衰竭发生。心力衰竭合并肠道菌群失调属中医"泄泻""痞满"范畴,基本病机为脾胃运化功能失调,肠道泌别清浊、传导失司,临床治疗多以健脾化湿为原则。可辨证使用四君子汤、健脾化滞丸、补阳还五汤、加味小建中汤等。

(三)心衰合并冠心病

心力衰竭合并冠心病阶段,中医称之"心悸""怔忡""瘀血""心痹"等。中医认为冠心病病位在心,病机在于心脉不通,瘀血阻滞,脉不通则血不流。心脉不通的原因,既由于瘀血、痰浊、气滞产生,又是长期以来脏腑功能失调的结果。当气滞、痰浊、瘀血交相呼应,互为因果时,闭阻心脉,气血不能正常流通,则出现"不通则痛",活血化瘀是治疗心力衰竭合并冠心病的主要方法,贯穿于整个治疗过程,但是必须与辨证论治紧密结合,才能进一步提高疗效。可使用血府逐瘀口服液、芪参益气滴丸、麝香保心丸等。

(四)心衰合并糖尿病

糖尿病属于中医"消渴"范畴,而消渴又是临床上比较多见的疾病,结合消渴的临床表现,糖尿病与消渴病有某些相似之处,可以根据消渴病辨证论治。先天禀赋不足是引起消渴病的重要内因,长期饮食不节,损伤脾胃,导致脾胃运化失职,长期积热,燥热伤津,津亏液少,引起消渴。消渴的病机主要在于阴津亏损,燥热偏盛,而以阴虚为本,燥热为标。两者相互影响,互为因果。心衰合并糖尿病,宜予益气养阴、活血利水,可辨证使用生脉饮、津力达、五苓胶囊等。

(五)心衰合并低血压

临床属中医"虚劳""眩晕""昏厥"等范畴,本病以虚为主,可见心气血不足,血脉充盈不足,脾失健运,气血生化乏源,久病体衰,肾精不足,髓海亏虚。表现为气血、阴阳虚损,病位在心、脾、肾,治疗以益气养血、调补阴阳为原则。可辨证使用参芪复脉汤、补中益气汤、生脉颗粒等。

(六)心衰合并心房颤动

临床属中医"惊悸""心动悸""怔忡"等范畴,病机以本虚标实为主,气血阴阳亏虚为本,气滞、痰湿、瘀血为标,治疗原则为调整阴阳气血,兼以理气、化痰、活血。可辨证使用稳心颗粒、芪苈强心胶囊、芪参益气滴丸、参松养心胶囊等。

(七)心衰合并贫血

心衰合并贫血可能与血液稀释、营养不良、肾功能不全等有关,中医认为,心衰病是多种原因引起的以气血阴阳亏虚为本,血瘀水停为标,以心为中心涉及其余四脏的全身性病变。贫血是在心衰过程中发生的血虚之证,主要涉及心、脾、肾三脏。因此,临床上治疗心衰伴发贫血,应从阴阳气血的整体辨证着手,在益气温阳的基础上,侧重健脾补肾,随证灵活加减。如采用人参、黄芪、茯苓、白术益气生血,当归、柏子仁、酸枣仁养血宁心，何首乌、熟地、鸡血藤、山茱萸养血益髓。方如养心汤、归脾汤、当归补血汤等。

（八）心衰合并肾功能不全

心衰合并肾功能不全，有的是急性发病造成的，有的是缓慢发展形成的，中药治疗可贯穿整个疾病的全过程。发病初期，尿蛋白阳性，肌酐、尿素氮升高不明显时，基本方剂可选六味地黄丸加减，加入金樱子、芡实、补骨脂等。病情进展，可根据不同证型，辨证论治，如热毒炽盛时给予黄连解毒汤加减，以泻火解毒为主；火毒瘀滞时给予清瘟败毒饮加减，以清热解毒活血化瘀；气阴两虚时给予芪参地黄汤，益气养阴；肾阴亏损严重时给予六味地黄丸加减调理。

（九）心衰合并睡眠呼吸暂停

中医认为本病主要病理因素为痰湿、血瘀，主要病机为痰湿内阻、瘀血阻窍、脏腑失调，与肺、脾、肾等脏密切相关，尤以脾失健运、肺气不利为关键。鼾证的治疗首先要辨虚证和实证，临床上以实证多见，但实证可进一步发展为虚证。临床上的表现多虚实夹杂，虚实相互转化，如肺脾肾气虚致使津液气化失司而酿成痰浊；痰浊内壅进一步阻碍肺脾肾的气化，痰浊内生，阻滞气机，血运不畅而致瘀血，终致痰瘀互结，治疗时可有所侧重，对于虚实夹杂的情况，攻逐实邪应有度，方药可选用金水六君煎加减。

第七节　其他疗法

一、单方验方治疗

（一）心衰方

【处方组成】　葶苈子 30g、桑白皮 30g、车前子 30g（包煎）、泽泻 15g、生黄芪 30g、太子参 30g、五味子 10g、麦冬 15g、紫丹参 30g、当归 10g。水煎服。

【功能主治】　泻肺利水，益气养心，活血通脉。主治充血性心力衰竭。

（二）化瘀强心汤

【处方组成】　黄芪 40g、当归 15g、赤芍 15g、川芎 15g、桃仁 12g、红花 12g、地龙 10g。水煎服。

【功能主治】　益气活血强心。主治风湿性心脏病引起的心力衰竭。

【辨证加减】　阴虚血燥者加女贞子、旱莲草；热咳者加车前子；亡阳欲脱者加人参、附子；心功能改善后，夜寐不宁者去赤芍、地龙，加熟枣仁、知母。

（三）生脉利水汤

【处方组成】　葶苈子 5~10g、潞党参 15~30g、麦冬 12g、五味子 10g、茯苓 15~30g、猪苓 10g、泽泻 30g、白术 12g、车前子 30g。水煎服。

【功能主治】　益气养阴，利水消肿。主治气阴两虚心力衰竭。

【辨证加减】　气虚自汗加黄芪 30g；阳虚加附片 10g、桂枝 10g；水肿较重者加郁李仁 30g；腹胀加石菖蒲 15~30g；下焦湿热加苦参 12g；血瘀加丹参 15~30g、赤芍 15g、桃仁 10g、红花 10g；血虚加当归 15g、熟地 15g、阿胶 10g；合并感染加银花 30g、连翘 15g、板蓝根 30g、半枝莲 30g、黄芩 15g。

（四）鸡郁红芍汤

【处方组成】　鸡血藤 30g、郁金 18g、红花 9g、赤芍 15g、丹参 15g、附片 24g、白术 12g、茯苓 30g、生姜 9g、桂心 9g、猪苓 30g、泽泻 30g、木通 30g、车前草 30g。水煎服。

【功能主治】 温阳利水,活血化瘀。主治肺心病心力衰竭。

(五)健心合剂

【处方组成】 葶苈子 15g、桑白皮 15g、丹参 10g、红花 10g、桃仁 10g、赤芍 10g。水煎服。

【功能主治】 利水化饮,活血消瘀。主治充血性心力衰竭。

【辨证加减】 阴(血)虚选加太子参、沙参、麦冬、生地、熟地、玄参、五味子、柏子仁、枣仁、珍珠母、阿胶、龟板胶等;阳(气)虚选熟附子、桂枝、仙灵脾、巴戟天、菟丝子、党参、枸杞子等;浮肿选加茯苓、猪苓、泽泻、车前子、玉米须等;肾虚喘甚选加五味子、坎炁、紫河车、蛤蚧等;脉结代选加苦参、炙甘草、磁石、珍珠母、琥珀、生龙骨、生牡蛎等。

(六)涤痰利水汤

【处方组成】 葶苈子 40g、桑白皮 15g、冬瓜皮 15g、黑丑 10g、白丑 10g、苏子 15g、鱼腥草 25g、大腹皮 15g、车前子 25g、防己 15g、莱菔子 25g。水煎服。

【功能主治】 逐水利痰,清肺平喘降逆。主治肺心病心力衰竭。

(七)麻膏苇利汤

【处方组成】 麻黄 6g、杏仁 10g、石膏 30g、甘草 5g、苇茎 15g、薏苡仁 30g、冬瓜仁 29g、桃仁 10g、茯苓皮 10g、大腹皮 9g、桑白皮 12g、泽泻 30g。水煎服。

【功能主治】 清热宣肺行水。主治肺心病心力衰竭。

(八)五泽强心汤

【处方组成】 黄芪 10~15g、党参 10g、益母草 10~12g、泽兰 10g、炙附片 6~10g、制半夏 10g、北五加皮 4~10g。水煎服。

【功能主治】 益气活血,温阳利水。主治心力衰竭。

【辨证加减】 吐甚加竹茹、生姜;咳嗽喘息不得卧加苏子、白果、炙麻黄等;水肿明显,伴咳吐稀白泡沫痰加白术、茯苓、车前子、苏子、白芥子等;阳虚明显加菟丝子、补骨脂等;阴虚明显去附子,加麦冬、五味子。

(九)附桂葶苈汤

【处方组成】 附片 15g、干姜 9g、桂枝 9g、葶苈子 15g、茯苓 30g、防己 30g、白芍 15g、丹参 30g、煅龙齿 30g、黄芪 15g、党参 15g、瓜蒌 15g。水煎服。

【功能主治】 温阳利水,活血祛痰。主治慢性充血性心力衰竭(急性加重期)。

【辨证加减】 心力衰竭缓解属气阴不足者加麦冬、五味子;脉结代者加炙甘草、大枣、生姜、阿胶、生地、麻仁、麦冬;胸闷、憋气者加枳实、薤白、白酒;血瘀甚者重用丹参,加赤芍、鸡血藤。

(十)通脉饮

【处方组成】 桂枝 6~12g、赤芍 9g、桃仁 12g、川芎 9g、益母草 30g、红花 6~9g、丹参 15g、麦冬 15g、黄芪 15~30g、甘草 6g。水煎服。

【功能主治】 益气活血通脉。主治虚实相杂、血气瘀滞型风心病心力衰竭。

二、中医特色治法

(一)针刺

1.慢性稳定期

主穴:厥阴俞、心俞、膈俞、关元、巨阙、膻中、内关、足三里、三阴交。

本方采用以"俞募配穴"为主的配穴原则,取心、心包经的俞穴心俞、厥阴俞,与其募穴巨阙、膻中相配以宁心通络、安神定悸;膻中又为气之会穴,与血会膈俞相配以行气活血化瘀;内关为心包经络穴,通于奇经八脉之阴维脉,可宽胸理气,活血通痹;关元温补肾阳,以益心阳;足三里健脾利湿,益气通阳;三阴交为足三阴经之交会,可活血利水。

辨证加减:气虚血瘀加肺俞、气海,补益心肺;气阴两虚、心血瘀阻证加气海、太溪,益气养阴;阳气亏虚、血瘀水停证加百会、命门,益气温阳。

2. 急性加重期

主穴:百会、水沟、涌泉、气海、关元、命门。

百会位于巅顶,为诸阳之会,可温通一身之阳气;水沟、涌泉为急救固脱之要穴,取之有开窍醒神之功;气海、关元、命门益气温阳,固脱救逆。

辨证加减:阳虚水泛证加水分、水道,利尿行水;阳虚喘脱证加列缺、定喘,固脱平喘;痰浊壅肺证加天突、丰隆,化痰平喘。

3. 兼有心悸

加通里、神门,安神定悸。

4. 兼有喘脱

加素髎、劳宫,醒神开窍。

5. 兼有关格

加肾俞、三焦俞,通调三焦、温阳利水。

刺法:双手消毒后,背腰部腧穴使用25mm毫针直刺,得气后留针片刻即起针,其余诸穴依据补虚泻实原则手法操作,留针30min,1次/d。

(二)拔罐

取穴:心俞、内关、膻中。

心气虚弱配小肠俞、足三里、内关;心血亏虚配膈俞、关元、足三里;气阴两虚配肾俞、三阴交;心脉痹阻配脾俞、肾俞、血海。

操作:闪火法,用镊子夹1~3个95%的乙醇棉球,点燃后在罐内绕1~3圈再抽出,并迅速将罐子扣在应拔的部位上,然后又立即取下,再迅速拔住,反复多次地拔上起下,直到局部皮肤充血为止。留罐10min,1次/d。

(三)耳针

取心、肾、神门、交感、皮质下、肾上腺、胸、耳背心。

1. 慢性稳定期

王不留行籽贴压,每次按压约5min,每日按压5~10次,以耳郭潮红为度。

2. 急性加重期

毫针浅刺,留针30min。

(四)灸法

1. 慢性稳定期

灸气海、关元、肾俞、命门、足三里。

2. 急性加重期

灸百会、神阙。

灸法:腹部、背腰部及下肢腧穴使用温和灸,将艾条的一端点燃,对准应灸的腧穴部位或患处,距皮肤 2~3cm 进行熏烤,使患者局部有温热感而无灼痛为宜,一般每处灸 5~7min,至皮肤红晕为度。对于局部知觉迟钝的患者,医者可将中、示二指分开,置于施灸部位的两侧,这样可以通过医者手指的感觉来测知患者局部的受热程度,以便随时调节施灸的距离和防止烫伤;神阙使用大艾炷隔盐灸,用纯净的食盐填敷于脐部,或于盐上再置一薄姜片,上置大艾炷施灸,连续施灸,不拘壮数,以期脉起、肢温、证候改善。

(五)穴位贴敷

选心俞、膈俞、脾俞、肾俞、膻中。用白芥子、甘遂、细辛、炮附子共为细末,用生姜汁及蜂蜜调和成膏状,制成直径约 1cm、厚约 0.5cm 的药饼,于上述腧穴贴敷。贴药前,定准穴位,用温水将局部洗净,或用乙醇棉球擦净,然后敷药,胶布固定,留置 4~6h,自觉局部发痒、微痛为度,每隔 1~3d 换药 1 次。也有使用助渗剂者,在敷药前,先在穴位上涂以助渗剂或助渗剂与药物调和后再用。

(六)蜡疗

蜡疗采用蜡盘法,将熔化的液体石蜡加温至熔化后倒入小治疗盘中,凝固成饼状,将柔软的石蜡(45~55℃)从盘中迅速取出放在油布上,包好蜡的周边放于腹部神阙,上面再盖小毛毯保温。治疗时间为 30min,治疗完毕后让患者用毛巾擦掉治疗部位所出的汗液,每日治疗 1 次。

(七)足浴疗法

制附子、桂枝、红花、鸡血藤、川乌、艾叶、伸筋草、透骨草。

水煎足浴,每日 1 次,每次 30min。足浴疗法是药物与物理相结合的治疗方法,足部的经穴对调节人体阴阳平衡、气血的运行有很好的作用,可减少末梢血管阻力,增加心搏出量,从而改善血运状态;水温宜在 40~50℃,浸泡几分钟后,再逐渐加水至踝关节以上,水温保持在 40℃。不宜过高,以免烫伤皮肤。渗出性皮肤病应禁用浸浴疗法。

(八)刮痧疗法

患者取坐位,疼痛剧者先取仰卧位,术者首先在刮治部位涂以活血化瘀作用的刮痧介质,然后以中等力度刮胸部穴位 3~5min,刮至局部出现痧痕为好。继刮手部穴位,刮至局部潮红。然后患者转侧卧位,术者以较重力度刮背部穴位,刮痧顺序一般是由上而下,或由身体中间刮向两侧,或每次都由内向外,不得来回刮动。每次每处需刮 20 次左右,直到皮肤出现深红色斑条为止。刮痧时间一般每个部位刮 3~5min,最长不超 20min。对于一些不出痧或出痧少的患者,不可强求出痧,以患者感到舒服为原则。刮痧次数一般是第一次刮完 3~5d,痧退后再进行第二次刮治。

具体穴位如下:

背部:肺俞、心俞、肾俞。

胸腹部:天突、膻中、天枢、中脘、水分、气海。

上肢部:内关、间使、通里、少府。

(九)外敷

冰硝散外敷法是药物通过皮肤黏膜的渗入吸收,直达病所,而达到治疗目的的综合方法。冰硝散主要成分为芒硝和冰片(2000g:10g),研成粉末后混匀,放置在专业密封袋中,使用时外敷在下肢水肿处,直至药袋湿透后更换。

芒硝外敷的时候以硫酸根离子形式存在,形成高渗状态,能够促进组织水分渗出体外,减轻肿胀组织对血管的压迫,减少静脉回流阻力。冰片具有明显透皮功效,可引药物由表及里、由浅入深。两药合用可以减轻患肢的肿胀状况,改善局部血液循环,促进侧支循环建立。

三、中医康复治疗

心衰是反复进展的过程，是慢性稳定期和急性失代偿期的转换，治疗目标更应该重视症状的改善、缓解和生活质量的提高。病人存活的时间可能无法延长，更需要考虑在存活阶段疾病控制更稳定、症状改善更好。尤其是在急性失代偿期到慢性稳定性阶段转换过程，或者在慢性心衰稳定期中结合医药康复治疗可能更具有独特的优势，越早增加中医药康复治疗，越早获益。因此中医药对慢性稳定性心力衰竭的康复治疗，介入点应该在急性失代偿心衰和慢性心衰的交界阶段，对于该阶段无缝隙连接治疗，可能更能体现中医药的优势。

心脏康复领域中，运动耐量是一个关键点，运动耐量的提高可以降低风险事件以及改善患者生活质量，而提高运动耐量可能就是中医药的重要优势。中医心脏康复可参照"7E"管控方案综合评价：动静结合运动、中医外治疗法、辨证食疗、情志疗法、康复教育、循证辨证用药、电子监控系统。

中医康复治疗首先需要明确危险因素分层，并切合患者自身条件进行评估，如运动平板、步行试验，指导患者开展运动康复。在门诊上建议采用简易评估方法：三步法问诊（3、5、7METs 评估），通过对患者日常活动情况进行运动耐量评估，预判心脏康复标准和风险。心脏康复策略提高运动耐量方法包括：运动训练和药物治疗，运动耐量是康复治疗最常用的衡量指标，康复治疗重点关注运动强度，关注机体所能达到或承受的最大运动，这往往是决定患者生活质量的根本原因，可通过 6min 步行试验或者心肺运动试验进行检测。

第八节　预后转归及调摄

心衰病是心系疾病发展的终末阶段，病情较重，如不能及时处理，往往预后不佳。对心衰患者预后需做准确评估，有利于及时对疾病的进程进行干预，选择最好的治疗方案，延缓病情的发展，改善患者的生活质量。

心衰病若以气喘为主要表现，一般情况是实喘日久，可由实转虚，或虚喘再次感邪而虚实兼夹，上实下虚；痰浊致喘者，因治疗因素而有寒热的转化。喘病日久，因肺气不能调节心脉，肺气不能布散津液，常因喘而致痰瘀阻痹，痰瘀阻痹又加重喘病。一般说来，实喘因邪气壅阻，只要祛邪利气，一般易治愈；但若邪气极甚，高热，喘促不得卧，脉急数者，病情重，预后差。虚喘因根本不固，气衰失其摄纳，补之不能速效，故治疗难；若虚喘再感新邪，且邪气较甚，则预后差；若发展至喘脱，下虚上实，表现阴阳离决，孤阳浮越。

心衰病若病程较长，反复发作，正虚邪恋，则缠绵难愈。若肿势较甚，症见唇黑、缺盆平、脐突、足下平、背平，或见心悸、唇绀、气急喘促不能平卧，甚至尿闭、下血，均属病情危重。如久病正气衰竭，浊邪上泛，出现口有秽味、恶心呕吐；肝风内动，出现头痛、抽搐等症，预后多不良，每易出现脱证，应密切观察病情变化，及时处理。

心衰病应该慎风寒，饮食宜清淡，忌食辛辣刺激及甜厚肥腻之品。平素宜调畅情志，因情志致喘者，尤须怡情悦志，避免不良刺激。加强体育锻炼，提高机体的抗病能力等有助于预防喘病的发生。喘病发生时，应卧床休息，或取半卧位休息，充分给氧。密切观察病情的变化，保持室内空气新鲜，避免理化因素刺激，做好防寒保暖，饮食应清淡而富营养，消除紧张情绪。

心衰病若水肿较甚，应吃无盐饮食，待肿势渐退后，逐步改为低盐，最后恢复普通饮食。忌食辛辣、烟酒等刺激性食物。若因营养障碍致肿者,不必过于强调忌盐,而应适量进食富于营养之蛋白质类饮食。此外,尚需注意摄生,不宜过度疲劳,尤应节制房事,以防耗伤真元,起居有时,预防外感,加强护理,避免褥疮。

心衰病日常调摄可归纳如下:

1. 生活方面:起居有常,避免过劳,活动适量、适度。气阴两虚者,注意保暖;保证充足睡眠,必要时使用镇静安眠药。积极预防呼吸道感染等疾病,以免加重心脏负担,诱发心衰。保持大便通畅,防止大便用力发生意外,必要时使用缓泻剂。

2. 饮食方面:饮食宜低热量、易消化、富含维生素及蛋白质的食物,少食多餐,少饮浓茶、咖啡。控制水分及食盐量,监测体重。

3. 用药方面:中药汤剂宜温服。寒凝心脉、心阳亏虚者需热服。严格遵医嘱服用洋地黄类药物,并监测心率,当心率小于 60 次/min 要立即停药并就诊。如出现恶心、呕吐、食欲减退、黄视或绿视等毒性症状及时就医。服用利尿剂尿量较多时,多食橘子、香蕉、红枣等含钾高的食物。

4. 情志方面:保持情绪稳定,避免焦虑、抑郁、紧张及过度兴奋,以免诱发心衰。掌握自我排解不良情绪的方法,如注意力转移法、音乐疗法、谈心释放法等。

参考文献

[1]郝丽梅,毛静远,王贤良. 中医学对心力衰竭认识的历史脉络考略[J]. 中医杂志,2013,54(8):637-639.

[2]许琳,陈永灿,白钰,等. 谈心衰病在《伤寒论》和《金匮要略》中的证治溯源[J]. 中国现代医生,2022,60(2):138-141.

[3]钱锋,周杰,王世岩. 从中医经典理论探讨心悸的临床辨治[J]. 中医临床研究,2022,14(19):122-124.

[4]李志明. 心律失常现代中医文献的整理与研究[D]. 北京:北京中医药大学,2007.

[5]毛静远,朱明军. 慢性心力衰竭中医诊疗专家共识[J]. 中医杂志,2014,55(14):1258-1260.

[6]陈可冀,吴宗贵,朱明军,等. 慢性心力衰竭中西医结合诊疗专家共识[J]. 心脑血管病防治,2016,16(5):340-347.

[7]郑筱萸. 中药新药临床研究指导原则(试行)[M]. 北京:中国医药科技出版社,2002:77-84.

[8]李小茜,曹雪滨,何建成. 充血性心力衰竭常见中医证候脑钠肽水平初探[J]. 中西医结合心血管病电子杂志,2019,7(30):3-4,141.

[9]董雪君. 冠心病心衰中医证型分布及用药规律探讨[D]. 北京:北京中医药大学,2021.

[10]李小茜,何建成,吴根诚,等. 基于德尔菲法的充血性心力衰竭常见中医证候及症状权重研究[J]. 中华中医药杂志,2016,31(12):5019-5024.

[11]伊璠. 慢性心力衰竭的中医证治规律及临证经验数据挖掘研究[D]. 沈阳:辽宁中医药大学,2014.

[12]黄琳,容超,何怀阳. 顽固性心力衰竭中医证候调查分析[J]. 时珍国医国药,2016,27(9):2189-2191.

[13]毛静远,赵志强,王贤良,等. 中医药治疗心血管疾病研究述评(2020)[J]. 中医杂志,2021,62(3):185-188.

[14]李立志. 陈可冀治疗充血性心力衰竭经验[J]. 中西医结合心脑血管病杂志,2006(2):136-138.

[15]金政,吴伟,皮建彬,等. 国医大师邓铁涛辨治心力衰竭的经验[J]. 中国中西医结合杂志,2020,40(6):754-755.

[16]付婧婷,张明雪. 冠心病合并慢性心衰的中医证候探析[J]. 中医药信息,2019,36(6):49-51.

[17]陈书存. 雷忠义国医大师治疗心衰病经验[J]. 陕西中医药大学学报,2020,43(1):23-25+47.

[18]彭杰,刘凡. 国医大师段亚亭运用温肾活血方治疗慢性心力衰竭经验[J]. 河南中医,2022,42(3):380-383.

[19]周雪林,周明. 国医大师唐祖宣温阳法治疗慢性心力衰竭经验[J]. 世界中西医结合杂志,2022,17(2):260-263,267.

［20］郑鑫. 不同类型心力衰竭患者临床特征及中医证候的回顾性分析研究［D］. 天津:天津中医药大学,2020.

［21］赵志强,李达,王贤良,等. 射血分数正常心力衰竭中医证候分布特点的文献分析［J］. 中华中医药杂志,2019,34(9):4047-4050.

［22］姚红旗,赵志强,王贤良,等. 基于回顾性调查的射血分数正常心力衰竭中医证候特征探析［J］. 中西医结合心脑血管病杂志,2019,17(9):1297-1300.

［23］杨靖义. 舒张性心力衰竭中医证候特点临床研究［J］. 世界中医药,2015,10(10):1518-1521.

［24］赵永佳,刘攀,戴小华. 慢性心力衰竭合并心房颤动病人中医证候分布规律及危险因素分析［J］. 中西医结合心脑血管病杂志,2022,20(8):1453-1456.

［25］侍煜景. 慢性心力衰竭急性失代偿期中医证候特点及组合规律研究［D］. 南京:南京中医药大学,2020.

［26］陈小青. 心力衰竭不同中医证型与心衰类型、心功能分级、近期临床预后的相关性研究［D］. 乌鲁木齐:新疆医科大学,2021.

［27］宿敏,赵信科,蒋虎刚,等. D-二聚体、氨基末端脑钠肽前体在慢性心力衰竭患者不同中医证型的水平变化及与纽约心脏病学会心功能分级的相关性探讨［J］. 中医临床研究,2021,13(33):49-51.

［28］李婷. hs-CRP、Hcy、UMA 水平与冠心病慢性心力衰竭中医辨证分型的相关性分析探讨［D］. 济南:山东中医药大学,2013.

［29］张卫丽,高晨,李劼,等. 慢性心力衰竭中医证型与心功能分级的关系［J］. 中西医结合心脑血管病杂志,2021,19(21):3765-3767.

［30］陈可冀,吴宗贵,朱明军,等. 慢性心力衰竭中西医结合诊疗专家共识［J］. 中国中西医结合杂志,2016,36(2):133-141.

第五章　慢性心力衰竭名医荟萃

第一节　国医大师

一、周仲瑛治心衰经验

(一)名医简介

周仲瑛,男,1928年出生,江苏如皋市人,首届国医大师。他对青年中医治学的五点建议:学当求径、学精于勤、学忌门派、学要专攻、学以致用。

(二)学术精华

周老认为充血性心力衰竭的病理发展多始于心气虚弱,气不运血;心阴亏耗,阴虚血涩,表现为气阴两虚,心营不畅。进而气虚阳衰,或阴损及阳,而致"阴阳两虚,心脉瘀滞",成为心衰的病理生理基础,且尤以心阳(气)亏虚,心脏鼓动减弱,营运无力为其病理变化的主要方面。针对病机,治疗以益阴助阳,旨在补虚治本,且尤应以温阳益气为主,因无论是气虚进而阳衰,还是阴损及阳或阳损及阴,其最终总以阳气虚衰为主要转归。临床若能把握阴阳虚损的主次及动态变化组方配药,并对阳气虚衰者适当注意阴中求阳,助阴生阳,则更有利于提高疗效。活血通脉重在化瘀治标,瘀化则脉道通畅,水饮自祛,并有助于发挥温阳益气药的化气行水作用,标本合治而相得益彰。

(三)用药经验

周老治疗心力衰竭自拟养心通脉合剂加减治疗心力衰竭,此方由附子、人参、玉竹、参三七、泽兰、葶苈子、石菖蒲、炙甘草组成,具有益阴助阳、活血通脉、利水消肿作用。他认为按照药物"归经"的理论,针对脏腑病位选药,元代名医张洁古根据这种用药法编写成"脏腑用药式",对后世医家有一定的影响。但必须注意,一药未必仅归一经,功用主治亦非一端,且可随配伍而变异,因此切忌机械理解。如益心气:太子参、人参、茯苓、甘草;温心阳:肉桂、附子、干姜;补心阴(血):当归、白芍、麦冬、玉竹;安心神:枣仁、柏子仁、五味子、琥珀;清心热(火):黄连、连翘、莲子心;开心窍:菖蒲、郁金、远志、麝香;通心脉:丹参、川芎、红花、桃仁、三七;养脾阴:天花粉、麦冬。

二、颜德馨治心衰经验

(一)名医简介

颜德馨(1920.11—2017.4),男,汉族,江苏丹阳人。第一批国家级非物质文化遗产项目中医生命与疾病认知方法代表性传承人,首届国医大师。

(二)学术精华

长期从事疑难病症的研究,学术上推崇气血学说,诊治疑难病症以"气为百病之长""血为百病之胎"为纲,根据疑难病症的缠绵难愈、证候复杂等特点,倡立"久病必有瘀、怪病必有瘀"的理论,并提出"疏其血气,令其条达而致和平"是治疗疑难病症的主要治则,创立"衡法"观点,为诊治疑难病症建立了一套理论和治疗方法。认为心衰是本虚标实之证,病机关键点是心气阳虚、心血瘀阻,提出"有一分阳气,便有一分生机""瘀血乃一身之大敌"的观点。在临床上将心衰分为心气阳虚、心血瘀阻即可基本把握心衰的辨治规律。

(三)用药经验

心气阳虚为主者,以温运阳气为重要法则。心血瘀阻为主者,行气活血是关键。据此制定温运阳气方、行气活血方,温运阳气方药物组成为熟附子 6g、炙麻黄 9g、细辛 4.5g、生蒲黄 9g(包煎)、丹参 15g、葛根 15g。行气活血方药物组成为桃仁 9g、红花 9g、赤芍 9g、当归 9g、川芎 9g、生地黄 12g、柴胡 4.5g、枳壳 6g、牛膝 9g、桔梗 6g、降香 2.4g、黄芪 15g,每于辨证论治基础上加以下药对:①附子配半夏:两药合用,同气相求,具温阳化饮、降逆散结之效。②黄芪配葶苈子:攻补相兼,一升一降,升则补宗气以扶正,降则泻肺气以消水,用治心水证有固本清源之效。③泽兰配益母草:两药相配,相须而施,活血利水,瘀水同治,用治"血不利则为水"之证,有"菀陈则除之"之功。

三、邓铁涛治心衰经验

(一)名医简介

邓铁涛(1916.10—2019.1),男,广东省开平市人。首届国医大师。

(二)学术精华

邓老首先就心衰病名进行了论述,他同意任继学教授将"心衰"作为中医病名,认为"心衰"较"心痹""心水""悸喘水肿联证"病名更能准确地揭示心衰的病因病机、临床特点、转归预后,易为大家所接受,是心衰中医病名的最佳选择。"心衰"能准确反映中医对心衰病机的认识。认为心衰总属本虚标实,本虚指心之气血阴阳虚衰,它是心衰发生发展的决定因素,贯穿心衰的全过程。其中尤以心气虚衰最为常见,在心衰早期的表现主要为气虚,如神疲乏力、动则心悸、气短、自汗等。病情进一步发展则损及心阳,出现心阳虚衰。而素体阴亏或痰热内蕴之人,则易损及心阴,出现气阴两虚。标实主要指血瘀、痰饮、水湿等,多是在气血亏虚、阴阳失调的基础上产生的,常出现于心衰的中、晚期。邓铁涛教授认为慢性充血性心力衰竭的病理产物繁多,变化多端。但"痰"和"瘀"是其中最重要的病理因素。且痰与瘀密切相关,互为因果,共同致病。一方面痰浊内阻,血为之滞,停而为瘀。另一方面瘀血阻脉,则津液不化,变生痰浊。故邓老提"痰多兼瘀""瘀多兼痰"。"心衰"还在一定程度上反映出心衰的危重性与复杂性,衰者,虚之极也。心衰是各种心病发展的晚期归宿,因而较一般心病病情为重。另外,心为五脏六腑之大主,心脏之"衰"必然累及其他脏腑,五脏六腑息息相关,肺、肝、脾、肾的功能失调都可影响于心而发生慢性充血性心力衰竭。故"五脏皆致慢性充血性心力衰竭,非独心也"。所谓"主不明则十二官危",最终出现多脏腑功能衰竭。如肺气虚衰,宣肃失司,则喘咳日甚;肾气亏虚,气化不行,开阖失司,则小便不利,水肿日增。然五脏之中心属火,脾属土,心脾乃母子关系。故在慢性充血性心力衰竭的病理演变中,脾与心的关系最为密切。缘脾为后天之本,主运化、升清降浊,发挥中焦枢机功能,枢机一开,则四脏气机通达,气血调和,真气内存,病去正安。相反,脾之功能失司,则周身气血运行不畅,生化无源,必然会诱发和加重慢性充血性心力衰竭的发生,此乃"子盗母气"之理;肝失疏泄,气滞血瘀,则胁痛积聚。

(三)用药经验

治疗上阴阳分治,以温补阳气为上。心衰主要可分为两大类型,即心阳虚型与心阴虚型,故立温心阳和养心阴为治疗心衰的基本原则,代表方为暖心方(胶囊为广东省中医院院内制剂)(红参、熟附子、薏苡仁、橘红等)与养心方(口服液为广东省中医院院内制剂)(生晒参、麦冬、法半夏、茯苓、田三七等)。在此基础上,血瘀者加用桃红饮(桃仁、红花、当归尾、川芎、威灵仙)或失笑散,或选用丹参、三七、鸡血藤等;水肿甚者加用五苓散、五皮饮;兼外感咳嗽者加豨莶草、北杏仁、紫菀、百部;喘咳痰多者加紫苏子、白芥子、莱菔子、胆南星、海浮石;湿重苔厚者加薏苡仁。喘咳欲脱之危症则用高丽参合真武汤浓煎频服,配合静脉注射丽参针、参附针或参麦针,以补气固脱。在心衰用药方面,邓老补气除用参、芪、术、草之外,喜用五爪龙,且用量多在30g以上。对于心衰的辨治,强调病证结合,灵活变通。根据心衰的不同病因,适当调整治疗方案。病因为冠心病者,多见气虚夹痰、痰瘀互结,可用温胆汤加人参、白术、豨莶草、田三七等,以益气祛痰、温阳通脉。若属阴虚,则多用温胆汤合生脉散加减。病因为风湿性心脏病者,每有风寒湿邪伏留,易反复发作,治疗则在原基础上加用威灵仙、桑寄生、豨莶草、防己、鸡血藤、桃仁、红花以祛风除湿。病因为肺源性心脏病者,可配合三子养亲汤、猴枣散、鹅管石、海浮石等温肾纳气、降气平喘。病因为高血压性心脏病者,大多数肝阳偏亢,则需配合平肝潜阳法,常用药物有草决明、石决明、代赭石、龟板、牡蛎、钩藤等。原有糖尿病或甲亢的患者,证候多属气阴两虚,治疗一般以生脉散加味。糖尿病患者可加山茱萸肉、桑螵蛸、玉米须、仙鹤草、怀山药等,怀山药用量宜大,一般60~90g;甲亢者则加用浙贝母、生牡蛎、山慈菇、玄参等,以化痰软坚散结。

四、朱良春治心衰经验

(一)名医简介

朱良春(1917.8—2015.12),男,江苏镇江市人。首届国医大师,早年拜孟河御医世家马惠卿先生为师。师从章次公先生,深得其传。

(二)学术精华

朱良春治心病用对药经验之特色乃汲取仲景之刚健,张锡纯之淳朴,先师祖马惠卿公并先师祖章次公先生之轻灵和中正,熔于一炉,而在60余年的临床实践中,不断创新。治疗风心病,首重治血,以通为补,若兼咳喘、咯血、心悸、痹痛、水肿等辨证运用对药,各具特色;风心之咯血,一方面是气虚不能帅血归经,一方面是瘀阻而新血难守。虚实错杂,殊难措手。"风心"之心悸,先以脉象分清阴阳。阳虚者,脉濡细迟缓或结代,阴虚者,脉象细数或促,治以补而兼清,且注重通脉之品。风心之痹痛,乃风寒湿之邪深伏,心脉闭阻不通或血行不畅之故,症较顽固缠绵,当分阴阳偏胜。风心水肿,一为心阳不足,不能温煦脾土,一是心血瘀阻,气化不行,肺失宣降。肺心病多由"老慢支"并发肺气肿发展而致,病变常由支气管黏膜炎性增厚,黏液腺肥大增生,分泌亢进致痰饮阻滞支气管内为主因,故本病治本在肺,治标在心,肺气不宣,痰浊不化,则心衰难支,治疗病首重治痰,宣肺祛痰,分标本、轻重缓急巧妙施治用对药。

(三)用药经验

针对心衰所致咳喘,采用宣通肺络、泄化痰浊法。朱良春指出,心肺同居上焦,咳喘是心脉瘀阻,气血不畅,导致肺部瘀血,宣降失职,痰瘀夹湿浊逗留。选杏参散(《三因方》)加味,常以桃仁、杏仁为对,以宣肺行瘀、镇咳通络、破结通便;人参、桃仁为对,以益气通脉、扶正降逆;杏仁、桑白皮为对,以下气平喘、宣肺利水;紫石英、远志为对,以镇静平喘、祛痰止咳、交通心肾;补骨脂、胡桃肉为对,以温通心肾、秘摄真元;紫河车、人参为对,以益损平喘、返本还原。虚喘甚者加蛤蚧粉(2g分吞)与人参为对,乃取参蛤散之意,以补肺益肾、固精助阳、定喘止咳。针对心衰病之咯血,朱良春选唐容川氏治"瘀血乘脾,喘逆喘促"之"参苏散"加味,每收速效。常以人参、苏木为对,一补一泻,且苏木甘咸辛,咸主入血,辛能走散,使瘀积之血行散,则血行无阻,诸症自愈。或加花蕊石、茜草为对,以化血为水,茜草能行能止,酒制则行,醋炒能止,降而行血,降则血止喘平;丹参、黄郁金为对,以清气、降气化痰、活血、宁血祛瘀,盖气降则火降,而痰和血亦各循其所安处而归原矣,更妙在朱良春每用韭菜汁两小杯合药汁,乃取"饮生韭菜汁,治上气咳喘欲绝,可下膈中瘀血之说"。朱良春用药,每每病愈重而药愈精,似此三对平常药,临证信手拈来,而屡屡应手取效,乃是朱师"对药"临床经验之典范。朱良春治疗心衰之心悸,先以脉象分清阴阳。阳虚者,方选参附汤合桂枝加龙骨牡蛎汤。常以人参、附子为对,以温而兼润、补而能固,人参得附子则补益之力更厚,附子得人参则温煦之力更宏;鹿角片、桂枝为对,以补虚兴阳、益气填髓,且刚而不燥、和而不烈;白芍、甘草为对,龙骨、牡蛎为对,以敛精镇逆、调和阴阳、和营敛汗。阴虚者,治以补而兼清,且注重通脉之品,朱良春喜用生脉散加味,人参、五味子为对,乃取酸甘化阴、滋液扶正;又重用柏子仁、麦冬为对,以透心肾、益脾胃、除风湿,柏子仁质虽润而性却燥,与麦冬为伍,可谓一润一燥。阴阳两虚者,朱良春喜以炙甘草汤化裁。常以太子参、合欢皮为对,以调畅心脉、益气和阴;黄芪、丹参为对以益气通脉;茯苓、甘草为对,以健脾和中且重用甘草以通脉;玉竹、麦冬为对,以益气和阴、补而兼清,且大剂玉竹能缓解心悸怔忡,对心衰有特效。针对心衰之水肿,朱良春认为一为心阳不足,不能温煦脾土,一是心血瘀阻,气化不行,肺失宣降。水肿甚者,常以桂甘姜枣麻辛附子汤化裁。以附子、麻黄为对,麻黄化外气,附子充里气;桂枝、细辛为对,桂枝通脉络、助心阳以鼓荡中焦阳气,细辛通经络入肾以鼓荡下焦阳气;生姜、甘草为对,一以宣之,一以调之。常以知母配桂枝为对以育阴化气、润燥下水。组方全在化气上斡旋,化气通阳兼顾育阴,彻表彻里,深得仲景化气行水、通阳散结、阴阳既济之旨。症见心气不足、心脉瘀阻、心下痞坚、唇绀足肿者,常以党参、黄芪为对;白术、茯苓为对;当归、丹参为对;桃仁、红花为对;水蛭、虻虫为对;炙甘草、桂枝为对,以化瘀利水,配合益气扶正,乃无耗伤气血之弊。如症见心肾阳虚、下肢浮肿、久久不退者,乃心力衰竭严重之征,治以济生肾气丸加减,常以茶树根 30~60g 配附子为对,以强心利尿,对心力衰竭有较好疗效。

五、陈可冀治心衰经验

(一)名医简介

陈可冀,男,1930 年 10 月 20 日出生于福建福州,中国科学院院士。我国著名中西医结合内科、心脑血管科专家,第二届国医大师。

(二)学术精华

陈老认为可以用"心衰病"命名充血性心力衰竭。CHF 病程往往较长,早期到终末期,症状、证候演变多,在阴阳、脏腑、气血、津液等多个层次产生很多复杂盛衰虚实变化。但大多数心力衰竭病人的病机演变有较强规律性,应执简驭繁加以总结。CHF 的最根本中医病机为内虚,早期主要为心气心阳亏虚,可兼肺气亏虚,随病情发展及病机变化,心气心阳亏虚致运血无力,瘀血内停;中期脾阳受损,脾虚失运,复加肺气亏虚,水道失其通调,水湿内停;后期肾阳虚衰,膀胱气化不利,水饮泛滥。因此,CHF 的病机可用"虚""瘀""水"三者概括。分析中医病证病机时,应遵循简明扼要原则,有益于中医疾病的病机规范化研究。但在理解与运用病机进行分析及遣方用药时,又不能孤立而机械地理解,应用动态和有机联系的观点去探讨与分析。这样可使治疗前后衔接,总体完整,从而获得最好疗效。

(三)用药经验

陈老认为心衰辨证固然应以中医理论为指导,以望、闻、问、切四诊取得病人的综合信息为基础,但应结合中医证的规范化研究成果及现代医学对心衰病理生理认识进展,即运用病证结合的方法,可使其辨证更趋于合理,体现中西医优势互补。治疗上,施以紧扣中医病机的理法方药,结合现代中药药理学的研究成果,做到病证结合、理效结合、常变有度。临证中将心衰病分为三个证型治疗,即气虚血瘀,加味保元汤治疗,此型病人多见于心衰早期NYHA心功能分级为Ⅰ级、Ⅱ级,病位主要在心、肺。CHF从其病理生理来看,未必都存在心排血量的降低。第二个证型为中阳亏虚,水饮内停,苓桂术甘汤加味,此型多见于心衰发展至中期或以右心功能不全为主者。NYHA心功能分级为Ⅱ~Ⅲ级,病位主要在心、肺、脾。心衰由左心功能不全之肺瘀血(如风湿性心瓣膜病二尖瓣狭窄)进展到右心功能不全致体循环瘀血时所引起一系列症状症候时多归为此证。此型心衰由气虚血瘀型心衰进展而来,由较单纯的心气(阳)虚兼血瘀演变为心脾阳虚兼水饮,心功能由NYHAⅠ~Ⅱ级进展到Ⅱ~Ⅲ级。而苓桂术甘汤其组方既无参芪之补气要药,又无麻附等温阳之品,如何能治疗阳虚水停型心衰,陈老认为,此处切不可以药测证而机械理解。CHF病至此期,心气虚已进展为心阳、脾阳虚,无形或轻症之瘀已变化为有形之痰饮水气夹瘀,如不阻断则会迅速质变为阳虚水泛甚至阳脱证。故处于此阶段的心衰病人,本虚标实并存。第三个证型为肾阳虚衰,水饮泛滥,采用真武汤化裁。心衰进一步发展至重度心力衰竭,NYHA心功能分级为Ⅳ级或终末期心衰多属此证,相当于重度全心衰或心源性休克阶段,病变脏腑波及心、脾、肾、肺,形成数脏同病,气血水交互为患。与苓桂术甘汤应用同理,陈老认为应用真武汤亦必须悉心分析心衰发生发展至此阶段的心脾肾阳虚程度与痰瘀水饮互结之间的消长变化。此型心衰,陈老主用基本方为:茯苓、芍药、生姜、白术、附子、丹参、桃仁。少尿或无尿加猪苓、车前子、冬瓜子、冬瓜皮、泽泻;腹水甚者,并用黑白丑末吞服;肺瘀血、肺水肿咯血者,加旋覆花、苏子霜、大小蓟、侧柏叶,并三七粉冲服;胸腔积液或心包积液显著者加己椒苈黄汤;心悸甚合并快速性心律失常如房颤、房速、频发室性早搏者,加琥珀末冲服、珍珠母、苦参;过缓性心律失常如病态窦房结综合征时,加用红参另煎兑入;长期大量利尿剂应用引起代谢性碱中毒,出现口烦渴、舌光红无苔、烦躁者,加生地、玄参、石斛、芦根;合并感染长期应用广谱抗生素引起伪膜性肠炎病人腹泻频繁难止,是脱证之兆,应并用保元汤加罂粟壳;厥脱既成,心源性休克时静脉应用参附注射液或合生脉注射液。

六、阮士怡治心衰经验

(一)名医简介

阮士怡(1917.2—2020.2),男,河北省丰南区人,第二届国医大师。

(二)学术精华

阮士怡教授在长期诊治心力衰竭的过程中,对其病机的认识共历经两个阶段。第一阶段,阮教授早年认为心力衰竭主要影响血液循环系统和水电解质代谢。心主血脉,心气亏虚,无力鼓动血液在脉管里运行,则周身血行不畅而生瘀血,"血不利则为水",故可进一步产生水湿痰饮,临床见水肿、小便不利等症,水湿、痰饮、瘀血等病理产物上犯上焦清阳之位,阻碍气化,则见心悸、喘息加重等症状。即以心气亏虚为本,痰浊、水饮、瘀血等病理产物停聚为标。基于此种认识,阮教授创立了"软坚涤痰强心"法,在强心恢复气化的基础上,祛除病理产物,与西医强心、利尿、扩张血管的治法相近。第二阶段,阮教授逐渐认识到强心仅是暂时恢复了心胸之气化,改善了临床症状,并未从根本上解决心血管系统老化衰退的问题,且药物久服有透支心脏储备的弊端,故病情多见反复。因此从病机上回归"治病必求于本"的理念,重视心之本体和心之功用,提出"心-脾-肾"三脏一体观,突出脾、肾二脏亏虚对心血管系统老化的重要影响,心力衰竭病位在心但并不局限于心,用以阐释心力衰竭的发生。《医述》云:"心主脉,爪甲不华,则心力衰竭矣。"心主血脉,藏神志,为五脏六腑之大主、生命之主宰。心受脾、肾二脏共同生化血液,使之循行于经脉之间。肾为先天之本,有资助其他四脏之功,故"五脏六腑之阳,非此不能发,五脏六腑之阴,非此不能滋";脾为后天之本,化生水谷精微以养四脏,所谓"中央土以灌四傍"。先后天之本的盛衰决定了人体各个脏器的盛衰,脾肾一亏,心必受累,表现为心气亏虚,运血无力,若再逢外邪侵袭、饮食不节、情志失调、劳倦内伤等因素,则心脏不胜其力而功能衰减,进一步产生痰浊、水饮、瘀血等病理产物的停蓄,加重心脏负荷,出现喘息、心悸、水肿等临床表现,治疗不及时可危及生命。可见脾肾亏虚是心气亏损的始动因素,亦是贯穿于心力衰竭全过程的重要病机。综合以上两阶段认识,阮士怡教授提出"育心保脉"理论,认为心力衰竭的治疗当以养心之体、助心之力、强心之用结合保脉、通脉之法调治,以求心安脉畅。"育"有养育、培育之意,"育心"不应局限于"养心",其兼具养心与使心生发、生长之意;是集养心体、助心力、强心用于一体,既滋养心之气血,又助心之生发,强心之功能,以恢复"心主血脉、主藏神"正常功用,使心生血、运血、摄脉有序,血行脉中,脉为心之体,血为心之用,脉畅血和则心神皆安。育心之法是针对心脏本身功能,通过提高心肌细胞对缺血缺氧的耐受能力,改善心肌能量代谢,减少细胞凋亡和坏死,维持细胞结构,改善心肌舒缩功能和心室重构,使心脏"泵"功能正常发挥。"保"即保护、抚育,旨在保护脉道的同时又激发血管新生。"保脉"包括益肾健脾保护血管内皮的"保脉"之法和软坚散结祛除痰瘀互结之象的"通脉"之法,以期通过益肾健脾药物来培补先后天之本,达到充沛心气,减缓心血管衰老,促进血管内膜修复,保护脉道;通过软坚散结药物减少脂质沉积,保证血脉畅达,以维持血管结构完整性和功能正常化。

(三)用药经验

"育心保脉"治疗心力衰竭:①益气养阴培心气——育心之体:心气亏虚乃心力衰竭发病之本。心气是推动和调控心脏搏动及血液运行的主要动力,心气充沛,则血脉充盈流畅、心体得养;心气不足,则心搏无力、血液运行失畅,运血无权,无以濡养五脏及四肢百骸。心力衰竭作为多种心脏疾病终末期表现,病程日久,久病多虚,更易耗伤心气。阮教授尤其强调心气的充足,常用党参、黄芪、麦冬、五味子作为益气养阴之选,调整气机,气足则血旺而运行有力,以育心之本体。②温通心肾通心阳——助心之力:《素问·六节藏象论》指出:"心者,生之本……为阳中之太阳。"心居上焦,性属阳脏,主阳气而温煦,心阳鼓动以温通周身血脉,血液充沛,阳气养神,则神旺而聪慧精明。肾阳为"命门之火",《难经》云"命门者,诸神精之所舍,原气之所系也",有温养腑脏的作用。肾阳为先天之阳,心阳为后天之阳,二者共同温煦人体,互生互用,通达血脉经络。肾阳不足,可损后天心阳,以致失于温煦、推动、激发之力。心阳虚损,无力推动血脉运行,导致先天肾系血供不足而无法得到后天阳气的补给。治疗需温通心肾,以助心之力。阮教授常用附子、淫羊藿、巴戟天、桂枝、薤白。③涤痰利水保心体——强心之用:痰饮停聚是心力衰竭发病之病理基础,水湿泛滥肌肤是心力衰竭患者的外在表现。心力衰竭患者心之本体受损,心脉气机不畅使血脉不行,津液水湿不化而阻滞血络,脉道不通则水湿津液停聚,水液上凌心肺则引发咳喘,水液外溢肢体肌肤腠理则发为水肿。另一方面,心气虚衰可侵犯人体阳气,日久伤及脾肾之阳,终致胸阳不振,不能温通机体血脉,阳虚不能运化水液而形成痰饮,痰浊内结于胸中,痰湿瘀浊窃踞胸中阳位,壅痹心阳,进而出现气短、胸中满闷不舒等症状。痰浊易阻碍人体阳气,加重病情发展,如此形成恶性循环。《血证论》曰"血积既久,其水乃成",提示脉中血行不畅,日久形成血瘀,最终也可导致组织内积水形成。故治疗时采用"涤痰利水强心"之法,改善心力衰竭症状。阮教授常用泽泻、茯苓、防己利水以消肿,加瓜蒌化胸中痰瘀,加香加皮、葶苈子利湿强心。④益肾健脾——保脉体:《医学衷中参西录》记载:"心者,血脉循环之枢机也。"心血是"心主血脉"发挥正常功能的物质基础,脉道是气血运行的通路,血脉畅通是心主血的保证。阮教授认为血和脉充,则心脉、心血互为体用。故在治疗需要通畅血脉,保护血管结构和功能。慢性心力衰竭患者常兼夹其他疾病,人体各个脏腑功能均有不同程度的降低,尤以脾肾明显。脾虚可致精微不布,脾为湿困,运化不利,水饮内停,上凌于心肺而发为喘满;脾虚亦可导致气滞,瘀滞化而为火,由此灼津为痰,影响气机升降。张景岳云:"心本乎肾,所以上不宁者,未有不由乎下,心气虚者,未有不由乎精。"提示肾为水火之宅,内寄元阴元阳,肾阳不足,心阳亦衰,血脉失于温煦,运行不利,心失所养,发为疾病;同时肾阳虚,不能制水,水气上泛,形成水饮凌心。总之,脾肾亏虚,使气不化精,精不化气,气血运行失常,酿生痰瘀,痰瘀互结,阻滞心络。因此宜通过益肾健脾来固护正气,起到扶正治本的效果,保护脉体,使脉道畅达,心脉得养。阮教授常用肉苁蓉、桑寄生、淫羊藿、补骨脂和绞股蓝、茯苓、白术等益肾健脾。⑤软坚散结——通脉道:心力衰竭机体气机失调,气不化津导致津液停聚,进而凝结成痰饮,阻滞脉道,使血行减慢,日久积而为血瘀;心失所养,心体受损,心主血脉的功能受限,血液运行迟缓,壅塞脉道,聚而成瘀。由此痰瘀为患,痹阻脉络,并相互影响,胶着缠绵难愈,最终导致人体气机阻滞,气血津液代谢失调,脏腑功能减退。此外,瘀血、痰饮均为阴邪,易伤阳气,脉中痰瘀停滞日久使阳气愈虚,机体易受外邪侵袭,进一步损伤正气,使病情加重。痰瘀结聚、日久不化是心力衰竭发病的重要病理基础。阮教授常用软坚散结之品如鳖甲、夏枯草、海藻、石菖蒲、荷叶等药以祛痰化瘀通脉。

七、唐祖宣治心衰经验

(一)名医简介

唐祖宣(1942—),男,第二届国医大师,中国中医科学院学部委员,全国老中医药专家学术经验继承工作指导老师,从医50余年。

(二)学术精华

唐祖宣认为,慢性心力衰竭是多种慢性心系疾病进行性发展、缠绵难愈的最终归宿,主要病机归结为阳气虚衰、心脉瘀阻,治疗以温运阳气为大法,结合 NYHA 分级,将慢性心力衰竭分为四个证型,心阳虚初证相当于心功能 Ⅰ 级,心阳虚轻证相当于心功能 Ⅱ 级,心阳虚重证相当于心功能 Ⅲ 级,心阳虚危证相当于心功能 Ⅳ 级。并以温阳法为原则,针对各个证型,选取合适的温阳经方,并适当加味,疗效确切。

(三)用药经验

心阳虚初证,症见时有心悸头眩,心下逆满,气上冲胸,胸闷气短,乏力,不耐劳累等,舌淡苔白,脉弱。治宜温脾利水,益气活血。方用苓桂术甘汤加味。唐老常在本方的基础上加人参以大补心脾之气,另不忘以丹参、红花去入络之瘀血,标本同治,全方可温阳化气利水、宁心安神,疗效显著。常用参考剂量为:茯苓 30g,桂枝 30g,白术 30g,炙甘草 30g,人参 15g,红花 12g,丹参 15g。心阳虚轻证,症见心悸,烦躁,胸闷,眩晕,不耐劳作,气短乏力,四肢不温,口淡不渴,舌淡苔白,脉弱。治宜温心潜镇,益气养阴,活血化瘀。方药用桂枝甘草龙骨牡蛎汤合生脉散加味。唐老结合自己多年的临床实践,在本方基础上,常合方生脉饮以大补心气心阴,增强潜镇安神之功,同时合用干姜温中散寒,助脾运化,回阳通脉,助心行血,再加红花活血化瘀以去入络之瘀血,疗效显著。常用参考剂量为:桂枝 15g,炙甘草 30g,煅龙骨 30g,煅牡蛎 30g,人参 15g,麦冬 15g,五味子 15g,干姜 15g,红花 15g。心阳虚重证,症见动则心悸,气短乏力,胸闷痞满,怕冷肢凉,口淡不渴,或渴喜热饮,自汗,或尿少浮肿,大便稀,面色白或晦暗,舌淡胖嫩,苔白滑,脉沉迟无力。治宜温阳利水,益气活血。方用真武汤加味。唐老常在真武汤的基础上,加人参、黄芪以大补心脾之气,同时加黄芪增利水消肿之功,另仍以红花去入络之瘀血,标本同治,疗效显著。常用参考剂量为:茯苓 30g,白芍 30g,生姜 30g,炮附子 15g(先煎),白术 30g,黄芪 30g,人参 15g,红花 12g。心阳虚危证,症见静卧或休息时也感心悸、气短、胸闷喘息,不能平卧,四肢厥冷,口干不欲饮,自汗,小便量少,肢体浮肿,纳呆,大便稀溏,面色苍白或晦暗,口唇发绀,舌质暗,苔白滑,脉沉迟无力。治宜回阳救逆,生脉固脱。方用茯苓四逆汤加味。唐老常在茯苓四逆汤的基础上加大量黄芪以大补五脏之气,同时还利水消肿,另加龙骨、牡蛎潜降心神,泽泻利水消肿伐水邪,标本同治,疗效确切。常用参考剂量为：茯苓 60g，人参 15g，炮附子 15g(先煎)，炙甘草 30g，干姜 20g，黄芪 100g，煅龙牡各 30g，泽泻 30g。兼夹症论治，若伴有痰浊瘀阻，胸痹，心痛彻背，不能安卧者，加用瓜蒌薤白半夏汤。伴有咳喘，短气，胸中气塞不舒者加用茯苓杏仁甘草汤。若伴有喘不得卧，一身面目浮肿，咳逆上气，喘鸣迫塞者加用葶苈大枣泻肺汤。若伴脉结代，心动悸者，加用炙甘草汤。

八、周信有治心衰经验

(一)名医简介

周信有(1921—2018)，男，甘肃中医药大学终身教授。周信有是著名中医学家、中医教育家，甘肃省首届名中医，第一、第二批全国老中医药专家学术经验继承工作指导老师，第三届国医大师，甘肃省首位国医大师。

(二)学术精华

周信有治疗肺心病具有独到见解，他认为肺心病缓解期，多分为肺肾气衰型、瘀血阻络型、水凌心肺型、气虚阳脱型，总体认为肺心病以肺、脾、肾三脏气虚为主，瘀血、痰浊为标。中医有"肺不伤不咳，脾不伤不久咳，肾不伤咳而不喘"之说。说明肺肾气衰期的呼吸困难，属肺虚不降，肾虚不纳之虚喘，应着重培本补虚，补肾纳气。瘀血阻络型是因虚致瘀，是由心肺气虚，无力推运，心血失统，血行瘀滞，痰瘀阻碍肺气，又瘀滞心脉所致，故治疗上宜攻补兼施，标本兼顾，而以活血化瘀为主。肺心病到了后期，不仅由肺及心，表现气虚血瘀的证候特点。而且，严重时亦累及脾肾，引起心、肺、脾、肾四脏之气亏损，此属水气凌心型。其发病机理，一是阳虚不温，蒸化失司，水饮内停，上凌心肺而致喘急、咳逆，不得平卧、心悸、心慌、面目浮肿；一是气虚不运，血脉瘀滞，"血不利则为水"，水饮泛溢肌肤，潴留体内，而成面浮、肢肿、尿少、腹水诸症。这表现出血水互病、转化的病理特点。故本证除了水饮内停、上凌心肺所致一系列症状与体征外，尚表现血脉瘀滞所致胁下瘕积的证候表现。因此对本病的治疗，重在健脾补肾、温阳利水，同时也要辅以祛瘀利水之法。肺心病到了终末期，由于肺气虚耗，肾虚不纳，气虚阳脱，由喘致脱，病情陷于危重，濒临死亡，此时症见气短急促，呼吸微弱，时停时续，喉中痰声如鼾，汗出肢冷，神志由烦躁不安转为淡漠，甚至昏迷不醒，面色暗晦，唇甲青紫，舌淡紫或舌红少津，少尿，脉微细欲绝。

(三)用药经验

治疗方面周老分证施治。首先，肺肾气衰型着重培本补虚，补肾纳气。周老通常是在益肺、健脾、温肾的基础上，辅以祛痰止咳、利气平喘、养心通脉之品。常用培本补虚之品。必要时，党参可改为红参9g，或红参粉 1.5g 冲服，2 次/d。如果病势缠绵，上盛下虚，肺肾出纳失常，则要加重补肾纳气、上病下治之品，如肉桂、沉香等。也可以加蛤蚧、冬虫夏草等，对改善呼吸功能有利。具体用法蛤蚧粉 4g 冲服，或紫河车 9g 冲服。有时也用红参6g，蛤蚧 1 对(去头)、冬虫夏草 9g、五味子 9g，水煎服，1 剂/d。症情好转后，改为粉剂。同时辅以养心通脉之品。基本处方：党参9g，黄芪20g，五味子15g，淫羊藿20g，茯苓9g，半夏9g，桑白皮9g，杏仁 9g，紫菀 9g，冬花 9g，白前 9g，当归 9g，丹参20g，广地龙15g，炙甘草9g。其次，瘀血阻络型常在培元补虚、益气统血的基础上，复以大量活血化瘀之品，如当归、丹参、赤芍、郁金、红花、虎杖、莪术等，轻重药并用，以促进微循环，推动血液运行，消除血脉瘀滞。如此，活血化瘀与培元益气同用，标本兼顾，相得益彰。若血瘀水停、浮肿腹水，再辅以茯苓、泽泻、车前子、白茅根、大腹皮等以利水消胀。若胁下瘕积，肝脾肿大，周老则在活血化瘀的基础上，复加鳖甲、牡蛎以软坚消瘕。基本处方：党参20g，黄芪20g，茯苓 15g，五味子 9g，淫羊藿20g，桂枝 9g，当归 9g，丹参20g，赤芍 15g，郁金15g，红花 9g，莪术 9g，虎杖 20g，半夏9g，杏仁9g，炙甘草9g。第三型，水凌心肺，周老在遣方用药方面，一般常以真武汤、肾气丸、五苓散加减施治。常以党参、黄芪、白术等健脾益气以消肿,以桂附温阳利水。伍以活血祛瘀之品,如泽兰、丹参、益母草、莪术等,达到祛瘀利水、化瘀消瘕之目的。用鳖甲软坚消瘕,回缩肿大之肝脾。用茯苓、泽泻、车前子、白茅根、椒目等渗利水道,蠲除水邪。椒目除利水外,尚有平喘之功,与半夏、杏仁、白芥子、葶苈子同用,祛痰平喘之效益彰。亦常用大腹皮一味,以行气利水。周老治疗本证,亦体现标本兼顾、整体调节、综合运用的原则。基本处方:黄芪 20g,炒白术 15g,猪苓、茯苓各 20g,泽泻 20g,车前子 20g(包煎),制附片 9g,桂枝 9g,川椒目 3g,泽兰 20g,丹参 20g,益母草 20g,莪术 15g,鳖甲 30g,大腹皮 20g,杏仁 9g,葶苈子 9g。最后,气虚阳脱型,此时的治疗,当急用生脉散合四逆汤加减,以补肺纳肾,益气敛阴,回阳固脱。经验证明,生脉散有益气、敛阴、固脱的功效。四逆汤中附子、肉桂、干姜温阳补肾,回阳救逆,有改善周围循环的作用。周老也常加黄芪健脾益气,山萸肉酸敛固脱。若烦热、汗出黏手、口干舌红,可将人参改为西洋参,去附子、干姜、肉桂,或附子减量,加沙参15g。神迷不清可加丹参 15g、炙远志 9g、石菖蒲 9g。呼吸气短乏力,加蛤蚧 1 对,或蛤蚧 4g(研末)冲服。若烦躁、足冷、阴火冲逆、真阳暴脱者,另服黑锡丹 3~4g,2 次/d。基本处方:红参 9g,麦门冬 9g,制附片 9g,肉桂 6g,干姜 9g,五味子 9g,黄芪 20g,山萸肉 20g。

九、张伯礼治心衰经验

(一)名医简介

张伯礼(1948.2—),男,中国工程院院士、医药卫生学部主任,第四届国医大师。

(二)学术精华

张伯礼认为,慢性心衰病机可宗张仲景胸痹之"阳微阴弦"。"阳微"为心气不足,心肾阳虚;"阴弦"为瘀血、痰饮等病理产物积聚。慢性心力衰竭属本虚标实、虚实夹杂之证,本虚为心气不足、心肾阳虚,标实为血瘀水停。临床辨治当分稳定期、急性加重期、控制后缓解期三个主要临床阶段,缓则注重调理,扶正为本;急则祛邪为先,力挽将倾;缓解期扶正祛邪,注重损复;全程病证结合,紧握病机,辨证施治,以通为期,调和气血,贯穿始终。以补求通时应注意补益宜清补、通补,而不应呆补、腻补;以通求补时,活血化瘀应与益气温阳、补血养阴等治法同用。

(三)用药经验

张伯礼治疗慢性心衰稳定期的经验:缓则注重调理,扶正为本,扶正当辨气血阴阳之虚衰,若患者乏力、心悸、少气懒言、舌淡胖等心脾气虚症状明显者,常以党参、茯苓、白术、麦冬、玉竹等健脾益气养心,气虚甚者常用白人参代党参以大补元气;若以心悸、气短喘促、形寒肢冷、尿少肢肿、口唇青紫等为主要表现者,常用杜仲、桑寄生、淫羊藿、大腹皮、益母草等温补肾阳、活血利水,通过温肾阳以济心阳;若以心悸气短、乏力、失眠健忘、面色无华、倦怠乏力等为主要表现者,常以黄芪、当归、山萸肉、山药、白术等补血养心;若以心悸气短、体瘦乏力、心烦失眠、口渴咽干、手足心热等为主要表现者,常用生地黄、麦冬、知母、玉竹、莲子心以益气养阴清热。扶正应避免呆补、腻补,宜配伍少量佛手、枳壳、砂仁等理气之品以助补益;使用黄连、清半夏、干姜辛开苦降畅中焦以防壅滞;用槐米、夏枯草、浙贝母、柴胡等疏肝清郁、软坚散结以调气机,助补益。慢性心衰临床辨治还可通过调理脏腑功能以助扶正,如兼有脘腹胀满、纳差、肢体浮肿等症时,张教授重视调理脾胃,加用藿香、佩兰、紫苏梗等芳香轻宣,用大黄、大腹皮通腹降泄,使脾升胃降,中焦通畅;兼有心悸、烦躁、失眠者,调理心肾,处方常加用莲子心、夜交藤、生龙齿等以清心安神,用女贞子、墨旱莲、菟丝子、肉苁蓉等补益肾精,使水火既济;兼有干咳少痰、情绪忧虑烦躁或悲观低落者,重视调理肺肝,用麦冬、玉竹、百合、苦杏仁等润肺降气,柴胡、黄芩、夏枯草、槐米、合欢花等疏肝理气,使肝气得舒,肺气得降。如此调补人体阴阳气血,调理脏腑功能,扶助正气,同时兼以活血祛瘀、化痰利水之药,促进人体正气的恢复,维持慢性心衰患者的长期稳定。瘀血常存在于整个病程中,心气不足推动无力,则血行滞缓,因虚致瘀可表现为短气乏力、口唇紫暗、爪甲青紫等症,临床常用活血化瘀之法。因活血化瘀药过用易耗伤气血,张老提出宜养血和血、行气活血而不能破血、逐血,临床常用当归、白芍、生地黄等养血和血;降香、五灵脂、延胡索、丹参、郁金等理气活血化瘀;血瘀较甚者用三七粉(冲服)、乳香、没药,中病即止,避免损伤脾胃。"血不利可为水",该病常见咳喘痰涎、腹胀脘痞、双下肢水肿等水湿、痰饮停聚的表现。湿邪较轻浅易治,常为痰瘀之先,张老提出"应见湿治湿,治湿浊宜早、宜尽",对于舌质淡红、苔薄白腻,兼胃脘痞满、不欲饮食等湿浊轻浅者,多用藿香、佩兰以芳香化湿;湿邪未化,酿为痰浊与瘀血胶着者,则重浊难去,为湿之渐,因此,对于舌红、苔黄厚腻等湿浊化热,欲酿成痰者,运用茵陈、苍术、萆薢以清热利湿化浊;舌紫暗、苔腻浊等痰瘀胶结者,加蚕砂、清半夏以祛湿和胃化浊,丹参、郁金、降香理气活血化瘀。

十、翁维良治心衰经验

(一)名医简介

翁维良(1937—),男,第四届国医大师,中国中医科学院西苑医院主任医师。在心血管病和内科杂病的中医诊疗中,继承郭士魁的学术思想。

(二)学术精华

翁维良认为,慢性心力衰竭的病机可从"气(阳)""血""水"立论,气(阳)虚、血瘀、水停是本病的基本病理因素。以益气温阳、活血利水为基本治法,同时根据患者气血、阴阳、寒热、虚实的偏盛偏衰以及血瘀、水饮、痰浊的盛衰程度,结合时令季节、生活地域等特点,灵活多变地给予对症治疗。且尤其重视中药的合理与安全用药。

(三)用药经验

翁老强调,治病当"谨守病机,以平衡阴阳为本,三因制宜"。①心气(阳)亏虚,血瘀水停:一般出现在疾病的初期,临床表现为心慌心悸,气短乏力,动则加剧,舌暗或有瘀斑,边有齿痕,苔薄白,脉细数。治以益气温(心)阳,活血利水。方以当归汤合冠心3号方(即丹参、川芎、赤芍、红花、郁金)加减。益气药多用黄芪、党参、太子参、白术、大枣,并常选用桂枝温通心阳,当归、丹参活血,薏苡仁淡渗水湿。②心脾阳虚,血瘀水停兼有阴虚:一般出现在疾病的进展阶段,临床表现为心悸气短,腹胀纳少,咳嗽气喘,轻度浮肿,乏力,舌胖质暗苔白,脉细数或结代。治以温阳健脾,活血利湿。方以四君子汤、苓桂术甘汤合冠心3号方加减。多用炙黄芪、三七、党参、白术、茯苓、桂枝、川牛膝、丹参、车前草。有阴虚之象者,合并应用麦冬、玉竹、五味子。③心肾阳虚,水湿泛溢,阴虚更甚:临床表现为心悸气短,活动后加重,畏寒肢冷,咳喘身重,尿少浮肿,面色青紫,舌胖质暗苔白腻,脉细数或结代。治以温补心肾阳气,活血利水养阴。方以真武汤、生脉饮合冠心3号方加减。用炮附片、红参、肉桂、干姜温补心肾阳气,取"益火之源以消阴翳"之意。同时采用桂枝温通心阳,茯苓、猪苓、车前草、白术、葶苈子利水,生晒参、北沙参、玄参、麦冬、玉竹、生地黄、石斛、五味子养阴。④心肾阴阳俱虚:临床表现为心悸胸闷,不能平卧,动则加重,烦躁不安,精神萎靡,浮肿尿少,四肢厥冷,脉微细欲绝。治以育阴,回阳固脱。方以四逆汤、生脉饮合真武汤加减。患者阴阳俱虚,阳气欲脱,病情危重,以固脱为法。以四逆汤回阳救逆,生脉饮益气养阴以治本,真武汤温阳利水以治标。⑤辨证用药特点:翁老根据患者的实际情况,临床辨证灵活用药。如对参类药物的使用,患者病情较轻,多选用补益之力较弱的太子参、西洋参或党参、白术、黄芪、茯苓、大枣等健脾益气;病情较重、年龄较大者,多选用生晒参、三七加强补益之力;阳虚甚,病情重,疾病处于终末期的患者,选用温补之力更强的红参。在黄芪的应用方面,对气虚明显易外感的扩张型心肌病、风湿性心脏病或疾病初期气虚不甚或水肿甚者,多用黄芪以益气固表、利水消肿,脾虚明显者则用炙黄芪以加强健脾之力。血瘀程度重者,在冠心 3 号方基础上,加三棱、莪术、生蒲黄以行气破血,甚者则以地龙、水蛭、穿山甲等虫类药破血逐瘀。素体阴虚阳亢者,多合并天麻葛根汤加减。体内有蕴热者,多以黄芩、黄连、黄柏、土茯苓等清热解毒。肺气不宣、咳嗽痰多者,加桔梗、苦杏仁、银杏、桑叶、紫苏梗宣肺降气止咳化痰。风湿性心脏病心力衰竭外感邪气伏留,反复发作,加鸡血藤、桑寄生、防风祛风除湿。痰湿重加半夏、瓜蒌、陈皮理气化痰。水肿甚、尿少或无尿,加葶苈子、大腹皮、冬瓜皮、玉米须、猪苓利水消肿。久病入络,肢体麻木不仁者,加路路通、鸡血藤、络石藤以活血通络。心悸明显,加苦参清心火、生龙骨重镇安神。肝气郁结,加郁金、佛手、柴胡、玫瑰花疏肝理气。心神不安,情绪焦虑抑郁,眠差,加酸枣仁、合欢皮、远志、莲子心宁心安神。瘀血水湿停留日久化热者,加黄芩、知母、栀子。大便不通,多以生地黄、瓜蒌、决明子、火麻仁润肠通便。同时注重因时制宜,夏季暑湿季节,加藿香、佩兰、荷叶、薄荷清暑利湿;冬季加防风、白术、黄芪益气固表,以防外感。

第二节　全国名中医

一、赵锡武治心衰经验

(一)名医简介

赵锡武(1902—1980),男,历任中国中医研究院西苑医院心血管病研究室主任,主要著作有《赵锡武医疗经验》等。

(二)学术精华

赵锡武老中医根据充血性心力衰竭的临床症状和体征诸如心慌、胸闷、呼吸困难,轻者动则作喘,重则不能平卧、咳嗽咯血,严重者出现咯粉红色泡沫痰之急性肺水肿,汗大出、紫绀、眩晕,甚至昏厥、休克、肝肿大、纳差、腹胀、恶心呕吐、便泻、尿少、夜尿频、浮肿,甚则出现胸水、腹水,舌苔薄白或白腻,舌质或暗,或紫蓝,或有瘀点瘀斑,脉虚数或迟,或涩,或结,或促,或代,或散等等。从祖国医学理论来分析,这些临床症状和体征都属于心脾肾阳气虚衰范围。所以赵老认为慢性心力衰竭的主要病机为阳气亏虚,水饮凌心。认为久病失于调摄,导致心肾阳虚,肾之气化不足或不能,导致水饮停滞,上凌心肺,而发喘息、气短等症。而中焦脾胃为后天之本,主运化水液,又是中焦枢纽,脾气脾阳不足,水液停滞,加重病情。总之,赵老认为本病以阳虚为本,水饮为标,病位在心,与脾肾密切相关,治疗应标本兼治,诸脏兼顾,以温阳利水为大法。

(三)用药经验

赵老认为本病证属心肾阳衰,水气上逆,凌心犯肺。肺满、喘促、心悸诸症较为常见。其心悸之治非补益气血、养心复脉之所能,当取强心扶阳、宣痹利水之真武汤为主,辅佐"开鬼门""洁净府""去菀陈莝""治水三法",方能奏效。真武汤源于《伤寒论》,具有良好的利水作用。方中附片性热,可散寒温阳,有利于行水;茯苓味甘,具有渗湿利水效果;白术可燥湿、健脾;生姜温阳、解表;大枣具有调中缓和功效。

二、史载祥治心衰经验

(一)名医简介

史载祥(1942.6—),男,第二届全国名中医,全国第三、四批全国名老中医药专家师带徒指导老师。

(二)学术精华

史载祥名医认为心衰病病机复杂多端,常常是虚实兼见,寒热错杂,临床单用温阳利水、益气养阴等治法多难以取得良效,治疗上应辨证论治,根据病因、病人的体质、证候的寒热虚实、病情的轻重缓急,灵活运用经方。阳虚水停是本病的基本病机,心衰患者无论什么基础病,其心衰的病理过程往往是漫长持久,迁延不愈。因此难免最后发展为阳虚,甚至阴阳两虚。《黄帝内经》言"心者,君主之官",为"阳中之太阳,天运当以日光明";"阳气者,若天与日,失其所则折寿而不彰"。反复强调了心阳对于机体生理功能的重要性,而阳虚则不制阴水,水泛而致浮肿、喘憋乃至浆膜腔积液。但阳虚日久,生化不足,阴液亦亏,加之心衰病人限制饮水,长期大量使用利尿剂易致阴液亏损,阴损及阳,故临床多见阴阳两虚之证,故治疗中要兼顾阴阳,正如张景岳所言"善补阳者,必于阴中求阳,则阳得阴助而生化无穷;善补阴者必于阳中求阴,则阴得阳升而泉源不竭"。治疗上史老采用温阳利水与升陷祛瘀齐用,相得益彰,也符合气血水相关理论,符合"阴阳相得,其气乃行。大气一转,其气乃散"的治疗理念。

(三)用药经验

史老在学术理论和临床实践中,强调补气祛瘀升陷,是治疗心力衰竭的基本大法。因此升陷祛瘀汤作为治疗心力衰竭的主要方剂,这已经在大量案例中多次验证。原方组成有生黄芪、山萸肉、党参、三棱、莪术、升麻、柴胡、桔梗、知母。方中君以生黄芪,既能补气,又能升气,升举下陷之大气;臣以党参补脾气,益后天气血生化之源,山萸肉补肾之先天元气,又能收敛耗散之气分,二药合用可使虚陷的大气得充得升;又臣以三棱、莪术活血祛瘀通络;佐以柴胡、升麻升气举陷;知母性凉可制黄芪之温;使以桔梗引药上达胸中。诸药合用,使大气得充,气陷得举,胸阳得展,气血通行。

三、李可治心衰经验

(一)名医简介

李可(1930—2013),男,山西省灵石县人。毕业于西北艺专文学部。逆境学医,经全省统考取得中医本科学历。

(二)学术精华

擅长融寒温于一炉,以重剂救治重危急症。李老宗仲景先师心法,以阴阳六经为辨证大法,执简驭繁,善治疑难重症。他认为六经体系是疾病共性规律的概括,"伤寒六经辨证之法,统病机而执万病之牛耳,而万病无所遁形。病可有千种万种,但病机则不出六经八纲之范围。""医圣张仲景创立六经辨证理法方药,统病于六经之内而囊括百病,是攻克世界医学难题的一把金钥匙。"李老对各科疑难杂症均有独到的救治经验,治疗心力衰竭具有丰富的经验,且效验无数。李老认为,"治病必求于本,本者本于阴阳",对于心力衰竭患者更重视阳气的顾护。

(三)用药经验

李老擅于运用破格救心汤救治心衰垂危重症,该方以附子30、200、300g(分别用于轻、中、重心衰患者),干姜60g,炙甘草60g,高丽参10~30g,山萸萸净肉60~120g,生龙骨粉、生牡蛎粉、活磁石粉各30g,麝香0.5g组成。本方以四逆汤合参附龙牡救逆汤及张锡纯氏来复汤重用附子、山萸萸肉加麝香而成。方中使用大剂量附子,以大剂量甘草节制附子的毒性。重用山萸萸肉、生龙骨、生牡蛎,认为山萸萸肉一味,"大能收敛元气,固涩滑脱。收涩之中,兼条畅之性,故又通利九窍,流通血脉,敛正气而不敛邪气"。把阴阳互根的原理发挥应用到了极致。何永峰等在基础治疗上加用破格救心汤治疗难治性的心肾阳虚型心衰,发现在改善患者症状的同时,可明显提高CO、LVEF。王昱以破格救心汤与左西孟旦进行对照临床研究，分为中药组与左西孟旦组，结果发现中药组在总有效率、CO、CI、SVI方面优于左西孟旦，而SVRI值不如左西孟旦组，表明与常规西药相比，破格救心汤在临床疗效方面也具有明显优势。

四、丁书文治心衰经验

(一)名医简介

丁书文，男，心内科主任医师，山东省名中医，第一届全国名中医。

(二)学术精华

丁老率先提出心系疾病的热毒学说，认为由于久患疾病、外感邪气、饮食不节、情志妄动、体质改变等使得热毒内蕴是导致心衰发病发展的重要因素。元气虚衰，脏腑机能失调，导致热毒内生；热毒损伤心体与心用，耗气伤阴，迫血妄行，炼血成瘀；气虚、热毒、血瘀相互搏结，形成气虚热毒血瘀的病理状态是心衰病机的核心。气虚是心衰的病理基础，热毒、血瘀是病机的关键。丁老认为，热毒是导致心系疾病多发的重要原因，热毒作为心衰发病的重要病因主要体现在以下几个方面。饮食偏嗜，情志妄动，化生热毒；外感邪气，化热化毒；素体蕴毒，郁而化生热毒；病程缠绵，阴虚火旺热毒；认为热毒广泛存在于心力衰竭各个基础疾病中，气虚、热毒、血瘀相互纠缠是心衰病机的核心。针对心衰病机的特点，丁老提出了益气活血解毒的治疗方法。

(三)用药经验

在治疗上首重补气，恢复脏腑机能，清除热毒之源。丁老主张在心衰早期应加用人参大补元气，但丁老强调，顽固性心衰，或心率过快、血压过高时不可用人参。丁老尤其重视黄芪的应用，黄芪补气兼利尿消肿，一举两得。其次灵活运用清热解毒法，祛邪外出，根据热毒性质、部位等不同，采用不同治疗方法。对于在上、在表之热毒，应用金银花、连翘等轻清宣透之品宣散热毒；对于在下、在内之热毒，运用黄连、大黄等苦寒泄下之药直折热毒，使热毒从二便而解。清热解毒一方面可以减轻热毒对机体损伤，另一方面可以保存阴液，减少瘀血内生。最后应用活血化瘀药物如丹参、当归、桃仁、川芎、水蛭等，清除病理产物，使邪去不留瘀。丁老喜用生脉散、茯苓杏仁甘草汤、五苓散等加味来治疗慢性心衰。

五、王行宽治心衰经验

(一)名医简介

王行宽(1939—)，男，湖南中医药大学第一附属医院心脏诊疗中心主任医师，首届全国名中医。

(二)学术精华

王老认为心气营不足为心衰之本，心之气营不足是心系疾病发生的基本病机，而心衰是各类疾病损伤心体，迁延不愈，最终心之功能衰退的病证。外邪入侵、久病耗伤、七情失调、劳倦内伤，均会损伤心之气营。感受温热毒邪，内舍于心肌，邪郁热盛而戕伤心之气营；或感受风寒湿邪，邪陷于心，正邪相争，心体受损则气营不足；日久邪客心之户牖(瓣膜)，心之户牖畸变，启闭失常，心之推动血液运行受阻，心脉瘀阻则气营更伤。素有胸痹心痛、风眩(原发性高血压)之疾，久病心络瘀阻，心体失养，心气营更虚；他病日久易发为虚劳之疾，累及心体受损。疾病日久七情失调，忧思气结伤脾，后天化源不足，两者均能伤及脾肾。心脾二者母子相济，脾胃化生水谷，是血液化生的重要基础。脾生血之功能下降，营气受损，则进一步加重心之气营不足。精血同源，后天肾精被耗，进而累及心体。同时肾为气之根，肾气损而心气不振，最终心气营两虚更甚。王老认为，虚、瘀、水抱团互结为心衰之标，肝木失疏，气机失调贯穿心衰全程。

(三)用药经验

王老临证坚持"损其心者,调其营卫",所谓调其营卫,即调心之气营,同时根据心衰病患者心气营虚衰,虚瘀水互结抱团的特征,立益气健脾养血、疏肝宁心复脉、和血化瘀通络为治疗之大法。自拟圣愈联珠汤,全方组成:人参、当归、白芍、川芎、桂枝、白术、茯苓、柴胡、郁金、丹参各10g,鸡血藤、熟地黄各15g,黄芪20g,炙甘草5g。王老用药强调以"和"为贵,以"中"为要,善纠偏颇之阴阳,俾使中正和平。不能唯以克伐为用,应以鼓舞脏腑功能、推动机体内在因素为务,绝不能因药味再伤正气,造成人体阴阳新的紊乱。故在临证加减过程中,王老坚持:中病即止,慎用辛温;合理配伍,不忘扶正。王老临证之时强调多脏调燮,即在整体观念的基础上,重视疾病和天人、脏腑之间的关系。因此,王老临证之时坚持:善抓病机,通常达变;清肃肺金,通畅气机;通常达变,活用成方;强调疏肝。

六、唐蜀华治心衰经验

(一)名医简介

唐蜀华(1941—),男,江苏省中医院中医心血管病专家,第二届全国名中医。

(二)学术精华

唐老认为心衰病因常为年老体虚和/或罹患心病(如胸痹、真心痛、心悸等)日久,迁延不愈,复因感受外邪、劳累过度、情志不遂、饮食失调等诱发。病位在心,涉及肺、脾、肾。基本病机为心气不足,瘀水互阻。病理性质为本虚标实,以气虚为本,可兼阴阳之不足,血瘀、水饮、痰浊为标。唐老认为舒张性心衰与收缩性心衰在中医的辨证论治上是不同的。首先,在病程上,舒张性心衰多见于慢性心衰的早、中期,可能仅有肺瘀血的症状,如静息或劳力性呼吸困难;收缩性心衰则见于慢性心衰的中、晚期,常见呼吸困难、气短、腹胀、尿少及双下肢浮肿等症状。在病位上,舒张性心衰以心、肺为主,收缩性心衰则以心、肾为主。在病理性质上,舒张性心衰的本虚以气虚为主(阳虚不突出),标实为血瘀水停较轻;收缩性心衰为阳气不足,每致阳虚,血瘀水停较重。两者可有较多交叉,但侧重点不同。舒张性心衰正虚证中以心气虚为基本证候,绝大多数患者均有不同程度的心气虚表现,常见心气阴虚证,其后依次为心气虚证、心阳气虚证或心肾阳虚证。标实证中以血瘀为基本证候,所有患者均有不同程度的血瘀表现,常见单纯血瘀证、血瘀痰饮证,其次为血瘀水停证和血瘀痰饮水停证。单纯血瘀证多见于单纯心气虚证,血瘀水停证多见于心阳气虚证,血瘀痰饮证多见于心气阴虚证中,而血瘀痰饮水停证则主要见于心肾阳虚证中。不管舒张性心衰还是收缩性心衰,概而论之,常见证型为气虚血瘀证、气阴两虚血瘀证、阳气虚衰血瘀证,部分兼夹痰饮。但这三个证型往往无法概括临床所有证型。因此,唐蜀华特别重视心衰证候要素的把握。慢性心衰初期,大多以气虚或气阴两虚为主;阳虚常见于慢性心衰晚期或危重阶段;血虚证较少出现,仅在合并贫血时可见。瘀血、水饮、痰浊则为心衰重要的病理产物。

(三)用药经验

治疗心衰首当补益心气,此乃主法。唐师强调以黄芪为首,补气利水消肿,临床常规用量15~30g,最大量可用至60g。人参、白术亦可酌情选用。人参大补元气,但会增加儿茶酚胺的释放,不宜大剂量使用。白术补脾益气,有明显、持久的利尿作用。心衰一方面存在不同程度的胃肠道瘀血,可出现胃脾纳运失健的症状,如纳呆、嗳气,甚至不思饮食等;另一方面,补气重剂易滞脾碍胃,故补气的同时必须顾护脾胃运化功能,宜配伍小量健脾理气之品,如枳壳、陈皮、香附、谷麦芽、六曲、砂仁等。阳虚乃气虚之渐,二者密切相关,并无本质不同,但一般来说,大部分患者阳虚证之核心症状并不突出。唐老强调温阳以桂枝为先。桂枝,辛甘温,可温通经脉,助阳化气利水,还可扩张冠状动脉。阴虚证则是心衰的阶段性症状或兼症,治疗心衰重视益气温阳的同时,适当滋阴,取阴中求阳之效,常用天门冬、麦门冬、北沙参、玉竹、石斛等,不可壅补。"气为血帅",心气心阳不足,无力推动血脉,不能温煦脉道,故瘀血内停,唐老常选用当归、川芎、红花等性味辛温、甘温的活血之品,以及三七、红景天等益气活血之品。有痰瘀郁热证者,可选用丹参、丹皮、赤芍、桃仁等凉血活血之品。"气为水母",津液的生成、输布、排泄均赖气之升降出入,气虚则气不化水,水饮内停。且心肺同居上焦,肺为水上之源,肺朝百脉,通调水道。瘀阻脉道,津液不布,聚而为水。唐老主张以淡渗利水为主,常选用猪苓、茯苓、车前子、泽泻等。猪苓利水效果好,临床用量15~30g。而益气利水之黄芪、白术,温阳利水之桂枝,活血利水之水红花子、泽兰、益母草等亦常用。不用攻逐利水之品,以防伤正。合并外感时宜用银翘散、板蓝根等清热解毒。扩张型心肌病往往存在慢性持续性免疫介导致心肌损伤,宜加紫草、虎杖、升麻、银花等清热解毒之品。而冠心病的病理机制为动脉粥样硬化斑块形成,与瘀热相关,宜加姜黄、红花、虎杖等化瘀清热。另外,长期诊疗过程中,还需要注意以下几点:运脾忌用补气重剂,有碍胃之弊,唐老认为长期可用谷麦芽、六曲助脾胃之运化,陈皮、枳壳含有陈皮甙等兴奋β受体的成分,不利于心衰的预后,不宜长期使用,短期可考虑选择。温阳药物附子、人参等不宜长期、大剂量使用,原因如下:收缩性心力衰竭为慢性病,不需回阳救逆,因此通常不需大剂量使用附子、人参等温阳重剂;少火生气,重火食气。虽不是邪火,但温阳过度可耗气;附子等主要成分为β受体兴奋剂,长期使用违背了心衰抑制心肌重构之原则。如需温阳药物使用,建议使用桂枝。

七、郭维琴治心衰经验

(一)名医简介

郭维琴(1940—),女,自幼随父郭士魁(著名中医心血管病专家)学习,为北京中医药大学东直门医院教授、主任医师,第四、第六批全国老中医药专家学术经验继承工作指导老师,首都国医名师。第二届全国名中医。

(二)学术精华

郭维琴教授认为心衰是在正气亏虚的前提下,产生瘀血、水饮、痰浊等病理产物,上凌心肺、外溢肌肤而发病,其基本病机为气虚血瘀、阳虚水泛。心衰系本虚标实之证,心的阳气亏虚为本,或可兼心阴、心血不足。主要病位在心,病变脏腑可涉及肺、脾、肾、肝。治疗心衰时分别从气、血、水三个方面入手,以益气温阳、活血化瘀、泻肺利水为法。治气当补气益气,同时注意调畅气机,治血当重点活血化瘀,见血虚可补血,治水可从泻肺、健脾、温肾三个方面利水。

(三)用药经验

郭教授自拟益气泻肺汤治疗心衰,该方具有益气、活血、利水的功效,其基本组成包括党参30g、生黄芪30g、茯苓15g、猪苓10g、车前子10、葶苈子10g、桑白皮10g、泽兰10g。药味加减:咳嗽喘息不得平卧者,加杏仁、苏梗、苏子、白果等以降泻肺气;水肿明显伴咳吐大量白稀痰涎者,加白术、白芥子等以健脾祛痰;伴黄痰者,予浙贝母、连翘、鱼腥草等以清热化痰;阳气虚见畏寒肢冷者,可佐桂枝、附子、菟丝子、仙茅、补骨脂等以温补肾阳;久服桂枝者,为防温燥太过,可佐麦冬以清热生津;通利太过而有阴虚表现者,去桂枝,加麦冬、五味子以增液养阴;有呕吐者加竹茹、生姜以止呕;若患者出现阳脱征象,可用生脉饮合四逆汤,以益气固脱、回阳救逆。

八、罗铨治心衰经验

(一)名医简介

罗铨,男,云南省中医院主任医师,第二届全国名中医。

(二)学术精华

罗老认为,心衰的病因有内外因之不同。在外因方面多为感受风寒湿热后,邪气壅滞肺道,致肺失条达,无力祛邪,风寒湿热进而搏于血脉,内犯于心,以致心脉痹阻,营血运行不畅,瘀血阻络,水湿不化而发为心衰,临床上常见于心肌炎、风心病所致的心衰。内因多为年老体衰之人,阳气不足,不能蒸化水液,水湿内蕴,气血运行不畅,心脉闭阻而致心衰。另外,年老体弱者脾肾气虚,气血生化不足,水液运行不畅,闭阻心脉,也易出现心衰。心病日久,损伤心阳,心阳不足,心火不能下交于肾,水火失济,则心肾同病;心主血,血行不畅,肺气输布宣降功能失常,心肺同病;心病不愈,火不生土,脾失健运,则心脾同病;心主血的功能异常,肝藏血主疏泄之功能也随之异常,而为心肝同病。许多心脏疾病出现心衰时多为多脏合病,如肺心病、高心病、冠心病等。总之,罗师认为,心衰常以内因为根本,在外因的作用和诱发下发生或加重,形成由肺及心、由心及肝脾肺肾同病的一种危重疾患,其病位在心,涉及肺、脾、肾、肝脏,为本虚标实证,以心气虚、心阳虚为本,兼见心血虚或心阴虚;标实为瘀血、痰饮阻络。

(三)用药经验

心衰有虚证或虚中夹实证之不同,治法、方药也各异。临床症见气短乏力、心悸汗出、遇劳则甚,或夜间阵发性呼吸困难,舌干红少苔,脉细数,此为气阴两虚,以生脉散为基础方加益气养阴安神之品,共奏益气养阴安神之功效;如早搏较多者,改用炙甘草汤加味以养阴安神定悸。症见气短难续,胸闷乏力,心悸汗出,形寒肢冷,舌淡,苔白滑润,脉弱或结代,为阳虚气脱,用真武汤合五苓散温阳益气利水;甚者症见四肢厥逆,冷汗淋漓,面色苍白,气息微弱,脉微欲绝,甚或神识模糊,昏迷不醒,有阴厥阳脱之危候,用阴阳两救汤,方中制附片、炮姜以救阳,红参、紫河车大补元气,熟地、枸杞、菟丝子敛阴固脱,炙远志、茯神安神开窍,诸药相合共奏回阳益气固脱之功。虚实夹杂证临床常见,阳虚水泛者症见胸闷气短,心悸汗出,形寒肢冷,不思饮食,面唇紫绀,颈脉显露,右胁下有积块,双下肢水肿,舌淡暗,苔白滑润,脉沉细,罗老自拟强心汤以益气温阳、活血利水,方中制附片、桂枝温阳,西洋参、黄芪益气,枳实、葶苈子、五加皮强心,丹参、益母草、泽兰活血化瘀,车前子、泽泻利水,其强心作用与洋地黄类药有相似之处,而无洋地黄类药所致的不良反应,无积蓄中毒等现象,根据此方制成的强心胶囊服用较为方便,长期服用疗效显著。气虚兼血瘀者,症见气短乏力,心悸汗出,遇劳则甚,舌淡暗,苔白,脉沉细或结代,罗老认为此型患者的根本是气虚,瘀血在气虚的基础上产生,由气病致血瘀,治疗应在益气为主的同时,根据瘀血程度,佐以活血化瘀药,但用量不宜过大,否则更耗气伤血。

九、林谦治心衰经验

(一)名医简介

林谦,女,主任医师、教授、博士生导师,第一批岐黄学者,现任北京中医药大学东直门医院副院长。从事中医、中西医结合心血管临床、科研、教学工作30余年,擅长应用中医气血理论治疗冠心病、高血压、慢性心衰、心律失常等常见心血管疾病。

(二)学术精华

林谦教授认为心气虚是慢性心衰的病理基础及病机关键,血脉瘀阻是心气虚所致最常见的病理变化,水邪为患是心气虚证进一步恶化的征象。心气虚在CHF出现之前或其早期即可出现,并贯穿于CHF的始终;心气虚可以导致阳虚、血瘀、水停等其他病理因素的出现。在辨证过程中应以气虚血瘀为基础,重点辨有无水饮及阳虚。林谦认为,中医的"气"与现代生物学的"能量"在理论和概念上具有共通性,能量代谢障碍很可能是气虚证的实质之一。她的前期工作证实,心肌能量代谢障碍与心气虚证有一定的关系,补气中药可以改善心衰患者的心功能,与心气虚证的改善平行,其作用途径可能是改善心肌的能量代谢。治疗以扶正祛邪为原则,强调扶正固本,以益气活血利水为法,遣方重用补气药取得良效。综上所述,慢性心衰的病理机制为心气虚弱为本,血脉瘀阻、水邪为患为标,其病变的演变是由气虚帅血无力而致血瘀,血瘀日久不消,瘀化为水,加之心气温化失司、水运不健,而致水邪为患。

(三)用药经验

在辨证治疗过程中,应以气虚血瘀为基本证型,再把握以下辨证要点。首先,辨有无水饮。常见水邪为患有三种主要表现形式:一是水邪泛溢肌肤而成浮肿;二是水邪犯肺而致咳嗽、咳痰、气短或喘促不得卧;三是水气凌心而致心动不安,惕惕怔忡,脉象细微或结、代。其次,辨有无阳虚。常见阳虚证表现为畏寒、肢冷、便溏、舌质淡胖或淡紫,脉沉细无力或结代,尤以畏寒(有的仅表现为后背凉)及大便溏为常见。治则治法有三:①扶正祛邪、强调扶正固本:慢性心衰为本虚标实之证,本虚为心气虚、心阳虚,血脉瘀滞为其中心环节,瘀血、痰浊、水饮乃其标实之候。治疗应以标本兼治、扶正祛邪为原则,但应强调扶正固本,绝不可本末倒置,一味攻逐,以伤正气。②益气活血利水为治法:林谦自拟基本方以益气活血利水为法,方药组成:生黄芪、丹参各30g,党参、猪苓、茯苓、泽兰、泽泻、葶苈子各15g,桑白皮、桃仁、红花、当归各10g。以上方加减治疗冠心病心肌梗死、风湿性心脏病、扩张性心肌病及先天性心脏病等继发心力衰竭,均取得良好疗效。③随证加减,调整补气药剂量:方中参芪为君药,根据病情变化不断调整用量,选择参芪一则为气血理论指导下益气以治本,二则为前期研究筛选的结果。初诊如有热象者宜选用太子参15~30g;气虚明显者选党参15~30g;生黄芪多以30g为基础逐渐增加用量,可用到60g或更多。咳嗽喘息不得卧者加紫苏子、白果等;水肿明显伴咳吐稀白沫痰者加白术、车前子、白芥子等健脾利水、祛痰之品,亦可加益母草以活血利水;阳虚明显、畏寒肢冷者加桂枝、补骨脂及附子等温补肾阳;有阴虚表现者加麦冬、五味子等纠正温阳及利水太过伤阴;恶心、纳呆、胃脘胀满者加砂仁、藿香、佩兰等健脾益气、调和胃肠功能。

十、金妙文治心衰经验

(一)名义简介

金妙文(1937—),女,浙江黄岩人。中医临床及中西医结合临床专家,全国老中医专家学术经验继承工作指导老师。

(二)学术精华

金教授治疗心力衰竭,首先衷中参西,优势互补,重视循证:在心衰诊疗过程中发现中医益阴助阳、活血通脉法可以修复心体,纠正心用耗竭不支状态,从而达到改善患者生活质量、延长寿命的效果。其次,益阴助阳,活血通脉,病证相合:无论心衰患者表现为心气阳虚或心气阴虚证候中的哪一种,其病理本质都是心阴暗亏或心体受损为先。金教授根据多年的临床实践发现"阴阳两虚、心脉瘀滞"是心衰的常见证型,提出益阴助阳、活血通脉法是治疗心衰的基本大法。益阴重在修复肥大病损的心肌,而助阳重在改善其收缩功能,活血通脉意在祛除瘀血、痰浊、水饮等标实之邪,防止虚实夹杂,交互为患。第三,标本兼治,分清轻重,终身治疗:金教授认为,根据"上工治未病"的思想,中医在治疗心衰过程中如能加强主动性、预见性和连贯性,不要等到症状出现时才服药,症状一消失即停药,自可大大延长患者寿命。

(三)用药经验

金教授采用益阴助阳、活血通脉法是治疗心衰的基础方为:太子参12g,炒玉竹10g,麦冬10g,五味子3g,丹参15g,白檀香3g,广郁金10g,瓜蒌皮12g,制黄精10g,制附片3g,苏子10g,葶苈子10g,炙甘草3g,陈皮6g,炒六曲10g。纵观金教授治心衰方中诸药,配伍精当,补泻同施,寒温并用,攻守有序,充分体现了阴阳并补、气血并调、标本并治、相辅相成的特点。

参考文献

[1]周仲瑛,金妙文,吴勉华,等. 益阴助阳、活血通脉法治疗充血性心力衰竭的临床研究[J].南京中医药大学学报(自然科学版),2000(1):13-16.

[2]颜乾麟,邢斌. 颜德馨从气血论治心水证的经验[J]. 中华中医药杂志,2008(3):228-230.

[3]潘光明,邹旭,盛小刚. 当代名老中医治疗心衰的临床经验总结[J]. 中国中医急症,2010,19(6):978-980.

[4]邱志济,朱建平,马璇卿. 朱良春治疗心病巧用对药的经验与特色[J]. 辽宁中医杂志,2000(7):295-296.

[5]李立志. 陈可冀治疗充血性心力衰竭经验[J]. 中西医结合心脑血管病杂志,2006(2):136-138.

[6]谢盈彧,方子寒,李渊芳,等. 国医大师阮士怡运用育心保脉理论辨治心力衰竭经验[J]. 中国中西医结合杂志,2020,40(11):1388-1391.

[7]周雪林,周明. 国医大师唐祖宣温阳法治疗慢性心力衰竭经验[J]. 世界中西医结合杂志,2022,17(2):260-263,267.

[8]申秀云. 周信有教授治疗肺心病的临证思路与经验[J]. 甘肃中医学院学报,2001(2):1-2.

[9]金鑫瑶,张俊华,张立双,等. 张伯礼分期诊治慢性心力衰竭经验[J]. 中医杂志,2018,59(19):1633-1636.

[10]程苗苗,于洁馨,翁维良. 翁维良治疗慢性心力衰竭经验[J]. 中医杂志,2015,56(19):1635-1638.

[11]于天星,李祥国. 赵锡武老中医治疗慢性充血性心力衰竭的经验[J]. 新医药学杂志,1978(11):7-10.

[12]朱君瑶,史忠亮,古惠文,等. 史载祥教授辨治心衰病气陷血瘀证临床经验[J]. 中西医结合心脑血管病杂志,2020,18(22):3894-3896.

[13]李可. 李可老中医急危重症疑难病经验专辑[M]. 太原:山西科学技术出版社,2006.

[14]陈加敏,孔祥英. 丁书文从热毒论治心力衰竭经验介绍[J]. 环球中医药,2022,15(10):1662-1665.

[15]王子焱,范金茹,王行宽. 王行宽治疗慢性心力衰竭经验[J]. 中国中医急症,2021,30(1):158-160,167.

[16]刘春玲,朱嘉,唐蜀华. 唐蜀华教授心衰辨治心法[J]. 中西医结合心血管病电子杂志,2017,5(19):4-5,7.

[17]毕然,于赛飞,王亚红. 郭维琴教授益气活血利水法治疗心力衰竭的经验[J]. 现代中医临床,2021,28(1):27-31.

[18]韦章进,吴玉涛,万启南. 从"强心方"浅析罗铨辨治慢性心力衰竭思路[J]. 中国中医药信息杂志,2017,24(10):94-96.

[19]苏敬泽,李乐文,林谦. 林谦中西医结合治疗慢性心力衰竭经验总结[J]. 中国中医基础医学杂志,2016,22(1):128-130.

[20]宋耀鸿. 金妙文教授治疗心衰的经验[J]. 江苏中医药,2007(7):14-15.

第六章　中西结合防治慢性心力衰竭难点的策略

第一节　预防慢性心力衰竭病情加重或反复的策略

作为所有心脏病变的严重症状或晚期阶段,我国慢性心力衰竭(chronic heart failure,CHF)患病率已达 1.3%。慢性心力衰竭不仅使各种心血管疾病患者的生活质量明显降低,并且给患者家属和社区造成巨大的经济负担。据统计,心力衰竭患者在出院后前 3 个月"易损期"死亡率和再入院率各为 15% 和 30%;慢性心衰患者 5 年病死率达到 50% 以上,患病率与恶性肿瘤基本相同。因此,心力衰竭(heart failure,HF)也被称为"21 世纪心血管病的最后一个战场"。目前现代医学尽管采用了比较完善的方法治疗心力衰竭(包括药物、非药物治疗、基因治疗等手段),但心力衰竭患者生活质量不高,病情不断恶化,反复住院,医疗经费负担不断增加,死亡率不降等问题仍然未能解决。因此,必须进一步寻求合理用药和有效治疗方案,不断改善心衰患者生活质量,减少病情复发、恶化,降低再住院率和病死率。中医药诊治各类疾病已有两千多年历史,历代医家在临床实践中累积了大量诊治心水病的经验,临床疗效显著,显示出中医药在改善心力衰竭患者临床症状、提高生活质量、增强身体活动耐量等方面都具有一定优势。应用中西医各自的优势,结合互补治疗心力衰竭,可能是未来慢性心力衰竭治疗效果取得突破的重要途径。在中西医结合防治慢性心力衰竭,患者病情反复,降低再住院率及病死率方面,应注意以下策略的应用。

一、慢性心衰,五脏息息相关

中医学认为慢性心力衰竭病位在心,但其发病及病程变化与五脏相关。根据中医学"五脏一体观"的理论,人体是个有机的整体,与五脏六腑息息相关,其中任何一个脏腑出现功能失衡,均可影响其他脏腑的生理功能。五脏中,心属火,脾属土,心脾乃母子关系,而在心力衰竭的疾病发展中,脾与心脏间的联系尤为紧密,所以,在慢性心力衰竭治疗中要格外注意心脏与其他脏器间的联系,并注意心脾同治,以提高中医临床疗效,改善心力衰竭患者生活质量,避免病情加重或复发,减少再住院治疗次数,降低死亡率。

二、整体思维,平衡脏腑阴阳

慢性心力衰竭是由心肌收缩与舒张功能降低所引起的临床综合征,由于心、肺、肝、肾功能与机体各脏器和系统的功能相互影响,因此,慢性心力衰竭的发生、发展与肝、肺、脾、肾多个脏腑的功能失调密切相关。怎样处理心脏和其他脏器或系统的相互作用,是临床常常面临的问题,而应用整体观念,认识疾病的发生、发展及综合防治思维就显得十分重要。在运用整体观念认识疾病方面,中医药具有一定的优势。慢性心力衰竭症状反反复复,迁延难愈,虽然病位在心脏,但疾病的进展却与肝、肺、脾、肾等多个内脏的功能障碍有关。国医大师邓铁涛院士,依据其"五脏相关"的学术思想,提出了虽然心衰病位在心脏,但"五脏相应",即各脏和心之间相互制约、互相影响时,又可作为心力衰竭的直接诱因或病因,反之又可由于心力衰竭而致他脏的功能障碍或损伤。因此邓老认为,防治心力衰竭需要调补五脏,平衡脏腑阴阳,而不能仅局限于治心。有研究资料显示,对心力衰竭并发的胃肠功能失调者应用调脾护心法,可以获得很好效果;对心力衰竭合并低血压、心脏灌注不佳时,适当应用温肾健脾方法,有很好临床疗效;对容易外感的心力衰竭病人,适当应用补肺益气法调理,有一定帮助;当心力衰竭逐渐好转时适当应用补肾护心法,可促进组织功能恢复,对防止心力衰竭复发也有明显效果。

三、因人制宜,注重个体差异

慢性心力衰竭病因和诱因多种多样,而且个体差异很大,临床医生应认真评估每位病人的实际情况,并行个性化诊疗。对同一病人来说,在不同时间,其诊疗方法往往需要根据具体情况发生变化,这一趋势实际上与中医辨证论治诊疗模式非常相近。现代医学非常重视对疾病诊疗的规范性与通用性,但在临床实践中,又常常易忽视疾病的特殊性与个体差异的问题。在判断病情方面,西医学常常需要借助各种检查,一方面导致医疗费用的增加,另一方面增加了病人的负担。而且,在中国的基层地区,仪器配备情况和医务人员技术水平参差不齐,往往给医生诊断病人的病性增加了困难。而中医通过望、闻、问、切,根据人体气血、阴阳的变化,动态观察心力衰患者的病情,并做出相应诊断,因时、因地制宜,通过汤、膏、丸、散等各种剂型实施治疗,也可通过饮食调理、中药外治、艾疗等手段缓解病症、提高机体整体功能、防止病性恶化、减少再住院次数。

四、心脾同治,提高生活质量

脾胃为后天之本,心气的充沛依赖于脾胃所运化的水谷与精微的充养。同样,从五行学说来看,心属火,而脾属土,火乃土之母,脾土有赖于心火的温煦方能生生不息,心火得脾土的充养则源源不绝。一旦五行发生不平衡,便会出现母病及子或子病及母的病理变化。脾胃居于中央,能滋润全身,脾土可补心火,生肺金,养肝木,滋肾水。如果脾胃虚弱则气血化生乏源,心脉失于濡养,使心气衰弱推动无力,瘀血容易形成,因而产生胸闷、气促以及严重心力衰竭的症状。另外,从经络学的角度来看,足阳明胃经和足太阴脾经在脚的大趾端相交,而足太阴脾经则在胸中和手少阴心经相交接。同时,《素问·平人气象论》说:"胃之大络,名曰虚里,贯膈络肺,生于左乳下,其动应衣,脉宗气也。"虚里乃心尖搏动的所在,表明了在经脉系统里胃与心在经脉上的络属、相通。李东垣曾谓:"脾胃虚则百病生,调理中州,其首务也。"脾虚则气血生化乏源,心脉失于濡养,心气及心血亏虚,心主脉功用失常,促使脾土不利,血行瘀滞而发生瘀血之证。"气为血之帅,血为气之母",气和血二者之间互根互用,气行则血行。所以,在应用健脾益气的基础上加用活血化瘀的方法,以增强行气活血之功。脾胃运化良好,则气血运行生化有源,心气心血充沛,心主血脉功能正常。脾胃的运化机能良好则水液运化顺畅,故痰湿不宜积聚。慢性心力衰竭患者痰湿严重时,在健脾的基础上增加化痰药物可取得更好临床疗效。

五、增强体质,预防心衰复发

心力衰竭病人多数年龄较大,发病后容易情绪低落,不常进行身体锻炼及运动,胃肠消化功能下降,营养吸收不良,身体虚弱,抵抗力低下,易于感染外邪。感染外邪同时也是心力衰竭复发的最常见诱因。因此,怎样防止感染外邪,对慢性心力衰竭患者来说,是一项困难而十分重要的问题。中医学一直以来在调理身心、增强体质方面,累积了非常丰富的经验。中医学认为心病日久,脏腑之气渐弱。肺为娇脏,不耐寒热,易受邪侵。肺主皮毛,而皮毛又是防止外邪的重要障碍。若肺气虚,不能宣发卫气外达以卫外,则人体抵抗力降低,故易引发外邪入侵。脾胃是后天之根本,气血生化之源。通过健运脾气,扶正气,可防止和消除外邪,同时又能调整和保持自身的阴阳平衡以消除内邪,进而减少心力衰竭发病的诱因,调节病人身体的免疫功能,促使身体各脏器之机能恢复正常,从而防止了心力衰竭复发,降低再住院次数。更难能可贵的是,除常见的汤药之外,中医还能针对不同的季节,指导病人通过食疗、导引、艾灸等各种方式来提高机体的健康状态。据目前文献分析,补肺益卫、健脾实卫、培元固本等基本疗法,都具有提高人体体质的功效。因此慢性心力衰竭的防治,应当遵循中医急则治其标、缓则治其本的指导思想,以调理中焦脾胃治疗慢性心力衰竭,心脾同治,在治疗标证的同时重视治本之道的重要性,可能是降低慢性心衰患者病情反复、提高生活质量、降低再住院率的重要方法之一。

第二节 射血分数保留心力衰竭的治疗

心力衰竭(心衰)是各种心脏病的严重表现或晚期发展阶段,患者死亡率和再住院发生率均较高。《2022 年 AHA/ACC/HFSA 心力衰竭管理指南》根据左心室射血分数将心衰分为射血分数保留的心衰(heart failure with preserved ejection fraction,HFpEF)(左心室射血分数≥50%)、射血分数中间值心衰(左心室射血分数 40%~49%)、射血分数降低性心衰(heart failure with reduced ejection fraction,HFrEF)(左心室射血分数<40%)和射血分数改善的心力衰竭(heart failure with improved ejection fraction,HFimpEF)。研究发现,HFpEF 约占全部心衰的 50%,与 HFrEF 相比,HFpEF 的发病率、病死率和再入院率均未显著降低。且 HFpEF 的病理生理机制较 HFrEF 更为复杂,但目前关于 HFpEF 的认识仍较局限。常规治疗心衰的药物并不能显著改善 HFpEF 患者的预后。《2021 年欧洲心脏病学会指南》建议应预防和延缓心衰的发生,这与中医"未病防治""欲病救萌"的理念一致。由于 HFpEF 疾病生理机制复杂并存在一定差异性,所以要根据病人的各种特点、各种并发症及其各个发病过程制定个体化的治疗方法,而中医药在这方面具有明显优势。

一、中医对 HFpEF 的认识

中医学根据 HFpEF 患者运动耐力下降,呼吸困难等临床症状,可将其归入"喘证""心痹""心水""心悸"等范畴。《黄帝内经》中的"若心气虚衰,可见喘息持续不已",或者《金匮要略》中的"水停心下,甚者则悸,微者短气",都和现代医药中的 HFpEF 临床表现比较吻合。

二、HFpEF 的中医病因、病机及证型

众多学者认为,HFpEF 的中医学病因病机主要是本虚标实、虚实夹杂,本虚以气虚为主,标实则涉及水饮、瘀血、痰浊等。由于 HFpEF 患者多患有高血压、糖尿病或肥胖等病症,其病理变化多累及整个循环系统,而"心主血脉",迁延日久,累及心脉,损害心气。"气为血之帅",气虚则行血无力导致血瘀,血瘀又可继续引气机运行,引起津液输布不畅,产生痰饮、痰浊,因瘀而化火,耗伤心阴,因阴损而及阳,最后伤及心阳。病位涉及心、肺、脾、肺、肾。有学者针对 HFpEF 患者心室肌顺应性减退、僵硬性增强,并且出现炎症和氧化应激反应等不同病理生理学特征提出,在气虚血瘀的基础上,兼有气滞、血热,气虚夹滞、瘀而化热可能是 HFpEF 的主要病机特征。与 HFrEF 患者相比较,HFpEF 患者的射血分

数并未下降,且心功能分级评估、运动不耐受程度、水液潴留等方面表现得比较轻,说明 HFpEF 或许处在病情进展的前期或中期阶段,与气虚、血瘀、水饮等因素关系密切。

目前,关于 HFpEF 的临床证型尚没有具体标准,临床医家根据临床经验进行分型。有学者通过文献分析发现,HFpEF 的主要中医学证候要素权重,从高至低分别是气虚>血瘀>阴虚>阳亏>痰浊>水饮,其证候要素与地域分布密切相关,气虚、阴虚、水饮在中国南部区域较为多见,而气滞、湿邪、火(热)邪在北方地区较为多见;进一步通过流行病学研究表明,HFpEF 患者的阴虚、痰浊、水饮、热蕴、津亏、阳亢权重系数均超过 HFrEF 病人,但气虚、血瘀、气滞、阴虚等的权重系数均不及 HFrEF 病人。与传统慢性心衰患者相比,HFpEF 患者发病程度较轻,证型特征多见二证型、三证型,病性证素常见为气虚、血瘀、水停、痰浊、气滞、阴虚、阳亏等;在所有慢性心力衰竭类型中,虚性证素所占比重明显高于实性证素,但与 HFrEF 比较,HFpEF 病人的虚性证素中阴虚较重,气虚、阳虚较轻,而实性证素中痰浊、水饮较明显,气血瘀较弱,这或许与 HFpEF 病人的射血分数暂且或近乎于正常人、心脏泵血功能尚未失代偿有关。

三、HFpEF 的中医辨证施治

HFpEF 的中医疗法与慢性心衰基本相同,但主要以补气、活血为先,综合养阴、温阳、利水、行气。据文献分析,在临床应用的高频药材中,丹参的药物使用频谱高于黄芪,其后依次是甘草、茯苓、川芎、麦冬。丹参为临床最常用的活血化瘀类药物,除具有抗凝、调血脂、改善血管内皮功能紊乱等功效外,还有较好的抗炎作用,其内含的 9 种酚酸类化合物均具有较强的抗炎活性。HFpEF 和 HFrEF 的中医证型有所不同, 所以药物的使用偏重就有所不同, 而这也正和 HFpEF 的分子生物学机理相同。与 HFrEF 的病理生理学机制相比,发炎所引起的内皮功能障碍、心肌舒张作用功能减弱,在 HFpEF 的病程发展中有着更加重要的意义。不论临床治疗什么证型的慢性心力衰竭都包括了益气活血类的中医,说明益气活血是 HFpEF 的基本治疗原则。HFpEF 各证型相互之间也并非绝对独立,在 HFpEF 的不同发展阶段,各证型也会相应发生变化。

现代医家对气虚血瘀型的 HFpEF 的治疗主要采用益气活血的基本原则,既重视改善心气虚病症的根本型病机,又重视改善血瘀的标实情况。尽管气虚和血瘀可以共同出现,但在不同患者、不同疾病发作时期,气虚和血瘀的严重程度也不同。有研究者治疗左心室射血分数保留患者 40 例,对照组 20 例采用传统的西药疗法,观察组 20 例则在传统西医治疗的基础上,增加了益气活血中药(生黄芪、丹参、川芎、檀香、桂枝、炙甘草),通过 2 周的治疗,对照组总疗效为 70%,而观察组的总疗效为 95%,明显优于对照组。说明益气活血法可以改善左室射血分数正常心力衰竭患者左室血流动力学状态,从而增强左室舒张的功能。

HFpEF 患者多因发病日久导致心气虚损,不能行血以化瘀,再加上劳心过度等因素引起的阴血生成不足,损及心阴,使心肌失于濡养,以及五脏六腑充盈无力,从而产生气阴两虚,主要症状为胸闷气短、动则汗出或盗汗,并伴有心悸、口干等症状。对于气阴两虚型 HFpEF,治疗时要重视益气养阴、活血化瘀的作用。有研究表明,有益气养阴作用的参麦注射液能通过影响心脏线粒体钙离子释放增加心肌舒张速率、缩短舒张间期,而参麦注射液的主要成分丹参皂甙则能调整自主神经功能紊乱,提高心脏舒张期血液充盈能力。另外,高血压也是 HFpEF 的主要基础病因之一,由于长期血压过高会引起心肌的主动及被动舒张能力减弱,所以中医学认为高血压的最初病机就是由肾阴虚引起的心阳上亢,而日久耗伤心阴,这也和气阴两虚型 HFpEF 的主要病机相符合。生脉散能双向控制患者血压,在控制心肌本身疾病的同时兼顾控制降压。目前临床治疗 HFpEF 的主要经验方多在生脉散的基础上进行加减,以益气养阴为主治疗本虚,化瘀活血为辅治疗标实。阴阳互根互用,当阴精耗损至阳气化生所需不足时,阴损及阳,终至心阳不振。有学者使用益心生脉颗粒治疗 HFpEF,方中配合桂枝温经通阳,助心阳而防患于未然,益气养阴兼活血祛瘀、利尿化湿,结果表明 HFpEF 病人的血清中 N 端脑钠肽前体水平、血浆纤维蛋白原含量和血压均明显下降。

阳虚水泛通常位于 HFpEF 后期,由于气虚无力行血,从而形成水饮、痰瘀等病理产物,并损及心阳,阳气不能温煦于水液,从而引起水湿溢泛,并出现水液潴留等症状。阳虚证型患者病情更严重。临床上常采用益气补脾温阳化水法治疗阳虚水泛的 HFpEF,或采用补气药配伍温阳、利湿中药以促进心功能改善,从而减少水液潴留,标本兼治。有学者运用以益气补脾温阳为主的中药临证加减治疗阳虚型 HFpEF,结果发现患者的运动耐量明显改善、生活质量显著提高,并比单一的降压、抗血小板、促进心室功能重构药物的疗效更为显著。而益气健脾温阳再辅以活血通络,能使气旺血行,从而阻断血瘀阻络的核心病理环节。研究表明,芪苈强心胶囊在利尿的同时并不会破坏人全电解质平衡状态,但可调节血管功能,改善心室重塑。应用该方可显著改善 HFpEF 患者左心室舒张末期内径与左心室射血分数比值。尽管阳虚水泛型 HFpEF 的寒象较重,但大量使用温热药却可以影响副交感神经,从而引起心肌的失代偿,所以应适当配伍滋阴清热药物,从长远角度考虑以延长患者寿命。临床上常在真武汤温阳利水的基础上加用红景天活血化瘀、太子参益气养阴,温阳而不伤阴,扶正而不留邪,从而可显著改善老年 HFpEF 患者健康调查简表(SF-36)和明尼苏达心衰生活质量评分。

HFpEF 复杂多变的病变生理机制、高度的异质性给疾病的诊断与治疗带来很大挑战。在西药常规治疗基础上加用中药辨证施治可有效改善患者临床症状与心脏功能,提高生活质量,同时还可在一定程度上延缓心肌重构的发展。但目前的造模手段仍不能还原 HFpEF 复杂多变的病变生理机制,且并没有合适的 HFpEF 模型动物,限制了中医药治疗 HFpEF 的基础与临床研究。且目前的中医药临床研究多是单中心、小规模的试验,或临床观察,并没有远期临床疗效的研究指标,中医的临床证候多是定性指标,缺乏定量分析。因此,未来应展开多中心、大样本的研究工作,并结合循证医学,形成综合规范的临床中医评价诊疗体系,为 HFpEF 的治疗提供帮助。

第三节 如何早期干预,预防心衰进展

现代医学除了心功能评价之外,目前还将心力衰竭划分为 A、B、C、D 四阶段,新指南更加突出四阶段的分类,提出了心力衰竭在治疗时要兼顾预防与治疗,针对在 A、B 阶段无症状的病人实施早期治疗的预防新概念。心力衰竭是一个发展缓慢、自发进展性疾病,很难根治,但可以预防。心力衰竭的阶段划分与分型正是体现了重在预防的概念,其中防止病变从阶段 A 发展至阶段 B,既避免出现结构性心脏病,又防止从阶段 B 发展至阶段 C,防止出现心力衰竭的症状和体征,尤为重要。所以,现代医学越来越重视预防在心血管疾病诊断与治疗中的重要地位, 这种将干预心力衰竭发展能提前到尚未出现明显的"充血性"症状之前的思路,与中医学理论"治未病"思路不谋而合。在慢性心力衰竭防治中,应充分发挥中医药"未病先防、既病防变"的优势,早期干预,积极预防心力衰竭的进展。

一、早期干预,控制基础病因

目前,冠心病、高血压已经成为心力衰竭的两大基础病因,针对此两大病因治疗,加强中医药干预已是现阶段中国临床科研的重要课题。大量研究结果已表明,中药在干预心室重构、心肌细胞肥大、凋亡以及心肌纤维化等方面均具有一定作用,因此,可推测中医药若在心力衰竭的 A、B 阶段进行有效干预,防治基础疾病,是否能阻止或推迟心力衰竭的进程。临床应考虑根据心力衰竭病情演变的全过程进行基础与临床研究,以确定中医药早期干预的效果与靶点,同时应加强中医药早期干预心力衰竭患者的循证医学研究与探索在临床中还需要加强循证临床的探讨, 为中医药临床疗效的提高提供科学依据。

二、分期论治,多手段改善预后

因为心力衰竭的不同时期证候特征都有所不同,对心力衰竭患者要注意分期辨证论治。中华中医药学会心血管病专业委员会通过全国心血管中医或中西医结合专家制订的《慢性心衰中医诊疗专家共识》对心衰的辨证分期分型达成共识。专家共识认为:慢性心力衰竭急性加重期应温阳益气健脾、活血利水,迅速减轻心力衰竭症状,控制心力衰竭发作;稳定期应调理脏腑功能,平衡气血阴阳,以提高患者的抗病御邪能力,促进机体组织修复,提高患者生活质量,减少心力衰竭复发。当心力衰竭患者因急性加重住院时,通过中医辨证论治,可使用中药针剂或煎剂加以治疗。在治疗 3~7d 之后,若患者气促肢肿逐渐减轻,进入稳定期,此时可采取辨证应用口服中成药和中药煎剂治疗。经 10~12d 治疗后,若一般患者可缓解出院,此时即处于稳定康复期,应坚持口服中成药或中药煎剂,并辅以中医饮食疗法、中医养生方法等维持终生治疗,可提高患者生存质量,从而降低再住院率及死亡率。

三、早期介入,治疗心衰合并症

针对严重心力衰竭患者所发生的利尿药抵抗、肺部感染、低血压状态、胃肠功能失调、心律失常等并发症,尤其应注重中医药的早期介入,并注重发展中医药特色疗法。中医药在防治心力衰竭并发症方面优势明显。如对于心力衰竭合并利尿药抵抗,大量利尿剂效果不佳,同时易发生电解质紊乱,采用中医治疗,疗效显著。中医学认为心力衰竭合并利尿剂抵抗通常以阳虚水泛、瘀血内生较为常见。可保持原有心力衰竭的辨证,在原方基础上加以温阳活血利水药物猪苓、茯苓、葶苈子、车前子、桂枝等。对于心力衰竭合并肺部感染时,加用中药可以缓解病情、减轻症状,达到化痰,促进炎症吸收,减少抗生素用量等效果。轻度肺部感染通常用纯中药治疗,通常以夹热痰证为主,在原方基础上增加化痰中药,痰热加黄芩、瓜蒌皮、桑白皮、鱼腥草、浙贝等,痰湿加杏仁、苏子、白芥子等。心力衰竭合并低血压时,因心力衰竭患者须长时间使用如 ACEI、β 受体阻滞剂等药品,均有降压效果,心力衰竭合并低血压药物应用受限时,可增加回阳救逆、益气固脱的中药红参、熟附子、黄芪、枳壳、山萸肉等。因心力衰竭并发的胃肠道症状,主要为心力衰竭患者胃肠瘀血所致,西药临床疗效不佳,应予以中医药治疗改善症状。在维持原有心力衰竭的辨证方法基础上,加用降气止逆类中药川朴、法半夏、生姜、木香、旋覆花、代赭石。心力衰竭合并心律失常,西药抗心律失常副作用大,予以中药治疗可减轻症心律失常,改善症状。当心力衰竭患者出现非致命性心律失常时, 在保持对原有心力衰竭的辨证用药的基础上加减中药:快速型严重心律失常加养阴镇静药物珍珠母、黄芩、苦参、酸枣仁、柏子仁;缓慢型心律失常加温阳药物炙麻黄、熟附子、细辛等。

第四节 顽固性心力衰竭的治疗

心力衰竭是由各种因素引起心肌的构造和功能改变,导致心室舒缩功能失调,并由此产生的一个复杂临床综合征,临床诊断以呼吸困难、乏力和液体潴留等为主要特征。而经过内科优化治疗后,心力衰竭仍持续存在或加重,并须多次长时间住院,则称为难治性心力衰竭(又名顽固性心力衰竭)。它也可能表现为心脏的终末期症状,但其原因更多由于临床医生考虑不周、治疗不及时或处理方式不当等原因所引起,临床上通过纠正可逆性原因并合理调整治疗方法,有可能拯救患者生命或治愈出院。目前,西医主要以利尿剂、正性肌力药、血管扩张剂和神经内分泌抑制剂、调节剂等药物治疗为主,但长期用药会导致严重不良反应,甚至会导致心力衰竭病性的恶化。而传统中医药则能显著缓解心力衰竭临床症状,提高患者心功能。中药虽然疗效及预后较好,但起效缓慢。而中西医结合则兼顾疗效和降低副作用,能更好地充分发挥传统中西医结合疗法的优点。

一、顽固性心衰难治的原因

顽固性心衰之所以难治,原因常常在于未及时发现并解决其潜在的致病因素。首先判断心衰诊断是否正确,不要把由其他疾病所引起的呼吸困难或水肿误诊为心力衰竭,也可行心脏相关检查以确定诊断。然后分析有无存在可消除的诱因以及可逆性病因,如病毒感染(尤其是呼吸道感染)、妊娠、心律失常、甲状腺功能亢进、贫血等,尤其要关注其基础疾病,如心脏瓣膜病、某些先天性心脏病等是否已进行了适当的手术治疗。最后再梳理心力衰竭处理的措施是否合理,包括利尿药、正性肌力药物、血管扩张剂和神经内分泌抑制剂、调节剂等药物应用是否合理,是否存在电解质紊乱、酸碱平衡失调,是否严格限制了水、钠摄入量,以及有无应用影响心功能的药品等。

二、顽固性心衰的诊断与识别

顽固性心力衰竭往往表现为心脏终末期综合症状,但不少病人在通过调整、优化治疗方案后,可以从"难治"变为"可治"。所以,明确诊断非常要。美国心脏病学会(ACC)/美国心脏协会(AHA)心力衰竭管理指南推荐了 11 条识别顽固性心衰的线索:①既往 1 年内因心衰住院或急诊就诊≥2 次;②肾功能出现进行性恶化;③无其他原因导致的体重下降;④由于低血压或肾功能恶化而无法耐受 ACEI 者;⑤因心衰或低血压而无法耐受 β 受体阻滞剂者;⑥长期收缩压 90mmHg(1mmHg≈0.133kPa);⑦穿衣、洗澡等运动导致呼吸困难需休息者;⑧由于呼吸困难或乏力而不能平路走一个街区者;⑨需要不断增加利尿剂以维持容量状态;⑩进行性血钠下降,<133mmol/L 者;⑪已植入的 ICD 频繁放电者。

三、药物治疗

1. 利尿剂的应用。顽固性心力衰竭病人通常会有明显的水钠潴留和电解质紊乱,但同时也常常出现利尿剂抵抗。①严格控制 24h 液体出入量,使出量多于入量 500~1500ml。②顽固性心力衰竭患者,往往合并缺钠或稀释性低钠血症,使顽固性水肿较难消除,应及时纠正。采用静脉注射或口服补充钠盐改善缺钠性低钠血症。同时严格控制水分摄入量也可缓解稀释性低钠血症,必要时也可采用托伐普坦进行治疗,既能减少液体潴留量,又能纠正低钠血症。③顽固性心力衰竭患者存在利尿剂抵抗的处理措施:提高襻利尿药用量;静脉推注联合持续静脉滴注利尿剂;2 种及以上利尿药联合应用,还可加用血管升压素 V2 受体拮抗剂;应用能够提高肾脏血流的药物,以此来提高利尿效果和肾功能、改善肾脏灌注,但益处并不明显;及时纠正低血容量、低钠血症、低蛋白血症、感染等;超滤治疗。亦可以联合使用利尿效果明显的中药,如茯苓皮、猪苓、泽泻、车前草等,当心力衰竭水肿明显时,也可短期或大剂量应用上述中药,一般每日可使用至 30g,亦可根据证型的需要选用不同的利尿中药,如:心力衰竭水肿脾肾两虚型宜选用黄芪、白术、肉桂、山茱萸等;心力衰竭水肿为肺热咳嗽者宜选用黄芩、鱼腥草、半边莲、桑白皮、葶苈子等中药。

2. 血管扩张剂。重组人脑利钠肽具有利尿、扩张血管、抑制肾素-血管紧张素-醛固酮(RAAS)系统和交感神经、拮抗垂体后叶素、保钠、保水、升压作用,有利于降低循环血容量和体循环阻力,从而减轻顽固性心衰患者心室前、后负荷,改善患者肾脏血液供应,已广泛应用于顽固性心衰的治疗。此外,一般情况可在辨证用药的基础上选加具有扩张血管作用的中药例如人参、天麻、白术、川芎、肉桂、益母草、鹿衔草等。

3. 正性肌力药。左西孟旦是一种钙增敏药,它可以提高心肌收缩力而不增加心率,可以增强心排血量而不提高心肌收缩氧耗量,可以减少心肌充盈压,扩张静脉和动脉,促进冠状动脉和大脑血液的灌注。研究证明,左西孟旦对顽固性心力衰竭安全有效,对任何正性肌力药耐受或正在应用β受体阻滞剂时也可应用。Omecamtiv mecarbil(OM)是心肌肌球蛋白的激动剂,同时也是一类新型正性肌力药。它能够提高心脏收缩力,但不影响心肌细胞内钙含量及心肌收缩氧耗量。最新研究 GALACTIC-HF 试验结果显示,通过应用新型的心肌肌球蛋白活化剂 OM 可以选择性提高心脏能力,并能够减少收缩性心力衰竭患者的死亡风险和再入院率,提高心衰患者的射血分数并改善临床结局,且 OM 在心力衰竭患者中的应用安全有效,并能够使顽固性心力衰竭患者受益。具有正性肌力作用的中药很多,如黄花夹竹桃、万年青、羊角拗、杠柳、福寿草、八角枫、铃兰、北五加皮、葶苈子等皆含有强心苷,虽然其强心作用很强,但毒副反应也很大,故应用时应慎重,其中鹿衔草 10~15g、福寿草 9~15g、北五加皮 3~6g、葶苈子 10~15g,药性相对较缓和,常用剂量也是安全的。此外,白薇、玉竹也含有少量强心苷,可按常规剂量应用于心衰而有阴虚征象者。

4. 神经内分泌抑制剂的使用。顽固性心力衰竭患者对血管紧张素转移酶拮抗剂(ACEI)、对血管紧张素受体抑制剂(ARB)和β受体阻滞剂类药品耐受性较差,因此,如果液体潴留逐渐消退,ACEI/ARB 和β受体阻滞剂请从最低剂量开始使用。建议在顽固性心力衰竭病人中使用 ACEI/ARB 或血管紧张素受体脑啡肽酶抑制剂(ARNI)抑制肾素-血管紧张素系统、联合β受体阻滞剂和在某些特定人群中广泛应用醛固酮受体拮抗制的治疗策略,从而降低顽固性心衰的发病率和死亡率。具有 ACEI 样作用的中药有黄芪、何首乌、白芍、泽泻、海金沙、青风藤、胆南星、法半夏、板蓝根、海风藤、瓜蒌、青木香、野菊花、细辛及具有β受体阻滞剂作用的中药如佛手、淫羊藿、葛根、灵芝等,可辨证选用,在心衰的前期使用可能使患者获益更大。

四、非药物治疗

1. 机械辅助装置(VAD)。主要用作心肌移植前的过渡治疗,或部分严重心力衰竭患者的替代疗法。近年来,机械辅助循环治疗顽固性心力衰竭者已获得了良临床疗效。特别是由于轴流泵的广泛应用,VAD 已成为治疗顽固性心力衰竭的重要手段。目前,VAD 已逐步从移植过渡手段转变为最终的治愈手段。近 10 年间,通过 VAD 所治愈的顽固性心力衰竭病人的存活率持续增加,VAD 支持的移植过渡患者 1 年生存率明显接近心脏移植患者。

2. 心脏移植。主要用于对心功能严重损害,而又没有其他有效救治方法的严重心力衰竭患者。在过去的半个世纪里,心脏移植技术始终是治疗顽固性心力衰竭的"金标准"。当前,全球每年约完成 5500 例心脏移植手术。根据国际心肺移植学会数据表明,心肌移植后的中位生存期是 10 年,但对一个可以生存 1 年以上的患者而言,中位生存期将增长至 14 年。但由于供体提供有限,临床推广困难,难以在国内普及。

3. 其他。主动脉内球囊反搏(IABP)是目前最成熟也是应用最广泛的机械辅助循环方法,它能有效提高心脏灌注,降低心肌耗氧量,并提高心脏排血量,在临床中被广泛应用于辅助治疗心力衰竭。顽固性心力衰竭患者往往并发 I 型呼吸衰竭,而体外膜肺氧合(ECMO)则对循环功能不全的危重病人进行有效的呼吸循环系统支持。右心房的血液大部分经过导管被引流入 ECMO 中,充入氧气,加热并泵送回到动脉循环,使左心室前负荷降低,心排血量下降。由于 ECMO 能够提供强大的血流输出功能,短期可以完全接管衰竭的心脏功能,为治疗和心脏恢复争取时间。ECMO 技术也能够协助患者过渡到器官移植,或者是过渡到置入长期的循环辅助装置。目前 ECMO 已作为一个治疗晚期性心力衰竭的主要技术手段,可以大大提高顽固性心力衰竭患者的生存率。此外,还可以通过干细胞移植及基因治疗等手段治疗顽固性心力衰竭,也取得了一定疗效。

五、中西医结合治疗

近年来,中西医结合方式治疗顽固性心力衰竭表现成效显著,预后更佳。有研究者将88例顽固性心衰患者随机分为两组,对照组在常规治疗的基础上给予左西孟旦进行治疗,观察组在对照组的基础上加用芪苈强心胶囊进行中西医结合治疗。结果观察组心功能指标显著优于对照组,观察组总有效率为93.18%,明显高于对照组的77.27%。可见,芪苈强心胶囊联合左西孟旦可降低 NT-proBNP,调节血脂,保护心肌细胞。也有研究者将80例顽固性心衰患者随机分为两组,对照组给予西医常规治疗,治疗组在常规治疗的基础上加用破格救心汤(生附子 30g,生晒参、炙甘草、干姜、生龙骨、生牡蛎、磁石、川芎各 30g,生山茱萸 60g,桃仁 12g)进行治疗。试验结果表明中西医结合组效果显著优于以单纯西药治疗组。研究证明破格救心汤联合西药能有效提高患者的心功能,但中药选材应充分考虑产地原因及药物质量。还有人将53例顽固性心衰患者随机分为两组,对照组给予沙库巴曲缬沙坦等西药抗心衰治疗,观察组在对照组基础上加用参附注射液。结果观察组总有效率为88.89%,优于对照组的73.08%。而相比于对照组,观察组在心功能和炎性指标等方面均明显提高。说明参附注射液结合沙库巴曲缬沙坦,能明显降低顽固性心力衰竭病人的神经内分泌和炎性因子水平,进而延缓心衰恶化进程。中西医联合防治顽固性心力衰竭能明显改善患者心肌功能,减少不良反应,延缓心衰发生发展,提高患者的生活质量。

第五节　慢性心力衰竭合并症或并发症

慢性心力衰竭患者常合并利尿剂抵抗、低血压、肠道菌群失调、心房颤动、肺部感染等各种并发症,使临床诊断与治疗变得更加复杂,患者的生活质量下降,死亡率增加。近年来,现代医学治疗心力衰竭非常重视预防心室重构、延缓心力衰竭的进程、改善患者远期预后,而心力衰竭合并症或并发症的防治效果是达到上述目标的难题与热点。中医药防治心力衰竭历史悠久,疗效独特。现代研究结果表明,中医药在防治心力衰竭合并症或并发症方面具有一定优势,主要表现为中西医结合可以更好地改善患者的临床表现和心功能,提高生活质量,降低慢性心衰患者的病死率和再住院率,减少医疗费用支出及社会经济负担。

一、心力衰竭合并利尿剂抵抗

利尿剂是减轻心脏负担、控制心力衰竭的最常用、最基础药物。但在治疗过程中有38%的心力衰竭患者会出现不同程度的利尿剂抵抗,尽管已使用足够多的利尿剂,但仍达不到预期减轻水肿的目的,这一现象已成为心力衰竭患者死亡的独立危险因素之一。现代医学研究证实,心力衰竭患者发生利尿剂抵抗的主要因素有以下几点:①利钠反应减弱;②低钠血症;③低蛋白血症;④利尿后钠潴留;⑤肾功能不全;⑥药物相关作用;⑦阈药物。虽然临床会通过采用更换新利尿药物类型、提高用药剂量、改进给药方法等多种途径提高利尿剂疗效,但仍会出现电解质紊乱、低血压、酸碱平衡失调等副作用,影响慢性心力衰竭患者的预后。

根据临床症状,慢性心力衰竭合并利尿剂抵抗可归属于中医"水肿""心水""痰饮"的范畴,其基本病因病机为心、脾、肾阳气不足,肺失通调,脾失转输,肾失开阖,瘀血水饮停聚,致体内水液停聚心下。病位在心,与肺、脾、肾三脏的功能异常关系密切。临床辨证多见气虚血瘀、阳虚水饮、血瘀痰浊等证,治疗方法则多以温阳利水、益气活血为主要原则。

心力衰竭利尿药抵抗患者最常见中医临床证型为阳虚水泛,瘀血内停。往往在原有心系疾病的基础上,多见肢体或全身水肿,心悸胸闷,喘促,四肢沉重疼痛,食欲差,小便短少,舌质淡胖,苔白或有瘀斑,脉沉迟无力或结代。治疗上宜用温阳利水、益气活血的方法进行辨证施治。可在辨证治疗慢性心力衰竭原方基础上重用温阳利水、益气活血的药物如猪苓、茯苓、葶苈子、车前子、桂枝等。方剂可选用疏凿饮子或导水茯苓汤、真武汤、苓桂术甘汤等加减。

二、心力衰竭合并低血压

通常认为成年人上肢肱动脉血压≤90/60mmHg为低血压,临床可表现为头晕、胸闷、心悸、疲乏、失眠,严重者可出现晕厥、休克。慢性心力衰竭患者因长期使用各种降压药物、利尿剂,以及心功能的不断受损,有15%~25%的心力衰竭患者合并有低血压。心力衰竭合并低血压的主要原因为:①心力衰竭后心肌收缩功能下降;②治疗心力衰竭药物有降压作用;③慢性心力衰竭引起的胃肠道瘀血,导致患者进食减少致血容量不足;④部分患者基础血压偏低。心力衰竭合并低血压首先导致心肌供血不足加重心力衰竭,其次是限制了防治心力衰竭基础药物的临床应用,会进一步加重心力衰竭的病情,形成恶性循环,严重影响患者的预后与临床疗效。因此,临床上对心力衰竭合并低血压应引起高度重视,积极调整治疗方案,要注意完善心力衰竭的评估和分级,合理使用正性肌力药物及体外循环支持装置等,从症状、体位、尿量、灌注情况等多方面评估血压,应用中西医结合的方法调整血压,保持血压的合理与稳定。

根据临床表现,慢性心力衰竭合并低血压属于中医"虚劳""眩晕""昏厥""心水"等范畴,但该病仍以虚证居多,临床证型多见气血不足,血脉充盈不足,脾失健运,营血生化乏源,久病体衰,肾精不足,髓海亏虚。表现为气血、阴阳虚损,病位在心、脾、肾三脏,治疗应以益气养血、调补阴阳为主要原则,兼以活血利水。临床上心力衰竭合并低血压,西药应用品种有限,而益气滋阴、补血温阳的药物对低血压有较好的临床疗效。可在辨证治疗慢性心力衰竭的原方基础上加强回阳救逆、益气固脱中药如红参、熟附子、黄芪、枳壳、山萸肉等,也可使用生脉注射液、参麦注射液等中药注射剂。

三、心力衰竭合并肠道菌群失调症状

慢性心力衰竭急性发作常由肺部感染炎症所引起,需要反复使用抗生素治疗。而长期反复使用多种类型抗生素非常容易引起机体内部环境改变,敏感肠道细菌被抑制,而未抑制细菌乘机繁殖,从而引起机体肠道菌群失调,临床表现为严重肠道菌群失调症。近年来的研究表明,肠道菌群失调和许多疾病的发生发展密切相关,如高血压、糖尿病、高脂血症、肥胖、心力衰竭等。因此,有关学者提出了"心衰肠道假说",认为由肠道菌群组结构改变所导致的炎症介质和氧化三甲胺增加等多种因素共同促进心力衰竭的发展进程。心力衰竭肠道菌群失调在临床上主要表现为泄泻、腹胀、纳差等症状,现代医学认为调节饮食结构和补充益生菌是改善肠道菌群失调最有效的途径。

关于心与肠道的关系,早在《黄帝内经》"心合小肠"学说中就有体现。"心合小肠"学说认为心与小肠互为表里,其经脉相联,气血相通,在生理及病理上相互影响。小肠虚寒,水谷精微化生不足,日久则出现心血不足的表现。其次小肠排出大量废物,小肠功能失常则易形成痰、饮、水、湿等病理产物,痹阻胸阳,瘀滞心脉,引发为心力衰竭。

根据临床症状,心力衰竭合并肠道菌群失调属于中医"泄泻""痞满"范畴,其基本病机为脾胃运化功能失调,肠道泌别清浊、传导功能失司,临床治疗多以健脾化湿为主要原则。在维持原来治疗心力衰竭辨证用药的基础上,加用降气止逆类中药如川朴、法半夏、生姜、木香、旋覆花、代赭石等药物调理胃肠功能。

四、心力衰竭合并心房颤动

心力衰竭和心房颤动二者间存在密切联系,一方面心房颤动可以影响泵功能导致心力衰竭,另一方面心力衰竭患者由于心腔内压力升高所致的心房颤动的发生率远高于一般人群,两者具有共同的危险因素,并且相互影响导致疾病发生、维持或加剧。在慢性心力衰竭患者中,约 1/3 合并心房颤动,而合并心房颤动的心力衰竭患者发生卒中、心衰事件风险及死亡风险均较其他患者增高,并显著降低患者生活质量,因此应在标准的心力衰竭治疗基础上,进行中西医结合的规范治疗和管理,以减少心力衰竭合并心房颤动患者的心血管事件。

根据临床症状,心力衰竭合并心房颤动,属于中医"惊悸""心动悸""心下悸""怔忡"范畴,基本病机是本虚标实,气血阴阳亏虚为本,气滞、痰湿、瘀血为标,治疗原则为调整阴阳气血,兼以理气、化痰、活血。以中药治疗可减轻心律失常,改善症状。

当心力衰竭患者出现非致命性心律失常时,可在维持原来心力衰竭辨证施治的原方基础上增加一些具有抗心律失常的中药,快速性心律失常加养阴镇静药物如珍珠母、黄连、苦参、甘松、酸枣仁、柏子仁,缓慢性心律失常加温阳药物如炙麻黄、熟附子、细辛、干姜等。治疗严重心律失常,应采用综合疗法。重症心律失常,病理环节复杂,单一疗法往往不利于疗效的提高,应积极采用中西医结合的方法,中医辨证施治也应考虑温阳益气补脾、活血化瘀、养阴复脉等综合治疗方法,以进一步提高临床疗效、改善患者生活质量、防止心血管事件的发生。

中西医结合,取长补短,协同作用,提高疗效已为各地医家达成的共识。中医药防治心力衰竭并发症的临床疗效肯定,现已得到许多临床研究证实。中医药治疗心力衰竭并发症具有多途径、多靶点、副作用小的优势,中医药不仅能改善心力衰竭并发症的临床症状,而且还能明显改善心功能、减少西药毒副效应,甚至逆转心力衰竭病程。尽管目前大部分的临床试验和动物实验都证明中西医联合疗法胜过传统单用西药疗法,其逐渐获得循证医学理念的肯定,但也面临着不少困难。首先,中药防治心力衰竭仍处于辅助地位,还缺乏独立应用中药方法和西药方法的对照试验;其次,中医药治疗心力衰竭的临床试验样本量较小,缺乏大样本、严格的随机双盲安慰剂、多中心研究,试验结果可信度受到影响;再者,目前中医药治疗心力衰竭还多停留在临床疗效的观察,对其作用机理的研究较少。今后随着中医药防治心力衰竭的研究日益增多,治疗方法科学化、多样化,以充分发挥中医药治疗心力衰竭的优势,获得更多医学界的认可。

参考文献

[1]中华医学会心血管病学分会,中华心血管病杂志编辑委员会.中国心力衰竭诊断和治疗指南 2014[J].中华心血管病杂志,2014(2):98-122.

[2]冯秀芝,李文杰.心衰病中医病因病机探讨[J].辽宁中医药大学学报,2012,14(11):102-103.

[3]陈淼.调理脾胃在治疗慢性心衰中的重要作用[J].实用中医内科杂志,2012,26(3):22-23.

[4]张建平,张红霞,杜武勋,等.田芬兰教授从脾论治心力衰竭经验[J].湖南中医杂志,2013(5):30-31.

[5]谢萍,江波,孙勤国.从脾论治慢性心力衰竭的临床疗效观察[J].中国中医基础医学杂志,2015(6):702-703.

[6]中华医学会心血管病学分会心力衰竭学组,中国医师协会心力衰竭专业委员会,中华心血管病杂志编辑委员会.中国心力衰竭诊断和治疗指南 2018[J].中华心血管病杂志,2018,46(10):760-789.

[7]MCDONAGH TA,METRA M,ADAMO M,et al. 2021 ESC guidelines for the diagnosis and treatment of acute and chronic heart failure[J].Eur Heart J,2021,42(36):3599-3726.

[8]陈婵,张鹏,王娟,等.射血分数保留和射血分数减低心力衰竭中医四诊及证候特征研究[J].中西医结合心脑血管病杂志,2019,17(7):972-975.

[9]史君,王星,赵慧辉,等.近 20 年慢性心力衰竭中医现代临床用药规律分析[J].北京中医药大学学报,2020,43(10):841-848.

[10]万新焕,王瑜亮,周长征,等.丹参化学成分及其药理作用研究进展[J].中草药,2020,51(3):788-798.

[11]赵志强,王贤良,张萍,等.养阴舒心方对射血分数正常心力衰竭患者生存质量的影响[J].中医杂志,2018,59(21):1843-1847.

[12]EILEEN O'MEARA,MICHAEL MCDONALD,MICHAEL CHAN,et al. CCS/CHFS Heart Failure Guidelines:Clinical Trial Update on Functional Mitral Regurgitation,SGLT2 Inhibitors,ARNI in HFpEF,and Tafamidis in Amyloidosis[J].Can J Cardiol,2020,36(2):159-169.

[13]周仲瑛.谈经典感悟[J].南京中医药大学学报,2007,23(5):273-277.

[14]张军芳,魏聪,王磊,等.从脉络学说探讨慢性心力衰竭病机[J].中医杂志,2014,55(13):1086-1089.

[15]李立志.诊治心力衰竭学术思想及临证经验总结[J].中国中西医结合杂志,2012,32(8):1130-1134.

[16]陈可冀,吴宗贵,朱明军,等.慢性心力衰竭中西医结合诊疗专家共识[J].中国中西医结合杂志,2016,36(2):133-141.

[17]靳宏光,柳春辉,张天时.黄永生教授运用救心汤治疗顽固性心力衰竭验案举隅[J].世界中西医结合杂志,2021,16(2):267-269,273.

[18]张菀桐,翁维良,高蕊,等.翁维良治疗甲亢性心脏病致难治性心力衰竭经验[J].世界中医药,2017,12(8):1863-1866.

[19]TRUBY LK,ROGERS JG. Advanced heart failure:Epidemiology,Diagnosis,and therapeutic approaches [J].JACC Heart Fail,2020,8(7):523-536.

[20]王娟,陈婵,赵慧辉,等.慢性心力衰竭中医证型与其合并症的相关性研究[J].中国中西医结合杂志,2014,34(2):141-145.

[21]任得志,张军茹,李芳,等.养心合剂治疗慢性心力衰竭利尿剂抵抗的临床疗效[J].辽宁中医杂志,2019,46(9):1888-1890.

[22]安邦胜.补中益气汤加减治疗低血压性心力衰竭临床疗效及对心功能和血清 NT-proBNP 水平的影响[J].中国处方药,2021,19(3):121-122.

［23］安婉丽,李雪丽,孔冉,等.中医药治疗肠道菌群失调症的方剂用药规律分析[J].中国实验方剂学杂志,2018,24(12):210-215.

［24］彭金祥.健脾化滞丸对慢性心力衰竭急性加重患者肠道菌群调节作用临床研究[J].亚太传统医药,2020,16(6):140-142.

［25］辛玉,戴雁彦,杨昊昕,等.稳心颗粒治疗慢性心力衰竭合并心房颤动的疗效性及安全性系统评价[J].中国中药杂志,2019,44(23):5198-5206.

第七章　慢性心力衰竭的康复与心理干预

第一节　慢性心力衰竭的中西医结合运动康复

1964年世界卫生组织(WHO)对心脏康复的定义为:确保心脏病患者获得最佳的体力、精神、社会功能的所有方法的总和,以便患者通过自己的努力在社会上尽可能恢复正常的功能,过主动的生活。随着心脏康复的不断发展,现已演变为既包含康复也包含预防的双重含义的现代心脏康复。心脏康复内容包括医学评估、运动训练、心理咨询、营养咨询、教育及危险因素控制等方面的综合医疗,其中运动训练也称为运动康复,是心脏康复的基石。

慢性心力衰竭(chronic heart failure,CHF)的运动康复治疗始于1974年,Lee等第一次报道了CHF患者进行运动疗法是安全的,且可以提高运动耐力。2007年的心衰运动训练研究(HF-ACTION)被认为是具有里程碑意义的CHF康复治疗试验,共纳入2331例EF<30%的CHF患者,随访中位数时间为30个月,证实运动康复可降低全因死亡率和住院率11%,校正相关因素后,心血管相关死亡和住院率改善可达到15%。此后关于CHF康复的高质量证据逐渐增多,目前《中国心力衰竭诊断和治疗指南2018》《2021年欧洲心脏病学会急慢性心力衰竭诊断和治疗指南》《2022年AHA/ACC/HFSA心衰管理指南:美国心脏病学会/美国心脏协会临床实践指南联合委员会的报告》均将运动康复列为IA类证据推荐。

目前CHF的运动康复面临着依从性不高、内容专业性强、训练内容分散而枯燥等问题,限制了阶段康复的序贯性,也极大地限制了患者自我康复训练的实施。中医运动疗法一定程度上可以弥补以上缺点,且逐渐成为一项有前景的康复运动内容,因其综合性、趣味性、内容的多样性和收益的多面性而逐渐受到关注,有望在现代康复的基础上作为部分患者心脏康复的有效选择。同时,质量控制缺乏标准、高质量研究缺乏等因素也限制了其发展。因此本章节依据现有指南、文献对中西医结合运动康复治疗CHF的规范化评定、具体操作推荐等进行梳理。

一、慢性心力衰竭患者运动康复的评定

(一)CHF患者运动康复的启动

评估是CHF运动康复的起始环节,准确高效的评估有助于评估患者风险、建立运动处方、持续修订处方、监测运动安全性、保持全程管理并提高依从性。评估主要包括5个时间点:初始基线评估、每次运动治疗前后评估、针对新发或异常状态的紧急评估、心脏康复治疗的周期性评估以及结局评估。

1. CHF运动康复的启动时机

在患者病情稳定后即可以开始心脏康复,因此无明显加重和影响血流动力学并发症的情况下,CHF患者即可以给予运动康复指导。急性失代偿心衰患者(包括慢性心衰急性发作)若生命体征平稳

则早期即可进入 I 期康复流程，即对于 NYHA I~Ⅲ级生命体征平稳的 CHF 患者建议开始启动运动康复。

2. CHF 运动康复的禁忌证

心脏运动康复没有绝对的禁忌证，原则上血流动力学不稳定而未进行处理的，心电生理不稳定而未做处理者，运动中或运动负荷试验出现的风险极高者都应该慎重进行主动或强度较大的运动。而病情经处理相对稳定后，早期进行被动或轻微的主动运动是安全的。

根据《慢性心力衰竭心脏康复中国专家共识 2020》和《心力衰竭的运动训练：从理论到实践——心力衰竭协会和欧洲心血管预防与康复协会共识》建议，心脏运动康复的绝对禁忌证包括：①急性冠状动脉综合征早期（发病 2d 内）；②恶性心律失常；③急性心力衰竭（血液动力学不稳定）；④静息血压>200/110mmHg；⑤高度房室传导阻滞；⑥急性心肌炎、心包炎或心内膜炎；⑦有症状的主动脉瓣重度狭窄；⑧严重的肥厚型梗阻性心肌病；⑨急性全身性疾病；⑩心内血栓；近 3~5d 静息状态进行性呼吸困难加重或运动耐力减退；低功率运动负荷出现严重的心肌缺血（<2 代谢当量，或<50W）；糖尿病血糖未控制理想；急性栓塞；血栓性静脉炎；新发心房颤动或心房扑动。

（二）CHF 患者运动康复前的评定

1. 病史采集

包括患者的心血管疾病史和其他脏器病史、心衰症状、心衰药物使用情况等。

2. 生命体征和生化检测

了解患者病情是否平稳，心衰的严重程度等。

3. 功能学检查

通过心电图、胸片、超声心动图、运动负荷试验及其他徒手评定方法等，了解心脏结构和收缩舒张功能、心电活动、心肺储备功能、潜在的心血管风险、肌力和肌肉耐力、柔韧性、平衡性、协调性等。

4. 运动负荷试验

运动负荷试验有多种，CHF 患者应根据病史、心功能和运动能力选择不同的运动负荷方案。由简单到复杂，常用项目包括 2min 踏步、6min 步行试验（6Minutes walk Test，6MWT）、心电图运动负荷试验、心肺运动试验（cardiac pulmonary exercise test，CPET）等；其中 CPET 评估最为全面，且具体指标助于分型、判断预后和调整治疗方案。其他运动试验，因其适应证或准确度所限，限制了其开展推广，如心电图负荷运动试验对于心肌缺血或冠心病患者效果最佳，但 CHF 患者作用有限；极量运动试验因结果不准确也未予以推荐。鉴于篇幅所限，本书仅详述运动负荷试验相关结果指标在 CHF 运动康复中的指导作用，而适应证、禁忌证和具体实施方案不做阐述。

（1）6min 步行试验：6MWT 是以患者采用徒步运动方式，测试其在 6min 内以能承受的最快速度的行走距离，用来评价 HF 患者心功能和 HF 严重性的一种测试方法。因为轻度功能受损时步行距离不受限制，且此法操作简单，无须特殊设备，容易被患者接受，因此 6MWT 适应于年老、虚弱以及心肺功能受损较严重无法完成其他复杂评估的患者。ACC/AHA 指南推荐 6 分钟步行距离（6Minutes walk Distance，6MWD）用于评估心血管疾病患者预后和运动风险，危险分层标准见表 7-1。

（2）心肺运动试验：心肺运动试验是综合评价人体呼吸系统、心血管系统、血液系统、神经生理，以及骨骼系统对同一运动应激的整体反应，可以测定人体在休息、运动及运动结束恢复期每一次呼吸的氧摄取量（VO_2）、峰值摄氧量 Peak VO_2、二氧化碳排出量（VCO_2）和通气量（VE）、无氧阈值（Anaerobic Threshold，AT）/心率、血压、心电图，以及患者运动时出现的症状，全面客观地评估患者的运动反应、心肺功能储备和功能受损程度的方法。

表 7-1　三种推荐的 CHF 患者运动风险评定方法大致对应的危险分层

分级	6MWD	Janicki 分层法		Myers 分层法
		Peak VO$_2$(ml·min^{-1}·kg^{-1})	AT(ml·min^{-1}·kg^{-1})	
A(低危)	>450m	>20	>14	0~5
B(中危)	300~450m	16~20	11~14	5~10
C(高危)	<300m	10~16	8~11	10~15
D(极高危)	<150m	<10	<8	>15

注：①Peak VO$_2$ 峰值摄氧量，AT 无氧阈值

②Myers 分层法各项权重：二氧化碳通气当量斜率(VE/VCO$_2$ slope)≥34，记 7 分；心率储备(HRR)≤16 次/min，记 5 分；氧摄取效率斜率(OUES)≤1.4，记 3 分；呼气末二氧化碳分压(PETCO$_2$)<33mmHg，记 3 分，峰值摄氧量(Peak VO$_2$)≤14 ml·min^{-1}·kg^{-1}，记 2 分，分数范围 0~20 分

5. CHF 患者危险分层与运动检测

CPET 的参数在各类型的 CHF 的预后均有预测价值，依据单变量或综合变量赋值的风险分层能力也可支持心脏康复计划的实施与设计。1988 年 Janicki 等提出用 CPET 中的 Peak VO$_2$ 和 AT 值将慢性心衰的心功能分为 4 级，对心衰严重程度及预后判断提供更多信息，其中 A 级患者提示预后良好，D 级患者为心脏移植适应证。2008 年 Myers 等开发了一种将主要 CPET 变量进行评分的危险分层法用于预后的评估，2013 年作者通过更大样本的数据再次证实了该复合评分系统的准确性，见表 7-1。

研究显示，虽然运动可以触发心血管事件(Cardiovascular Disease Events，CVDE)，但 CHF 患者的运动风险很低。CVDE 多发生在运动康复的早期，而与康复的数量、人员水平无关。因此对于 CHF 患者运动康复风险的预防主要集中在早期风险识别，以及针对不同危险分层的患者在运动康复早期的检测上。同时，在运动过程中进行相对简易的强度检测方法，有助于风险控制和运动方案的调整。

慢性心衰患者的分层有助于运动康复过程中进行检测指导，以及安全性的评估。根据《慢性心力衰竭心脏康复中国专家共识 2020》推荐的分层方法，将患者根据代谢当量（Metabolic Equivalents，METs）分为 4 级，其中 A 级无须器械监护，仅他人陪护即可完成心脏康复实施，B 级仅需在运动初期进行监管监护，C 期需全程进行监护指导，D 期重点应恢复至 C 级以上再进行增强适应性为目的的活动，见表 7-2。

二、慢性心力衰竭患者运动康复治疗的方案

(一)CHF 患者运动康复的教育

心脏康复教育是心脏康复干预中的重要组成部分，一个真正拥有"心脏康复"理念的患者，其康复的主动性、投入程度及临床效果有极大的提高。研究证实，导致患者心脏康复中断的首要原因是患者宣教不足，因此很多专家甚至认为"心脏康复教育"是心脏康复中最重要的第一步。

大部分心脏康复的大型试验均受到依从性的困扰，Deka 等学者的综述中报告的依从性在30%到110%之间不等。在 HF-ACTION 试验中，只有 31.5%的患者完成了 36 次有监督的训练，只有大约 40%的运动组患者报告在第 3 个月每周的训练量达到或超过建议的 90min，或在第 3 个月至第 12 个月达到每周 120min。对运动康复项目坚持度低的原因是多因素的，包括社会经济因素、患者特征、医生再教育和转诊便捷性。心脏康复教育的对象不仅是患者，还应该包括患者的家属及其照顾者、心脏专科医

表 7-2　慢性心衰运动康复危险分层及相应运动监管方案

危险级别	NYHA 心功能分级	运动能力	基础疾病及临床特征	监管及 ECG、血压监护
A	I	>6METs	无心脏病史无症状	无须监管及 ECG、血压监护
B	I 或 II	>6METs	有基础心脏病,无心力衰竭症状,精细状态或运动试验≤6METs 时无心肌缺血或心绞痛,运动试验时收缩压湿度升高,静息或运动时未出现持续性或非持续性室性心动过速,具有自我检测运动强度能力	只需在运动初期监管及 ECG、血压监护
C	III 或 IV	>6METs	有基础心脏病,运动负荷<6METs 时发生心绞痛或缺血性 ST 段压低,收缩压运动时低于静息状态,运动时非持续性室性心动过速,有心脏骤停史,有可能危及生命	整个运动过程需医疗监督指导和 ECG 及血压监护,直至确立安全性
D	III 或 IV	<6METs	严重基础心脏病,失代偿心力衰竭,未控制的心律失常,可因运动而加剧病情	不推荐以增强适应为目的的活动,应重点恢复到 C 级或更高级,日常活动须根据患者评估情况由医师确定

生、护士、相关健康工作人员、社会及保险从业人员,当然更重要的是对心脏康复专业人员的教育。

1. 心脏康复教育的目标与目的

心脏康复教育应帮助相关人员理解心血管疾病本身与心脏康复的意义,理解心脏康复对患者的益处,了解心脏康复的基本程序、内容和实施方法,改善自我健康的行为模式,鼓励适当的体能运动,改善患者的生活质量,提升患者应对心血管急性事件和慢性稳定期的能力,减少住院时间,降低住院率及医疗费用以及改善营养及心理状况。

2. 患者应该从心脏康复教育中获取的内容

应当教育患者对于健康的自我意识和责任,日常生活的自我管理能力,有关心血管系统疾病的危险因素、症状识别和管理的知识,了解运动的作用和有关合适的运动模式的知识,关于正确和合理使用心血管常用药物的知识,自我情绪管理技巧,了解营养的重要性并保持良好的营养状况,掌握基本的技能,如测量心率、血压、血糖、调节运动器材等。

(二)中国传统运动疗法的历史及其在 CHF 运动康复中的发展

中国传统运动疗法(Traditional Chinese Exercise,TCE)起源于中医导引术,是以主动的肢体运动配合呼吸运动和自我按摩,其特点是以"动以养生、静以养神"的"动静结合"方式,达到预防疾病、促进康复以及延长寿命的目的。TCE 调节全身之"气",通过不断刺激穴位和循环经络,以增强心脏生理功能并促进心肺疾病的康复。

运动的理论在中医学源远流长,《脉书》中"动则实四肢,而虚五脏,五脏虚,则玉体利"最早反映了古代中医的运动观,至汉末有华佗所创五禽戏流传至今,隋代集前人所长的《诸病源候论》被称为中国首部运动医学专著,唐代《千金方》、宋代《云笈七签》和明代《遵生八笺》的诞生促进了中医系统性引导术的形成,逐渐形成中医运动疗法的独特体系。

中医传统运动,如太极拳、八段锦、五禽戏等,具有动静结合、形神和谐、刚柔并济等特点,是结合了有氧训练、呼吸训练、抗阻训练以及平衡训练等在内的综合运动方法,且无特殊场地和设备要求,便于开展,为患者提供更加符合东方人群习惯的运动康复训练模式。随着近年来体育以及医学对上述运动疗法临床数据的积累,太极拳、八段锦等已经被国内外越来越多的医学专家和运动康复专家所认可。

1. 太极拳

太极拳是一种中低强度的有氧运动,注重"形""意""气"三者的修炼且以"意"为先,"形微停,意不断",具有中正安舒、轻灵圆活、松柔慢匀、开合有序、刚柔相济的运动特点。

研究证实,太极拳对 CHF 患者具有全方位的益处。太极拳运动的直接益处包括改善身体运动能力,如改善有氧耐力,增加平衡能力、力量和柔韧性和减少跌倒发生。循证医学证据表明,太极拳训练能够改善心血管疾病患者的心肺功能、调节血压、改善睡眠状态、提升生活质量等,其他报道的益处包括改善认知功能,减少压力、焦虑、抑郁和更好的生活质量 ADL 评分。

太极拳因其安全性、趣味性、全面性而十分适合老年患者,包括那些患有慢性疾病或运动耐受性差的个体。且有关太极拳报道的不良事件通常是轻微的,主要与肌肉骨骼相关(例如,膝盖或背部疼痛),尚未有参加太极而导致的相关严重不良事件的报道。

临床上限制太极拳使用的原因主要有学习门槛稍高、分支种类复杂、缺乏统一等。未来的临床研究趋势将聚焦于太极拳教练训练、太极拳风格、姿势数量和干预坚持率等方面,可能更大地促进太极拳在临床中的应用。

2. 八段锦

八段锦是中国健身气功的一个分支,继承了传统养生法的特点,强调"调形""调息""调神"的运用,它通过姿势调节,呼吸锻炼,身心松弛,意念的集中和运用,有节律的动作等锻炼方法,每式的练习都要求上下肢的协调配合,改善患者平衡协调性。因其动作舒展如锦缎般优美、柔顺,故古人把这套动作比喻为"锦",此功法分为八段,每段一个动作,故名为"八段锦"。八段锦形成于 12 世纪,后在历代流传中形成众多各具风格的流派,与太极拳相比,八段锦套路较少,动作也简单易行。

八段锦作为低强度有氧训练,不仅可改善心肺功能,对柔韧性、呼吸肌训练的益处也较其他同类型功法突出。国内学者研究八段锦对冠心病 CHF 患者的疗效,提示不仅心功能指标、6min 步行距离以及患者生活质量均得到提高,同时也可提高心衰患者摄氧量、无氧阈,调节心率变异性。此外,八段锦又兼具养心调神的特点,在一定程度上改善睡眠。值得一提的是,八段锦练习中需要呼吸与动作密切配合,加深呼吸,放缓呼吸频率,这样有利于加大膈肌升降幅度,提高肋间外肌的伸展,从而使胸腔和腹腔的体积增大,使各脏器在体内有一定的挤压作用,不仅对于血液循环具有极大的促进作用,同时也兼顾呼吸肌训练的益处。同时其自下而上、全身舒展的动作也对柔韧性有较大改善,极为适合作为运动前的热身动作、整理动作。

李四维等学者研究发现,坐式八段锦运动强度较小,适用于冠状动脉旁路移植术后Ⅰ期的康复,可有效减轻患者术后的恐惧心理,起到"调神宁志"的重要作用,并推测出在此因素影响下,患者对康复的主动参与度更高,康复效率也更高。

3. 易筋经

"易"是变通、变化、脱换之意,"筋"指筋骨、筋膜、肌肉,"经"则带有方法、指南、法典之意。易筋经属于中国传统功法之一,练习时要求形神统一、呼吸自如、有虚有实、刚柔并济,有内经和外经各 12 势两种练习方式,是外练筋骨、内通经络的一种方法。易筋经与八段锦具有相似的特点但侧重点不同,八段锦动作以伸展身体为主,因而疏通经络效果显著,而易筋经却不仅仅局限于此更注重呼吸、动作、意念的结合,不仅舒筋活络,还能益养气血、强筋健骨。

易筋经是在持续保持一定肢体姿势下和调息、调心相配合的静止性肌肉锻炼,是持续性的肌肉等长收缩,因此长期练习易筋经不仅能够促进血液循环,增加心肌收缩力及改善心脏的后负荷等,还可以改善老年人心脏和血管的顺应性,降低动脉血压和心肌耗氧量,对于心血管及神经系统有着良好的作用。国内学者根据易筋经每段定势站桩时长的不同,设计出站桩时长分别为 10s、20s、30s 的 3 种锻炼方式,练习 12 周后观察 3 组锻炼前后左心室形态结构、泵血功能和收缩机能的变化,最后分析出定势站桩 30s 组老年人的泵血功能和收缩功能有显著适应性变化,左室射血分数和短轴收缩率明显增加,进而有效提高左心室收缩功能,表明易筋经定势站桩 30s 锻炼方式在改善心血管功能方面效果最佳。

4. 五禽戏

五禽戏为名医华佗所创,是一种模仿虎、鹿、熊、猿、鸟的动作和姿态的功法。《三国志·华佗传》记载:"吾有一术,名五禽之戏,一曰虎,二曰鹿,三曰熊,四曰猿,五曰鸟。亦以除疾,兼利蹄足,以当导引。体有不快,起作一禽之戏,怡而汗出,因以著粉,身体轻便而欲食。"练习时要求身心放松、呼吸调匀、凝神聚气、形和神都要像五禽,最终达到动静相宜、刚柔并济、内外相通的效果。

五禽戏模仿虎扑、鹿奔、熊走、猿跃、鸟飞等动作,以动为主,动中求静,不仅对心功能有一定益处,还具有提高平衡能力、放松肌肉关节、壮腰健肾的综合作用。国内学者研究发现,五禽戏和八段锦均可使安静时心率变慢,心脏泵血能力增强,对血脂及血压也有一定控制,对心血管系统起到积极作用。常规西药联合五禽戏训练对慢性心力衰竭病人的 NT-proBNP 水平有一定调节作用,且效果优于常规西药治疗。通过长达 6 个月的规律五禽戏练习研究表明,五禽戏对心肌收缩力、心搏出量起到正向增强作用,同时可恢复血管弹性、调整血液黏稠度,促进微循环,防止动脉硬化、高脂血症、心脑血管等疾病的发生及加重。另外也有研究发现,五禽戏和六字诀可增强老年人大、中动脉系统的血管弹性,增强下肢血液循环,减缓动脉血管的狭窄程度,对动脉硬化有一定改善作用。

尽管中国传统医学有着独特的理论系统和诊疗方法,但对于心脏康复,无论是传统中医还是中西医结合,目前都还没有更加科学和规范的诊疗标准。目前的研究大多为不规范的临床设计,或仅为机械的干预手段的组合。中国传统医学的融入不是将中医疗法和西医疗法的简单组合和叠加,而是理论的糅合和优势的互补,在对疾病转归、预后判断以及生活方式改善等方面,发挥中国传统医学的优势,用循证医学方法,来探索一条更符合国民需求的、具有良好推广性的、可持续改善和进步的心脏康复之路。

(三)CHF 患者运动康复处方

CHF 患者进行运动康复时仍遵循运动处方制定的总原则,包括 6 大要素:运动种类、运动强度、频率、时间、运动进度、注意事项。运动种类包括改善心肺功能的有氧运动为主,辅助抗阻运动、柔韧性运动、平衡运动及呼吸肌训练,其中柔韧性运动可以作为热身和整理运动。对大多数 CHF 患者,在 3~4 周内逐步增加运动强度、时间、频率,目标运动总量逐步达到 3~7 梅脱·小时/周(MET.h/wk)。

1. 有氧运动

(1)有氧运动种类:传统的有氧运动包括步行、跑步、功率车等,中医运动康复训练可选择太极拳、八段锦、五禽戏、易筋经等进行等运动强度的替代。中医运动普遍强度为低—中级,且具有启动柔和的特点,可根据患者个人偏好、接受度、肢体躯干关节有无局部病变和活动受限进行选择。如对受教育程度较高的患者可优先选择太极拳进行训练,下肢、膝关节损伤制动的患者可选择坐式八段锦进阶训练。

最新的研究显示,高强度间歇训练(high-intensity interval training, HIIT)计划被认为是低风险患者的一种替代运动方式,且循证医学证据提示 HIIT 对短期内射血分数降低的 CHF 患者的 O_2 峰值具有较高提升,且该方法在心脏负荷大量增加之前就可以达到对外周和心血管的刺激效应,因此安全性也得到了保障。基础研究也显示 HIIT 改善血管内皮功能、提高血浆中的抗氧化能力，HIIT 可导致骨骼肌 PGC-1a 激活从而提升线粒体功能。

（2）有氧运动强度：可参照运动试验测得的峰值心率、储备心率（heart rate reserve，HRR）（HRR=最大运动时心率–静息心率）、Peak VO_2、储备摄氧量（储备 VO_2=Peak VO_2–静息 VO_2）、AT 或自觉疲劳程度等级（rating of perceived exertion，RPE）制定。在步行为主的简易康复方案中，6WMD 也可用于运动处方制定，公式如下：运动强度（km/h）=6MWD×10/1000×（0.6~0.8）。运动强度的大小直接关系到心血管病患者不同的锻炼效果，应注意个体化制定方案。临床中推荐任意一种+RPE 法的方案进行组合测定。

运动强度是一个运动处方中最重要的因素，为确保锻炼安全有效，运动强度必须控制在已确定的有效范围之内，超过 80% VO_{2max} 的运动存在一定的危险性；小于 50% VO_{2max} 的运动对老年人和心脏病患者适宜。CHF 患者运动时以采用中等强度较为适宜，即相当于最大摄氧量的 40%~60%，且肥胖型或身体较为虚弱的 CHF 患者建议采用较低强度，以利于体内脂肪的利用和消耗，即相当于最大摄氧量的 40%~50%。身体状况欠佳的患者也应从最大摄氧量的 40%~50% 开始。

①靶心率法。该方案简便实用，但精确度不足。由于 β 受体阻滞剂已成为 CHF 患者基础治疗药物之一，故有效心率可能比最大心率更能反映患者的实际情况。运动时有效心率为正常人最大心率（HR_{max}）的 50%~70%，靶心率（即目标心率）可通过最大心率法或年龄法进行计算。

HR_{max} 法：目标心率=（最大心率–静息心率）×（0.5-0.7）+静息心率。

年龄法：目标心率范围为（220–年龄）×（50%~70%），如 60 岁的患者有效心率为（220–60）×（50%~70%）=80~112 次/min，其中（220–年龄）为最大心率。

②其他 CPET 参数为标准制定运动强度。AT 值可直接在心肺运动试验结果中获取，相对于通过 VO_2 计算更直接，AT 相当于 40%~60% Peak VO_2，研究显示该强度具有较好临床效果且不会导致血液乳酸大量堆积。

耗氧量储备法（VO_2R）类似于心率储备法，计算公式为：目标运动强度耗氧量=（最大耗氧量–静息耗氧量）×运动强度+静息耗氧量。

峰值摄氧量法：通过取 40%~80% 峰值耗氧量所对应的心率、代谢当量等数值直接带入作为运动强度设定。

以上方案较靶心率法精确，但需反复测定，且受场地、费用等影响限制了其开展。

③自觉疲劳程度等级法。RPE 法分 20 级（见表 7-3），可以基本和最大心率法进行对应，其中 RPE<12（轻度）相当于 40%~60% 最大心率，12~13 级相当于最大心率的 60%，16 级相当于 90%，所以推荐 CHF 患者应当在 11~13 级之间的范围内运动。

心率和 RPE 对应个体差异较大，故掌握了每个患者的对应关系后即可进行换算。开始运动时，心血管病患者在一定的心率和 RPE 水平的运动强度运动，掌握了心率和 RPE 之间的对应关系后，就可以利用 RPE 来调节运动强度和修订运动处方。

（3）有氧运动时间和频率：目标水平分别为 20~60min/次和 ≥5 次/周。对于最初运动耐量极差的患者，开始可用间歇性运动代替持续性运动，例如将一次连续 30min 的运动分解为 3 或 4 次的单独运动。经过几周后，随每次运动时间延长，休息时间相应缩短，直至可完成连续的 30min 运动。无论选择哪种方法，在增加运动强度之前，运动持续时间和频率都应增至目标水平。运动时间中须包括 5~10min 的热身和整理运动，中医八段锦操作简单且动作柔和，适宜作为整理运动进行选择或替代。

（4）运动进度：通常经过 6~8 周的运动，运动耐力等有所改善后，可考虑运动强度和运动时间逐渐加强。一般情况下，每 4 周复测运动试验，根据运动试验的结果调整运动处方，直至完成 36 次运动治

表 7-3　Borg scale 呼吸困难量表(自觉疲劳程度等级 RPE)

0~10 级表		6~20 级表	
级别	疲劳感觉	级别	疲劳感觉
0	没有	6	
0.5	非常轻	7	非常轻
1	很轻	8	
2	轻	9	很轻
3	中度	10	
4	稍微累	11	轻
5	累	12	
6		13	稍微累
7	很累	14	
8		15	累
9	非常累	16	
10	最累	17	很累
		18	
		19	非常累
		20	

疗,以后半年或 1 年复测运动试验调整。

(5)安全注意事项:①认真评估,运动中注意热身与整理阶段,高度重视患者运动中不适主诉及症状、体征的变化,做好应急预案。②学会识别高危患者,危险分层为 C、D 级患者要求运动时佩戴心率监测设备,必要时佩戴血氧饱和度监测设备,以保证运动治疗的有效和安全。③正确处理糖尿病患者运动与药物相互作用的关系,运动时间应避开降糖药物血药浓度达到高峰的时间,在运动前、中或后,可适当增加饮食,避免出现低血糖。

2. 辅助抗阻运动(力量运动)

阻力训练是有氧运动训练的有效补充,它可以逆转骨骼肌质量的损失和条件退化,而不会对心脏造成过度压力。阻力运动作为单一干预手段,能够增加无法参加有氧运动项目的射血分数降低型心衰患者的肌力、有氧能力和生活质量。此外,在心力衰竭晚期或运动耐受性很低的患者中,如果训练小肌肉群,可以安全地进行阻力运动。

(1)抗阻运动种类:抗阻运动方式多样,初期可采用克服自身体质量训练,进阶后借助于使用各种设备。应指导患者正确的姿势、发力方法、呼吸配合(如不屏气或无 Valsalva 动作),一次训练一个主要肌肉群。

(2)抗阻运动强度和进阶:1 次重复最大力量(1-repetition maximum,1-RM)指单次运动完成所能耐受的最大重量,为抗阻运动强度的参照。需要注意的是,1-RM 测量可能使心衰患者增加心血管事件风险。

CHF 患者多数合并肌力下降和肌少症,早期采用小重量器械或克服自身体质量训练为主(推荐心率增加<20 次/min,RPE<12)。病情稳定后通常在数周至数月内,逐渐增加抗阻运动训练强度,上肢从40% 1-RM 至 70% 1-RM,下肢从 50% 1-RM 至 70% 1-RM,在该强度下病人可达到监督正确姿势下

分别重复 8~15 次,RPE<15 为宜。研究表明,在没有有效的血流限制的情况下,至少需要超过 30%1-RM 的强度才能起到对 Ⅱ 型肌纤维的活化作用。因此,抗阻运动的处方强度,需要在准确评估肌肉衰减是以肌肉力量为主还是肌肉维度为主,从而个体化地为患者制定抗阻运动的强度。

（3）抗阻运动的频率:对初始训练者,建议每周至少 2d 进行单一项目训练,如果时间允许可增至每周 3 次的练习。每周应对每个肌群训练 2~3 次,同一肌群练习时间应间隔至少 48h。

（4）抗阻运动时要特别注意规范性和安全性:①注意调整呼吸模式,运动时避免 Valsalva 动作。②抗阻运动前、后应做充分的准备活动及整理活动。③运动时保持正确姿势,抗阻训练不应引起明显肌肉疼痛。④若患者出现症状,如头晕、心悸或呼吸急促等,应停止运动。⑤对抗阻运动可能存在风险的 CHF 患者,应从低强度开始,并监测血压和心率。

3. 柔韧性运动

柔韧性锻炼能扩大关节韧带的活动范围,有利于提高身体的灵活性和协调性,进一步避免跌倒、拉伤等意外情况发生,增加运动有效性和强度。CHF 患者柔韧性锻炼也可以减轻肌肉疲劳、增加血管顺应性,增强肌肉韧带的营养供应。八段锦、易筋经等中医传统运动可在低强度运动过程中牵拉全身肌群韧带,增加柔韧性,且兼顾动力拉伸和静力拉伸,适合作为整体训练的一部分,或部分老年群体柔韧性运动的替代。

柔韧性运动分为动力拉伸和静力拉伸,一般关键肌肉群牵拉 3~5 次,每次 20~30s,牵拉肌肉群和肌腱每次持续 20~30s,2~3 次/周。循序渐进增加肌肉群的牵拉次数,注意应根据动作的难度、幅度等,循序渐进、量力而行且防止拉伤。

4. 平衡运动及协调性训练

一般的协调功能训练具有一定的局限性,当患者具有严重的心律失常、心力衰竭、严重感染或严重的痉挛等,暂不宜训练。训练前、训练中要注意协调功能评定,以了解问题所在,制订或修改训练方案。协调功能训练不是孤立进行的,要同时进行相应的肌力训练、平衡功能训练等其他训练。

中医传统引导术在实施的过程中兼顾了平衡性训练,且强度较小,适应范围广,为全身性平衡训练,因而可以部分弥补以上缺点。

5. 呼吸肌训练

CHF 患者由于心排量降低导致包括呼吸肌在内的外周骨骼肌低灌注,从而产生代谢和结构的异常,导致呼吸肌的萎缩,进一步加重呼吸困难。因此呼吸肌训练对 CHF 患者尤为重要。

常用的呼吸肌训练主要有缩唇呼吸训练、腹式呼吸训练、人工对抗阻力呼吸训练。缩唇呼吸训练可增加呼气时支气管内的阻力,防止小气道过早塌陷,有利于肺泡内气体排出。腹式呼吸训练可激活膈肌,增加胸腔容量,促进主动呼吸肌肌力恢复,增加核心肌肉稳定性。人工对抗阻力呼吸训练强度较大且可调节式进阶,尤其适合 CHF 合并肺部疾病患者长期较高强度的训练。

中医传统运动均要求运动与呼吸协调进行,功法的肢体活动与呼吸调匀,呼吸张弛有度,神形合一。其中缩唇呼吸和腹式呼吸均有涉及,在有氧运动的过程中兼顾呼吸训练的目的,值得推广使用。

（四）慢性心衰患者运动康复流程

对于 CHF 急性发作期,在纠正诱发因素、生命体征平稳情况下,若患者不存在活动禁忌的情况下,建议早期启动 Ⅰ 期康复。待心功能进一步改善,病情平稳后,经过再次评定可以进入 Ⅱ 期康复阶段。此时根据危险评级,预估运动风险和检测的方式,进行进阶训练。患者熟悉康复训练流程内容、达到高接受度后,可转往专门的心脏康复机构或远程家庭 Ⅲ 期康复治疗(见图 7-1)。

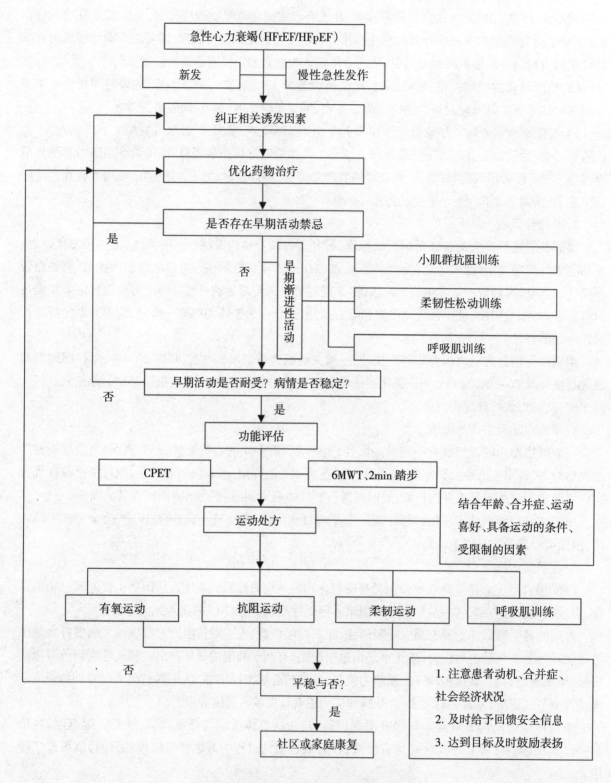

图 7-1 CHF 患者运动康复的评估和干预流程

(引用自:《慢性心力衰竭心脏康复中国专家共识 2020》)

1. Ⅰ期(住院期)

Ⅰ期心脏康复的目标是减少卧床相关并发症,且增加运动适应性,加快离床活动的进度,缩短住院时间的同时,为Ⅱ期康复奠定基础。

此时建议进行低强度抗阻训练,如被动活动、静力性收缩、自身抗阻训练等。可从床上被动运动开始,逐步过渡到床上坐位、坐位双脚悬吊在床边、床旁站立、床旁行走,病室内步行,上1层楼梯或踏车训练。运动强度控制在低强度(即:活动后心率较静息心率增加20 BPM左右,RPE评分<12分)。此期病情较轻患者可酌情采用卧式八段锦或坐式八段锦进行训练。

注意事项:Ⅰ期康复患者以控制风险、预防并发症为首要关注点。因此,患者运动康复应在心电监护下进行,且循序渐进、个体化方案的原则进行。

2. Ⅱ期康复(门诊康复)

大多数患者需在住院期间Ⅰ期康复的基础上进行序贯治疗,患者于病情稳定后进一步转入专门的心脏康复机构或门诊进行康复治疗。目标是进一步稳定和改善心血管状态,促进心脏的有益重构,完善用药,控制危险因素,增强体能,帮助重返工作岗位和回归社会及家庭。

运动方案建议分三步进行,即准备阶段、运动阶段和放松阶段。第一步:准备阶段即热身阶段,一般进行5~10min低强度的有氧运动,如:步行、慢跑、简化太极拳、八段锦等,目的是放松和伸展肌肉、提高关节活动度和心血管的适应性,避免因机体突然承受较大强度的运动负荷导致心血管事件及运动损伤。第二步:训练阶段,即包含有氧运动、抗阻运动、柔韧性运动、平衡功能等各种运动方式的集中化训练。其中以有氧运动为主,抗阻运动、柔韧性训练、平衡训练为辅。第三步:放松运动,一般进行5~10min慢节奏有氧运动的延续或柔韧性训练,目的是促进运动系统的血液缓慢回到心脏,避免心脏负荷突然增加诱发心血管事件。

此期可每个项目单独制定方案,但项目过多可能导致患者依从性不佳、完成度不高以及心情低落挫败感较强等。中医传统运动训练可兼顾准备阶段、运动阶段和放松阶段的各个项目,太极拳、八段锦、五禽戏、易筋经等均包含有氧、柔韧性训练、平衡训练、呼吸肌训练等方面,且各有所长,可根据患者特点进行选择。中医传统运动在抗阻训练方面涉及较少,需单独进行适当补充。

3. Ⅲ期康复(社区康复)

也称院外长期康复、社区或家庭康复期。部分患者已经恢复到可以重新工作和恢复日常活动,为了减少CHF急性加重或其他心血管疾病的风险,强化生活方式的改变,辅助心血管病危险因素的控制,如血压血糖、代谢综合征的管理等,进一步的运动康复是必要的。

此期的关键是维持已经形成的健康生活方式和运动习惯,远程协助患者规律维持或进阶现有的运动方案,根据评估调整方案重点。此阶段的训练需注重运动的依从性和对心理、社会角色等方面的潜在影响。因此,中医传统运动训练成系统、简便易行、具有一定的社交属性、依从性较高的优点使得其仍然成为Ⅲ期康复值得推荐的方案。

第二节　慢性心力衰竭患者的双心治疗

双心医学(psycho-cardiology)又称心理心脏病学或精神心脏病学,是心身医学的一个重要分支,是研究和处理与心脏疾病相关的情绪、社会环境及行为问题的科学。CHF伴发焦虑抑郁的发病率达40.1%,其中心力衰竭患者中焦虑症的患病率约为32.0%,焦虑、抑郁在CHF患者中的发病率是普通人群的 2~3 倍。焦虑、抑郁会增加 CHF 患者的住院率和病死率,并加剧 CHF 的症状,使NYHA 分级恶化。双心医学强调在治疗器质性心血管疾病的同时,对患者存在的精神心理障碍采取适当的干预措施。研究显示在 CHF 合并焦虑、抑郁的治疗中,双心医学模式相较于常规药物治疗,对改善心功能和缓解焦虑、抑郁有更显著的效果。"双心"同治有重要的临床价值,积极开展双心医学从而达到"身心同治",在心力衰竭症状得到有效控制的同时,解决患者精神心理障碍的困扰,能有效降低心力衰竭患者再住院率、死亡率,改善其生活质量。

一、双心疾病的发病机制

(一)免疫机制

研究发现,与无心血管疾病的焦虑、抑郁人群相比,"双心"患者的 C 反应蛋白、同型半胱氨酸、肿瘤坏死因子-α、白细胞介素和纤维蛋白原水平升高。因此推测,心力衰竭引起焦虑、抑郁可能与 C 反应蛋白、肿瘤坏死因子-α、白细胞介素等炎症因子介导的自身免疫有关,其具体机制目前尚未完全明确。

(二)神经体液机制

CHF 患者在发展过程中会引起容量负荷过重,进而导致肾脏功能发生紊乱,过度激活交感神经、下丘脑-垂体-肾上腺轴。焦虑抑郁患者也以皮质醇、促肾上腺皮质激素等水平升高为主要表现,过度激活下丘脑-垂体-肾上腺轴,作用原理可能是通过减少神经递质生成导致大脑特定区域的脑细胞萎缩,进而调节情绪变化。国外有报道,慢性应激引起的血管内皮细胞损伤导致血管内皮功能障碍,与心力衰竭患者的焦虑、抑郁发生也有关联。

(三)自主神经机制

自主神经系统的改变与心力衰竭患者焦虑、抑郁发生密切相关。在心力衰竭中,交感神经相对亢进,副交感神经系统兴奋不足,导致外周血儿茶酚胺水平升高。长期儿茶酚胺高水平容易引起中枢自主神经系统功能紊乱,使去甲肾上腺素(NE)、5-羟色胺(5-HT)等神经递质分泌增加,从而引起焦虑、抑郁障碍。研究表明,在 CHF 小鼠的大脑皮质和海马体中均发现了 5-HT 和相应的受体,并且浓度较正常浓度偏高;而升高的 5-HT 浓度能够进一步导致 RAAS 系统的过度激活,进而引起心血管系统的改变、外周血管收缩、血压升高以及交感神经兴奋性增强等,从而加重 CHF 的症状。对于 CHF 的发生、发展以及预后都有很大的不利影响。

(四)社会心理机制

心力衰竭是一种慢性疾病,病程迁延,反复发作。患者在生理功能受到损害和限制的同时,面对持续治疗、反复住院、巨大治疗费用,容易出现不同程度的焦虑、抑郁。许多文化水平不高或缺乏家人关心以及得不到社会支持的心力衰竭患者,也容易并发焦虑、抑郁等精神心理障碍。医务人员告知患者疾病预后性差、死亡率高及需要长期服用药物,无形中增加了患者心理压力,患者处于长期的心理压力下,极易导致焦虑、抑郁障碍。

(五)基因相关机制

研究分析表明,焦虑抑郁和心脏某些疾病的代谢功能障碍发病机制有相似之处,其中大量参与心血管专一功能调节与疾病发生风险预警有关的基因和情绪因素有更加广泛的联系。NPS 受体-1(neuropeptide S receptor 1,NPSR1)是一种在脑干、大脑皮层、海马区和下丘脑中高水平表达的蛋白受体。神经肽 S(neuropeptide S,NPS)通过 G 蛋白偶联受体途径与其结合,发挥调节焦虑活动的作用。编码 NPSR1 的基因是一种常见的多态性基因,NPSR1 基因的功能序列发生变异与心力衰竭患者的情绪调节有关,它能增加患者焦虑、抑郁情绪的敏感性。

二、双心疾病的临床表现

在日常诊治中,由于双心患者在部分症状上的重合,心力衰竭患者并发的焦虑、抑郁症状常常容易被忽视。如疲劳、难以集中注意力、无精打采和睡眠障碍可能是心力衰竭与焦虑、抑郁共同作用的结果。心力衰竭患者焦虑发病率高,临床多主诉反复气急、心慌、夜间恐惧憋醒而失眠,常伴心动过速、出汗、收缩压升高,希望开窗或吸氧。焦虑常见的躯体症状有胸闷、胸痛、心悸、气急、夜间阵发性呼吸困难,易误诊为急性左心衰竭,症状明显时行 ECG 检查除窦性心动过速外多无明显异常,此时单纯抗心力衰竭治疗往往效果不佳。在临床上对部分躯体症状明显而客观检查无阳性发现者,应注意是否合并心理障碍。对于焦虑的患者应注意区分急性心力衰竭发作的躯体症状和反应性焦虑。

心力衰竭患者出现抑郁状态的主要表现有情绪低落、消极悲观、悲伤自责、思想迟钝、反应缓慢、兴趣下降。躯体症状可有睡眠障碍、食欲下降、体重减轻,严重者可出现自杀。如果患者有消极念头和自杀想法,应及时诊断和治疗抑郁症。有时心力衰竭患者的抑郁症状并不明显,并且这些症状与心力衰竭的症状类似,从而临床上被漏诊和忽视。

目前心力衰竭合并焦虑和抑郁的诊断率非常低,接受治疗的患者更少。一方面是患者表现出自己的焦虑和抑郁,但不愿承认;另一方面是医务人员误认为焦虑和抑郁是心力衰竭后的正常反应,不是需要介入治疗的危重症状;许多抑郁和心力衰竭的症状被认为是心力衰竭的特有症状,如乏力、睡眠障碍、体重减轻或增加、注意力不集中和记忆力减退。在这些临床症状中,自主神经系统紊乱和行为学影响(如医从性差等)会加重心力衰竭患者的预后,增加心血管病事件发生率、病死率、心力衰竭加重导致的住院时间延长和再住院率。

临床实践中,如出现不能解释急性心力衰竭发作的诱因,不应忽视患者的心理状态,可追溯患者既往有无抑郁、焦虑症状或病史,以及有无与心力衰竭不相符的躯体不适症状。

三、双心疾病的诊断

心力衰竭与焦虑、抑郁在临床症状上的重叠特点,增加了临床医生的诊断难度。在准确诊断心力衰竭疾病的同时有效识别精神心理相关症状,对“双心”诊断至关重要。

在临床诊疗过程中,可采用“三问法”或“两问法”,对患者进行初步筛查。“三问法”包括:①询问患者是否睡眠质量下降,已影响到白天的精神状态或需要药物助眠;②询问患者是否感到烦躁不安,对既往的兴趣爱好表现淡漠失去兴致;③询问患者是否经多次系统检查排除器质性心血管疾病后,仍有明显的躯体不适感。若满足以上 2 项或 2 项以上,患者有 80%左右的概率合并焦虑、抑郁障碍。“二问法”采用《患者健康问卷-2 项(PHQ-2)》和《广泛焦虑问卷 2 项(GAD-2)》进行筛查,当评分>3 分时,采用情绪状态自评量表进一步筛查。

对上述筛查结果阳性或可疑阳性患者,还需要借助评估工具进行确诊,《在心血管科就诊患者心理处方中国专家共识》推荐使用《广泛焦虑问卷 12 项(GAD-12)》《患者健康问卷-9 项(PHQ-9)》(见附表 7-1、2),躯体症状较多时推荐使用《患者健康问卷-15 项(PHQ-15)》或《躯体化症状自评量表》见附表 7-3、4)。除此之外,对心力衰竭患者应进行定期心理评估、观察患者的心理变化,并向患者家属了解患者情况,从而判断患者是否合并有精神障碍。当患者出现自闭、暴躁、拒绝治疗、情绪波动较大、存在明显的自杀倾向等症状时,需要高度怀疑患者是否合并焦虑、抑郁。

四、西医治疗慢性心衰伴焦虑抑郁

(一)药物治疗

目前 CHF 伴焦虑抑郁的治疗以抗焦虑和/或抗抑郁的药物为主要手段。广泛应用于临床的有艾司唑仑、阿普唑仑、地西泮、劳拉西泮、氯硝西泮等为代表的苯二氮䓬类药物（BZD），虽能在一定程度上改善病人的紧张、忧虑、激动和失眠等症状，但容易耐药，加量服用会造成病人疲乏、头晕、记忆下降等不良反应。当前 BZD 在临床有滥用趋势，严重的有成瘾性及戒断反应。5-羟色胺受体部分激动剂阿扎哌隆类药物作为新一代的抗焦虑药物，临床常用的有丁螺环酮、坦度螺酮等，其临床不良反应较小，常见有头晕、头痛、胃肠道反应等，一般程度较轻。佐匹克隆和唑吡坦是作用于苯二氮䓬受体的非苯二氮䓬类药物，可作为 BZD 的良好替代品，但长期应用仍存在耐药和成瘾性。目前新型的抗焦虑药物都同时能抗抑郁情绪，比如以帕罗西汀、氟西汀、西酞普兰、舍曲林为代表的 5-羟色胺再摄取抑制剂，以文拉法辛和度洛西汀为代表的 5-羟色胺和去甲肾上腺素再摄取抑制剂，以米氮平为代表的去甲肾上腺素和特异性 5-羟色胺受体拮抗剂，以曲唑酮为代表的 5-羟色胺拮抗和再摄取抑制剂，这些药物药理机制类似，临床疗效相当，安全性较好，是目前临床的主要选择。要规范、合理选用抗焦虑抑郁障碍的药物，才能做到有的放矢，一般选药用药原则如下：①诊断明确；②根据不同临床特点选择；③注意用药个体化；④尽量单一用药；⑤关注特殊时期人群（如妊娠和哺乳期）的安全用药；⑥关注病情变化和不良反应。只有清楚各种药物的作用机制、临床疗效特点，才能更加规范合理地为病人选择合适的药物，达到既定疗效。

(二)心理治疗

心理治疗是结合患者存在的问题或面临的困扰，采用心理学方法，通过语言或非语言来帮助来访者做出心理行为方面的改变，减轻或消除不适应行为和症状，恢复或重建其受损的心理功能。心理治疗也有许多流派，源自不同的理论体系，早期有以弗洛伊德为代表的精神分析治疗，其后不断出现许多新的治疗体系，如认知疗法、认知行为疗法、森田疗法、人际心理治疗等，治疗形式包括个别心理治疗、集体心理治疗和家庭心理治疗等。在所有心理治疗方法中，认知行为治疗（cognitive behavioral therapy，CBT）是唯一在心衰患者中进行了系统测试并被证实有益的心理干预疗法。通过增加参与愉悦和生产性活动来减少抑郁焦虑，从而提高心衰患者的生活质量，降低再住院率，改善预后。研究表明 CBT 优于一般疗法和服用 SSRIs，且 CBT 对心衰患者抑郁的治疗效果也优于常规护理。虽然同时针对抑郁症和心衰的 CBT 干预对抑郁症是有效的，但相较于加强心衰患者的日常护理或改善身体功能则效果甚微。

CBT 虽然被证实能够有效改善焦虑抑郁症状和心衰结局，但是广泛推广需要大量人力接受专业培训，推广程度远不如药物疗法。当前西医治疗 CHF 伴焦虑抑郁的最大困境在于，服用抗抑郁药物并不总能改善心衰预后，仍有可能诱发心血管不良反应。依他普仑（SSRIs 类）治疗 18 个月未能显著降低心衰患者的住院率和全因死亡率，无法较安慰剂显著改善抑郁症状。在另一项大型临床研究中也观察到使用抗抑郁药，如三环类药物（TCA）和 SSRIs 仍与心血管病死亡风险增加相关。抗抑郁药与心衰药物联用引起的广泛的心血管不良反应，导致双心疾病的药物治疗也一度陷入争议。

五、中医对双心医学的认识

中医对"双心"的认识是"心主血脉"和"心主神明"这一生理功能的阐释，它们反映了心脏在生理和精神两个方面的功能。《素问·痿论》中记载："心主身之血脉。"《素问·五脏生成论》"诸血者皆属于心。"条文中的"心"即血脉之心,指心能推动和调节血液循行于脉中,输布全身发挥濡养作用。《灵枢·邪客》中记载:"心者,五脏六腑之大主,精神之所舍也。"《类经·疾病类》中记载:"心为五脏六腑之大主,而总统魂魄,并赅意志,故忧动于心则肺应,思动于心则脾应,怒动于心则肝应,恐动于心则肾应,此所以五志唯心所使也。"条文中的"心"即"神明之心",指心在精神方面的功能,心藏神,主神志,表明人的情志、思维等精神活动与心密切相关,当二者功能失常时则会出现一系列疾病,这与西医所讲的持续或剧烈心理应激通过神经-内分泌-免疫-体液等途径产生心身疾病是相一致的。

病因病机:心衰并焦虑抑郁病因为情志内伤、脏气抑郁。基本病机为气机郁滞,初多实,日久心、肝、脾、肾亏虚,虚实夹杂。心在生理上与其余四脏相辅相成,相互制约,维持协调;在病理上相互传变、相互影响,因此双心疾病与其余四脏均有密切联系。"凡五脏之气,必相互灌溉,故五脏之中,必各兼五气。"华佗在《青囊秘录》中说"善医者先医其心,而后医其身"。历代医家在实践中深感"药之所治只有一半,另一半则全不系药方,而是心药也"。

心与肝的关系,心衰患者易因病情反复等致情志不遂,肝气失调,肝郁气滞;气滞则血凝,气滞日久,血行不畅,瘀血阻脉,心脉不通。心与脾的关系,如《灵枢·经脉》篇言:"脾足太阴之脉……其支者,复从胃,别上膈,注心中。"思虑过度,伤及心脾,心伤则阴血暗耗,神不守舍,脾伤则气血生化乏源,无以化赤奉心,营血亏虚,心神失养,临床上常表现为心悸怔忡、少寐多梦易醒、神志恍惚等。心与肺的关系,《医学集成》指出:"心系于肺,肺为华盖,统摄大内,肺气清则心安,肺气扰则心跳。"心肺之间相互依存、相互为用。若肺气虚,则心气不足,鼓动无力,无力行血,血液内停,血行不畅,痹阻心肺,可见胸闷如窒而痛或憋闷疼痛;心与肾的关系,《杂病源流犀烛》云:"心与肾连……肾水不足,必致心火上炎,而心与肾百病蜂起矣。"心衰患者多承受病痛和/或经济压力,久治难愈,郁而化火,耗伤肾阴,致心肾不交,临床常见心烦不宁、失眠多梦。

"双心"疾病的症状只是外在表现,而内在脏腑功能失调是其本质,情志失调起重要作用。因此临床治疗以心为核心,从肝、脾、肾、肺论治,配合必要的心理疏导,达到标本兼治、形神同治、"双心同治"的目的。

六、双心疾病的中医治疗

(一)辨证要点

本病首辨虚实,虚者多因脏腑气血阴阳亏虚,实者多为气滞、血瘀、痰火、湿阻,临床上常见虚实夹杂,辨证时须分清虚实主次;其次,辨病位,本病病位在心,可导致其他脏腑功能失调或亏损,其他脏腑的病变也可直接或间接影响到心;再次,辨证须与辨病相结合,明确基础心脏病的诊断,提高辨证的准确性。

(二)治疗原则

本病以"双心同治"为治疗原则。在临床运用时,则须掌握症情的虚实缓急,以补虚泻实、调理心神为治疗大法。虚证予以益气养血、滋阴温阳;实证予以理气化痰、活血化瘀;配合宁心安神之品。本病多虚实夹杂,临证需分清虚实主次,治当兼顾。

(三)证治分类

1.肝气郁结证

证候特点:胸闷,胸痛,气促,精神抑郁,胁肋胀痛,腹胀,嗳气,善太息,不思饮食。苔薄或薄腻,脉弦细。

治法:疏肝理气,宁心安神。

推荐方剂:柴胡疏肝散加减。

基本处方:柴胡、香附、芍药、陈皮、枳壳、川芎、炙甘草。

加减:合并血瘀见胸胁刺痛,加用当归、丹参、郁金、红花;胁肋胀满痛甚,加郁金、青皮、佛手、川楝子、延胡索;兼见食滞腹胀,加神曲、麦芽、山楂、鸡内金、甘松;失眠不寐,加合欢皮、远志等。

2. 心血瘀阻证

证候特点:胸闷胸痛,兼有脘腹胀痛,时欲太息,头痛,痛如针刺,心悸,日久不愈,伴烦躁易怒,情志不遂时症状加重。唇甲青紫,舌紫黯或有瘀斑、苔薄,脉涩或结代。

治法:活血化瘀,宁心安神。

推荐方剂:血府逐瘀汤加减。

基本处方:川芎、桃仁、红花、赤芍、柴胡、桔梗、枳壳、牛膝、当归、生地、降香、郁金。

加减:兼气滞加佛手、合欢花;兼气虚加黄芪、党参;兼血虚加何首乌、枸杞子、熟地;兼阴虚加麦冬、玉竹、女贞;兼阳虚加附子、肉桂、淫羊藿;兼痰浊加瓜蒌、菖蒲、半夏。

3. 痰火扰心证

证候特点:心悸,胸闷,烦躁,失眠,多梦,口干苦。大便秘结,小便短赤。急躁易怒。舌红、苔黄腻,脉弦滑。

治法:清热化痰,宁心安神。

推荐方剂:礞石滚痰丸合黄连温胆汤加减。

基本处方:青礞石、沉香、黄芩、熟大黄、半夏、陈皮、竹茹、枳实、茯苓、炙甘草、大枣、黄连。

加减:痰热互结,大便秘结者,加生大黄;心悸重者,加珍珠母、石决明、磁石镇惊止悸;火郁伤阴,加麦冬、玉竹、天冬、生地养阴清热;兼见脾虚者加党参、白术、谷麦芽、砂仁益气健脾;心烦少寐者,加灯心草、栀子、淡豆豉、远志等。如热象不明显,改用涤痰汤加减。

4. 心肾阳虚证

证候特点:心悸怔忡,神疲乏力,畏寒肢冷。或小便不利,面目肢体水肿。唇甲淡暗或青紫,舌淡紫、苔白滑,脉沉细。

治法:温补阳气,振奋心阳。

推荐方剂:参附汤合右归丸加减。

基本处方:人参、熟地黄、附子、肉桂、山药、山茱萸、菟丝子、鹿角胶、枸杞子、当归、杜仲。

加减:兼见水饮内停者,加葶苈子、五加皮、车前子、泽泻等利水化饮;兼血瘀者,加丹参、赤芍、川芎、桃仁、红花;兼见阴伤者,加麦冬、枸杞子、玉竹、五味子;若心阳不振,以致心动过缓者,酌加炙麻黄,重用桂枝以温通心阳。

5. 心脾两虚证

证候特点:心悸气促,头晕目眩,失眠健忘,面色无华,倦怠乏力,食少纳呆。舌淡红、苔薄白,脉细弱。

治法:益气健脾,养血安神。

推荐方剂:养心汤或归脾汤加减。

基本处方:黄芪、人参、白术、炙甘草、熟地、当归、龙眼肉、茯神、远志、酸枣仁、木香。

加减:兼阳虚而汗出肢冷,加附子、黄芪、煅龙骨、煅牡蛎;兼阴虚,重用麦冬、地黄、阿胶,加沙参、玉竹、石斛;失眠多梦,加合欢皮、夜交藤、五味子、柏子仁、酸枣仁等养心安神。

6. 心肾不交证

证候特点:心烦不寐,入睡困难,心悸多梦。伴头晕耳鸣,腰膝酸软,潮热盗汗,五心烦热,咽干少津,男子遗精,女子月经不调。舌红少苔,脉细数。

治法:交通心肾,滋阴清火。

推荐方剂:黄连阿胶汤合交泰丸(左归丸)加减。

基本处方:黄连、肉桂、熟地黄、菟丝子、牛膝、龟板胶、鹿角胶、山药、山茱萸、枸杞子。

加减:若阴不敛阳,虚火内扰心神,心烦不寐,舌尖红少津者,可用酸枣仁汤;若阴虚导致阴阳气血失和,心悸怔忡症状明显,脉结代者,用炙甘草汤。

七、双心疾病的中医特色疗法

(一)针刺治疗

研究表明,针刺能有效调节心血管中枢活动和自主神经功能,并改善心力衰竭病人心肌缺血情况,调理情志,同时针刺可通过降低血小板活化、调节神经递质来减少血栓的形成和提高睡眠质量以改善心血管疾病合并焦虑抑郁。选穴方面,多选用具有养心安神、疏肝理气作用的穴位,如内关、百会、三阴交、心俞、神门为主穴,并辨证论治,随证配穴。针刺治疗慢性心脏病合并焦虑抑郁障碍研究较少,单独报道较多。有研究发现,针刺内关穴可调节血液一氧化氮水平,抑制血管痉挛,减少心肌缺血和焦虑抑郁发生。针刺可通过调节神经内分泌系统、自主神经功能及调节机体炎症反应,发挥保护血管内皮细胞作用,从而减少心血管事件和精神障碍的发生。针灸疗法治疗 CHF 合并焦虑抑郁具有广阔的发展前景,同时拓宽了双心疾病的中医临床诊疗思路。

(二)情志干预

《黄帝内经》中有移情易性、情志相胜等心理疗法。通过情志疏导可调畅一身之气机,气血畅通,阴阳调和,则病痛得愈。古代医家根据经验,总结出多种有效的心理疗法,如精神内守法、说理开导法、移精变气法、导引吐纳法、暗示解惑法、道家认知疗法等。研究表明,心理疗法干预慢性心力衰竭合并焦虑抑郁障碍,能显著改善病人情绪状态,尤其对情绪障碍程度较轻的病人心理干预疗效明显。一项探讨常规抗心力衰竭药物地高辛与非药物心理干预疗法对 CHF 病人疗效影响的研究显示,两种治疗方式均能提高病人左室射血分数,但非药物治疗组 6min 步行距离和焦虑、抑郁症状改善优于地高辛组。CHF 病人需进行精神心理问题筛查,合并焦虑抑郁病人给予心理疏导与治疗能明显改善心功能及生活质量。同时,中医五音疗法可疏肝理气、安神定志,在一定程度可引起人体心理快感,从而缓解心力衰竭病人焦虑情绪等不良状态。中医心理学中,音乐调治身心历史悠久,《史记·乐书》云:"音乐者,动荡血脉,通流精神而和正心也。"也有"五音疗疾、身心同治"的记载。间接证明心理疗法治疗心力衰竭伴有焦虑抑郁具有重要的临床意义。

(三)运动疗法

近年来提出的心脏康复对慢性心脏病及情志病均发挥重要的作用,心脏运动康复是以采取有益于病人身心功能恢复的运动及训练手段为核心,以改善病人生活方式、怡情养性、形神共调为目的,从而延缓或逆转疾病进展。常见的运动方式包括太极拳、八段锦、易筋经、五禽戏等。适度的康复运动疗法可使心脏获益已初步得到证实。研究发现太极拳对 CHF 患者的生活质量、自主神经系统功能、情绪、睡眠质量、运动耐量等均具有改善作用。一项 Meta 分析表明,气功、太极拳和易筋经等传统运动方式可使心血管病病人受益,同时改善症状及情绪。研究指出老年人练习八段锦后他们的心脑血管功能、心搏出量、外周阻力及血管顺应性均有改善。老年患者五禽戏锻炼 6 个月后心泵力代偿性上升,心肌收缩力和血管弹性提高,搏血量和血容量增加,血浓度和血流速度改善。2013 年美国心脏病学会基金会/美国心脏学会心力衰竭管理指南已将心脏康复运动训练作为 CHF 病人非药物治疗的ⅠA 类推荐。中医心脏运动康复处于不断探索及发展的阶段,运动处方的标准化、理论的系统化及相应风险的评估势在必行,以更好地应用于心血管疾病及情志病的治疗。

近年来,中医治疗 CHF 伴焦虑抑郁取得一定的进展,单纯西医治疗已不能满足临床需要,本节整理了大量的文献资料进行归纳总结中医基础理论及治疗方法,分别从中医辨证、中医经方、针刺治疗、情志干预、运动疗法方面进行论述,强调双心同调,形神共治,有助于明确 CHF 与焦虑抑郁的关系,为这类双心疾病的临床诊疗提供一定的指导作用。

参考文献

[1]WHO Expert Committee.Report of the Word Health Organization Expert Committee on Disability Prevention and Rehabilitation:Rehabilitation of patients with cardiovascular disease[R]. Geneva:Word Health Organization,1964.

[2]BLUMENTHAL J A,BABYAK M A,O'CONNOR C,et al. Effects of exercise training on depressive symptoms in patients with chronic heart failure:the HF-ACTION randomized trial[J]. Journal of the American Medical Association,2012,308(5):465.

[3]CORRÀ,UGO,AGOSTONI P G,ANKER S D,et al. Role of cardiopulmonary exercise testing in clinical stratification in heart failure. A position paper from the Committee on Exercise Physiology and Training of the Heart Failure Association of the European Society of Cardiology[J]. European Journal of Heart Failure,2017,1(20),3-15.

[4]PELLICCIA A,SHARMA S,GATI S,et al. 2020 ESC Guidelines on sports cardiology and exercise in patients with cardiovascular disease[J]. Eur Heart J, 2021;42(1):17-96.

[5]PEDRETTI RFE,ILIOU MC,ISRAEL CW,et al. Comprehensive multicomponent cardiac rehabilitation in cardiac implantable electronic devices recipients:a consensus document from the European Association of Preventive Cardiology(EAPC;Secondary prevention and rehabilitation section) and European Heart Rhythm Association (EHRA)[J]. Eur J Prev Cardiol, 2021,28(15):1736-1752.

[6]SCHWAAB B,BJARNASON-WEHRENS B,MENG K,et al. Cardiac Rehabilitation in German Speaking Countries of Europe-Evidence-Based Guidelines from Germany,Austria and Switzerland LLKardReha-DACH-Part 2[J]. J Clin Med, 2021,10(14):1-51.

[7]ATHERTON J,SINDONE A,DE PASQUALE C,et al. National Heart Foundation of Australia and Cardiac Society of Australia and New Zealand:Australian clinical guidelines for the management of heart failure 2018[J]. Heart Lung Circ,2018,27(10):1123-208.

[8]ZORES F,ILIOU MC,GELLEN B,et al. Physical activity for patients with heart failure:Position paper from the heart failure (GICC) and cardiac rehabilitation (GERS-P) Working Groups of the French Society of Cardiology[J]. Arch Cardiovasc Dis, 2019,112(11):723-731.

[9]ADAMOPOULOS S,CORRÀ U,LAOUTARIS ID,et al. Exercise training in patients with ventricular assist devices:a review of the evidence and practical advice. A position paper from the Committee on Exercise Physiology and Training and the Committee of Advanced Heart Failure of the Heart Failure Association of the European Society of Cardiology[J]. Eur J Heart Fail, 2019,21(1):3-13.

[10]PIEPOLI MF,CONRAADS V,CORRÀ U,et al. Exercise training in heart failure: from theory to practice. A consensus document of the Heart Failure Association and the European Association for Cardiovascular Prevention and Rehabilitation[J]. Eur J Heart Fail, 2011,13(4):347-357.

[11]中国康复医学会心血管病预防与康复专业委员会. 慢性心力衰竭心脏康复中国专家共识[J]. 中华内科杂志,

2020,59(12):942-952.

[12]王磊. 心脏运动康复:从运动生理到临床实践[M]. 2 版. 南京:东南大学出版社,2022.

[13]LI YC,CHOU YC,CHEN HC,et al. Interleukin-6 and interleukin-17 are related to depression in patients with rheumatoid arthritis[J]. International Journal of Rheumatic Diseases,2019,22(6):980-985.

[14]朱铮,蒋燕升,魏黎刚. 焦虑症患者血清 IL-1β、IL-6、IL-10 水平分析[J]. 国际精神病学杂志,2019,46(3):425-427,434.

[15]BELVEDERI MURRI M,PRESTIA D,MONDELLI V,et al. The HPA axis in bipolar disorder:Systematic review and meta-analysis[J]. Psychoneuroendocrinology,2016,63:327-342.

[16]MOMMERSTEEG PMC,SCHOEMAKER RG,EISEL ULM,et al. Nitric Oxide Dysregulation in Patients With Heart Failure:The Association of Depressive Symptoms With L-Arginine,Asymmetric Dimethylarginine,Symmetric Dimethylarginine,and Isoprostane[J]. Psychosomatic Medicine,2015,77(3):292-302.

[17]QUESSEVEUR G,REPÉRANT C,DAVID DJ,et al. 5-HT2A receptor inactivation potentiates the acute antidepressant-like activity of escitalopram:involvement of the noradrenergic system [J]. Experimental Brain Research,2013,226(2):285-295.

[18]PAPE HC,JÜNGLING K,SEIDENBECHER T,et al. Neuropeptide S:A transmitter system in the brain regulating fear and anxiety[J]. Neuropharmacology,2010,58(1):29-34.

[19]ANGERMANN CE,GELBRICH G,STORKS,et al. Effect of Escitalopram on All-Cause Mortality and Hospitalization in Patients With Heart Failure and Depression[J]. Jama,2016,315(24):2683-2693.

[20]陈树林,李育良. 内关、心俞与心脏相关的神经基础[J]. 中国针灸,1996(12):33-35.

[21]张晓华,汪晓堂. 冠心病焦虑抑郁的中医药治疗[J]. 世界中西医结合杂志,2010,5(4):345-346.

[22]刘义,冯慧,毛洪京,等. 针刺联合西药对初发抑郁障碍患者血清 5-HT 及 TH1/TH2 的影响[J]. 中国针灸,2015,35(6):539-543.

[23]中国康复医学会心血管病预防与康复专业委员会,中国老年学学会心血管病专业委员会,中华医学会心身医学分会. 在心血管科就诊患者心理处方中国专家共识(2020 版)[J]. 中华内科杂志,2020,59(10):764-771.

[24]林红,潘玉环. "双心医学"模式在慢性心力衰竭伴抑郁障碍患者中的应用[J]. 中国医药科学,2018,8(5):204-206,210.

[25]桑林,刘卓,郎芳,等. "太极康复操"对老年冠心病慢性心衰患者心脏功能及生活质量的影响[J]. 中国老年学杂志,2015,35(14):3957-3958.

[26]WANG X,PI Y,CHEN P,et al. Traditional Chinese Exercise for Cardiovascular Diseases:Systematic Review and Meta-Analysis of Randomized Controlled Trials[J]. Journal of the American Heart Association Cardiovascular & Cerebrovascular Disease,2016,5(3):e002562.

[27]张英根,李承道,周良楣,等. 健身气功对中老年人心脑血管实验研究[J]. 中国体育科技,2006(2):98-101,105.

[28]卞伯高,潘华山,冯毅翀. 健身气功五禽戏对中老年人心血管功能的影响效果研究[J]. 广州中医药大学学报,2013,30(1):26-29.

附表 7-1

广泛性焦虑筛查量表(GAD-12)

调查日期:_____年_____月_____日　　　　　　　　调查人员:_____

一、一般情况

姓名:_____　　性别:1=男　　2=女　　出生年月:_____年_____月

家庭电话:_____;　手机:_____

家庭地址:_____

二、健康状况:

① 高血压:1=有　0=无　　⑤ 恶性肿瘤:1=有　0=无　　⑨ 失眠:1=有　0=无

② 糖尿病:1=有　0=无　　⑥ 慢阻肺:1=有　0=无　　⑩ 妇科病:1=有　0=无

③ 冠心病:1=有　0=无　　⑦ 高血脂:1=有　0=无

④ 中风:1=有　0=无　　　⑧ 脂肪肝:1=有　0=无

三、心境状况

根据您最近两周内的实际感觉,在右侧适当的方格内画钩"√"

实际感觉(GAD-7)	完全没有	有时有	大部分时间有	几乎每天如此
1. 感觉紧张、焦虑或愤怒	0	1	2	3
2. 不能停止或不能控制的担心	0	1	2	3
3. 过分担心很多事情	0	1	2	3
4. 难以放松	0	1	2	3
5. 感觉难以安静下来,坐不住	0	1	2	3
6. 容易烦恼或被激怒	0	1	2	3
7. 感到害怕,好像什么可怕的事情会发生	0	1	2	3
8. 难以入睡、易醒或睡眠浅	0	1	2	3
9. 注意力难以集中,记忆力差	0	1	2	3
10. 感到肌肉酸痛	0	1	2	3
11. 感到心慌、胸闷	0	1	2	3
12. 容易疲劳	0	1	2	3

注:此表格仅仅是一次初步的筛查,如果您愿意进行进一步的关于心理健康方面的测试,请在下面签名,我们的研究人员会在近期与您取得联系。谢谢!

签名:_____

附表 7-2

患者健康问卷抑郁量表 PHQ-9

在过去的两周里，你生活中以下症状出现的频率是多少？把相应的数字总和加起来。

序号	问题	没有	有几天	一半以上时间	几乎每天
1	做事时提不起劲或没有兴趣	0	1	2	3
2	感到心情低落、沮丧或绝望	0	1	2	3
3	入睡困难、睡不安稳或睡眠过多	0	1	2	3
4	感觉疲倦或没有活力	0	1	2	3
5	食欲不振或吃太多	0	1	2	3
6	觉得自己很糟，或觉得自己很失败，或让自己或家人失望	0	1	2	3
7	对事物专注有困难，例如阅读报纸或看电视时不能集中注意力	0	1	2	3
8	动作或说话速度缓慢到别人已经觉察，或正好相反，烦躁 或坐立不安、动来动去的情况更胜于平常	0	1	2	3
9	有不如死掉或用某种方式伤害自己的念头	0	1	2	3

判定结果:0~4 分没有抑郁,5~9 分可能有轻度抑郁,10~14 分可能有中度抑郁(最好咨询心理医生或心理医学工作者);15~19 分:可能有中重度抑郁症;20~27 分:可能有重度抑郁症

附表 7-3

PHQ-15 病人健康问卷

指导语:下面共有 15 种疾病症状,请您回想在过去一个月内您是否出现过这个(些)症状,并且在问题后面的相应数字上画一个圈。如果没有,就在 0 上画一个圈。

PHQ-15		无	有点	大量
	问题	无	有点	大量
1	胃痛	0	1	2
2	背痛	0	1	2
3	胳膊、腿或关节疼痛(膝关节、髋关节,等等)	0	1	2
4	痛经或月经期间其他的问题(该题女性回答)	0	1	2
5	头痛	0	1	2
6	胸痛	0	1	2
7	头晕	0	1	2
8	一阵阵虚弱感	0	1	2
9	感到心脏怦怦跳动或跳得很快	0	1	2
10	透不过气来	0	1	2
11	性生活中有疼痛或其他的问题	0	1	2
12	便秘,肠道不舒适,腹泻	0	1	2
13	恶心,排气,或消化不良	0	1	2
14	感到疲劳或无精打采	0	1	2
15	睡眠有问题或烦恼	0	1	2
合计				

以下为调查内容:

1. 过去半年内,您由于本次就诊的症状或疾病到而到医院就诊的次数:_____次。

2. 过去半年内,由于本次就诊的症状或疾病对您造成的误工天数:_____天/月。

3. 您目前的疾病对您生活、工作和社交造成的总体不良影响:

(没有影响为 0,极其严重影响为 10,请在相应数字上画√)

生活:_____

　　　 0　 1　 2　 3　 4　 5　 6　 7　 8　 9　 10
　　　 没有　　　　　　　　　　　　　　　　　 最重

工作:_____

　　　 0　 1　 2　 3　 4　 5　 6　 7　 8　 9　 10
　　　 没有　　　　　　　　　　　　　　　　　 最重

社交:_____

　　　 0　 1　 2　 3　 4　 5　 6　 7　 8　 9　 10
　　　 没有　　　　　　　　　　　　　　　　　 最重

调查员签字:_____

附表 7-4

躯体化症状自评量表

姓名　　　　　性别　　　　　年龄　　　　　评定日期　　　　　电话
教育程度　　　职业　　　　　病程　　　　　所用药物
您发病过程中可能出现以下症状,如果能让医生确切了解您的症状就能给您更多帮助,对您的治疗产生影响,请根据发病过程中的实际情况选择对应的分值。

◆　没有,发病或不舒服时,没有该症状
◆　轻度,发病或不舒服时,有症状但不影响日常生活
◆　中度,发病或不舒服时,有症状且希望减轻或治愈
◆　重度,发病或不舒服时,有症状且严重影响日常生活

发病时的症状	没有	轻度	中度	重度
头晕、头痛	1	2	3	4
睡眠障碍(入睡困难、多梦、易惊醒、早醒、失眠)	1	2	3	4
易疲劳乏力	1	2	3	4
情绪不佳、兴趣减退	1	2	3	4
心血管症状(心慌、胸闷、胸痛、气短)	1	2	3	4
易紧张不安或担忧害怕	1	2	3	4
易产生消极想法、多思多虑	1	2	3	4
记忆力减退、注意力下降	1	2	3	4
胃肠道症状(腹胀、腹痛、食欲下降、便秘、腹泻、口干、恶心)	1	2	3	4
肌肉酸痛(颈部、肩部、腰部、背部)	1	2	3	4
易伤心哭泣	1	2	3	4
手脚或身体某部发麻、刺痛、抽搐	1	2	3	4
视物模糊	1	2	3	4
易激动烦躁、对声音过敏	1	2	3	4
强迫感(强迫思维、强迫行为)	1	2	3	4
肢体易出汗颤抖或忽冷忽热	1	2	3	4
经常会担心自己生	1	2	3	4
呼吸困难、喜大叹气	1	2	3	4
咽部不适、喉咙有阻塞感	1	2	3	4
易尿频、尿急	1	2	3	4

得分:

此表切勿遗失! 每次就诊请携带此量表,以便医生判断治疗效果。

第八章　慢性心力衰竭的护理及院外管理

第一节　护理评估与措施

　　随着心力衰竭(heart failure,HF)患病人数的攀升,人们对 HF 病护理需求也逐渐提高,单纯的中医或西医护理已不能满足人们的要求。慢性心力衰竭(chronic heart failure,CHF)作为常见慢性病和中医优势病种,对中医特色技术的应用比较广泛,在中医护理方面有独特的优势。因此,将中医辨证施护与西医整体护理有机结合,形成中西医结合护理,在西医整体护理的基础上,根据中医辨证、西医辨病提出护理问题,并对护理问题进行辨证分型,制订护理计划,再实施及护理效果评价。

一、护理评估

　　1. 身体评估:评估患者神志、面色,是否有发绀、大汗、肢体湿冷等情况;评估体温、心率、呼吸、血压等生命体征变化情况;评估患者证型、舌苔、脉象;评估患者喘促、胸闷心悸、神疲乏力、尿少肢肿程度(填写《心衰病中医护理方案效果评价表》,见附表 8-1);评估患者皮肤、出入量情况;评估患者有无静脉管路及其他引流管;评估患者睡眠及饮食营养状况。

　　2. 病史评估:评估患者呼吸困难的程度、咳嗽、咳痰的情况;评估患者有无急性心衰的诱发因素,如输液过快、入量过多、感染等;评估患者的既往史、家族史、过敏史及相关疾病病史;了解目前治疗用药情况及其效果;评估患者的心理-社会状况,如经济情况、合作程度,有无焦虑、悲观、恐惧情绪等。

　　3. 其他:评估患者自理能力及日常生活能力,发生压疮、跌倒、坠床的风险。

二、护理诊断

　　1. 气体交换受损:与气滞血瘀、气机不畅有关。

　　2. 体液过多:与积滞内阻、气机不利有关。

　　3. 活动无耐力:与气血亏虚不能充养形体有关;与久病体虚有关;与进食过少、气血不足有关。

　　4. 焦虑:与阴虚火旺、上扰心神有关;与久病难愈、思虑预后有关。

　　5. 喘促:与外邪侵肺、肺气不宣有关。

　　6. 胸闷、心悸:与心脉瘀阻不通、阳气郁闭不畅有关;与气血亏虚、心失所养有关。

　　7. 神疲乏力:与气血耗损、肢体无力有关。

　　8. 尿少肢肿:与脾肾阳虚、水湿内停有关。

　　9. 潜在并发症:洋地黄中毒、电解质紊乱、肺部感染、压力性损伤、尿潴留等。

三、护理目标

1. 患者呼吸困难改善,血气指标维持在正常范围,肺部音消失,嘴唇、甲床恢复红润。

2. 水肿症状减轻或消失。

3. 活动耐力增加。

4. 能说出洋地黄中毒的临床表现,一旦发生中毒,及时发现和控制。

四、护理措施

(一)慢性心力衰竭患者护理措施

1. 常规护理

(1)休息与活动:保证患者体位的舒适性,有明显呼吸困难者给予高枕卧位或半卧位;端坐呼吸者可使用床上小桌,必要时双腿下垂;伴胸腔积液、腹腔积液者宜采取半卧位;下肢水肿者可抬高下肢,促进下肢静脉回流。协助卧床患者定时改变体位,以防止发生压疮;卧床期间可给予气压式血液循环驱动泵,或指导患者进行踝泵运动,以促进下肢血液循环;必要时加床挡防止坠床、跌倒的发生。

(2)吸氧:根据患者的缺氧程度合理用氧,一般患者氧流量为 2~4L/min,急性肺水肿患者给予20%~30%酒精湿化,氧流量调为 6~8L/min,指导患者及家属安全用氧,嘱其不可自行调节氧流量。

(3)皮肤护理:保持床单位清洁、干燥、平整,可使用气垫床。指导并告知患者变换体位的方法、间隔时间及其重要性。膝部及踝部、足跟、背部等骨隆突处可垫软枕以减轻局部压力,必要时可用减压敷料保护局部皮肤,翻身及床上使用便器时动作轻巧,避免拉、拽等动作,防止损伤皮肤,严重水肿患者在患处给予冰硝散湿敷并及时更换。

(4)监测体重:每日测量体重,评估是否有体液潴留。同一条件下测量体重并记录,要求着病员服或者睡衣,统一体重秤,每天清晨排尿后测量,如在 3d 内体重突然增加 2kg 以上,应考虑水、钠潴留的可能,需要及时就医,调整利尿剂的剂量。

(5)水肿护理:①评估患者水肿的特点:即水肿起始部位、范围、程度、时间、进展的速度、压之是否凹陷、消长情况及与饮食、体位、活动的关系。观察颈静脉回流情况,有无腹水征及移动性浊音等。如有腹水征,每日要测量腹围。②嘱患者多休息:轻度水肿限制活动,重度水肿卧床休息,伴腹水或胸水的患者宜摇高床头,采取半卧位。

(6)饮食护理:遵医嘱给予低盐、低钠、低热量、适量蛋白、清淡、易消化饮食。根据心衰的程度限制钠盐的摄入,轻度者每日食盐摄入不超过 5g,中度者每日食盐摄入不超过 3g,重度者每日食盐的摄入不超过 2g。

2. 中医护理

(1)常见证候

①心肺气虚、血瘀饮停证:胸闷气喘、心悸、活动后诱发或加重,神疲乏力、咳嗽、咯白痰、面色惨白,或有紫绀。舌质淡或边有齿痕,或紫暗、有瘀点、瘀斑,脉沉细、虚数或涩、结代。

②气阴两虚、心血瘀阻证:胸闷气喘、心悸、动则加重,乏力自汗、两颧泛红、口燥咽干、五心烦热、失眠多梦,或有紫绀。舌红少苔,或紫暗、有瘀点、瘀斑,脉沉细、虚数或涩、结代。

③阳气亏虚、血瘀水停证:胸闷气喘、心悸、咳嗽、咯稀白痰、肢冷、畏寒,尿少浮肿,自汗,汗出湿冷。舌质暗淡或绛紫,苔白腻,脉沉细或涩、结代。

④肾精亏损、阴阳两虚证:心悸,动辄气短,时尿少浮肿。腰膝酸软、头晕耳鸣、四肢不温、步履无

力，或口干咽燥。舌淡红质胖，苔少，或舌红胖，苔薄白乏津，脉沉细无力或数，或结代。

⑤阳虚水泛证：喘促气急、痰涎上涌、咳嗽、吐粉红色泡沫样痰，口唇青紫、汗出肢冷、烦躁不安。舌质暗红，苔白腻，脉细促。

⑥阳虚喘脱证：面色晦暗、喘悸不休、烦躁不安，或额汗如油、四肢厥冷、尿少肢肿、面色惨白。舌淡苔白，脉微细欲绝或疾数无力。

⑦痰浊壅肺证：咳喘痰多，或发烧形寒，倚息不得平卧；心悸气短，胸闷，动则尤甚，尿少肢肿，或颈脉显露。舌淡或略青，苔白腻，脉沉或弦滑。

（2）临证护理

①喘促

a. 观察患者面色、血压、心率、心律、脉象及心电示波变化，慎防喘脱危象（张口抬肩，稍动则咳喘欲绝，烦躁不安，面色灰白或面青唇紫，汗出肢冷，咳吐粉红色泡沫样痰）。

b. 遵医嘱严格控制输液速度及总量。

c. 遵医嘱准确使用解痉平喘药物。使用强心药物后，注意观察患者有无出现纳差、恶心、呕吐、头痛、乏力、黄视、绿视及各型心律失常等洋地黄中毒的症状。

d. 穴位按摩风门、肺俞、合谷等以助宣肺定喘。

e. 喘脱的护理：立即通知医师，配合抢救，安慰患者，稳定患者恐惧情绪；给予端坐位或双下肢下垂坐位，遵医嘱予 20%~30%乙醇湿化、中高流量面罩吸氧；迅速建立两条及以上静脉通路，必要时协助医生留置中心静脉导管，做好中心静脉压监测；严格控制出入量，注意观察尿量，准确记录出入量；遵医嘱准确使用镇静、强心药，如吗啡、洋地黄类药物等。

②胸闷、心悸

a. 协助患者取舒适卧位，加强生活护理，限制探视，减少气血耗损，保证充足的睡眠。

b. 予间断低流量吸氧，观察吸氧后的效果。

c. 嘱患者平淡情志，勿七情过极。保持情绪稳定，避免焦虑、紧张及过度兴奋。

d. 做好患者心理护理，消除其恐惧感，避免不良的情绪刺激，必要时让亲属陪伴，给予亲情支持。

③神疲乏力

a. 卧床休息，限制活动量；减少交谈，限制探视，减少气血耗损。

b. 加强生活护理，勤巡视，将常用物品放置患者随手可及的地方。注意患者安全。如：加设床挡，外出检查时有人陪同，防跌倒、坠床等。

c. 大便秘结时，可鼓励多食蜂蜜、水果、粗纤维蔬菜。予腹部按摩中脘、中极、关元等穴位，促进肠蠕动，帮助排便。必要时遵医嘱使用缓泻药。

④尿少肢肿

a. 准确记录 24h 出入量，限制摄入量（入量比出量少 200~300ml），正确测量每日晨起体重（晨起排空大小便，穿轻薄衣服，空腹状态）。

b. 遵医嘱给予少盐、易消化、高维生素、高膳食纤维饮食，忌饱餐。选用有利尿作用的食品，如芹菜、海带、赤小豆、西瓜等，也可用玉米须煎水代茶饮。

c. 做好皮肤护理，保持床单位整洁干燥，定时翻身，协助患者正确变换体位，避免推、拉、扯等动作，预防压力性损伤。可使用减压垫、气垫床、翻身枕等预防压力性损伤的辅助工具。温水清洁皮肤，勤换内衣裤、勤剪指甲。会阴部水肿患者做好会阴清洗，防止尿路感染，男性患者可予吊带托起阴囊防止摩擦，减轻水肿。下肢水肿者，可抬高双下肢，利于血液回流。

d. 应用利尿剂后观察用药后效果,定期复查电解质,观察有无水、电解质紊乱。

e. 形寒肢冷者注意保温,可艾叶煎水浴足,温阳通脉促进血液循环。

f. 中药汤剂宜浓煎,少量多次温服,攻下逐水药宜白天空腹服用。

(3)中医特色护理技术

①中药浴足

a. 适宜心衰病稳定期。

b. 方药遵医嘱执行。气虚、血瘀者可选用:红花、银花、当归、玄参、泽泻、生甘草等。阳虚、水停者可选用桂枝、鸡血藤、凤仙草、食盐、芒硝等。

②耳穴埋豆

遵医嘱耳穴贴压(耳穴埋豆),随症配穴。如:心悸主穴:心、小肠、皮质下,配穴:心脏点、交感、胸、肺、肝。水肿主穴:肾、肾俞、输尿管、膀胱,配穴:交感、肾上腺、神门、三焦、内分泌。便秘主穴:大肠、三焦、脾、皮质下,配穴:肺、便秘点等。

③灸法

遵医嘱取穴,随症配穴。如:心俞、足三里、肺俞、百会、内关、肾俞、三焦俞、关元等。

④穴位贴敷

a. 适宜心衰病稳定期。

b. 遵医嘱准确选定穴位,按药方将研磨好药物用食醋调成糊状,贴敷于选定穴位,每日 1 次,每次 6~8h。

c. 穴位和药物组方按医嘱执行。

④中医特色锻炼

太极拳:每天 1 次,每次 20min。可改善不良心理状态,疏通经络气血,具有保精、养气和存神的作用。

坐式八段锦(附录 8-2):每天 2 次,早晚各 1 次,每次 20min。有利于加强血液循环,提高机体在血液循环中运输与利用氧气的能力,降低心肌耗氧量,增加心排血量,减少心脏负荷,改善心功能。

c. 根据患者个体差异,可按医嘱进行"三伏贴""三九贴"疗法,减少慢性心力衰竭复发率。

(4)辨证施膳

①饮食调节原则:低盐、低脂、清淡、易消化、富含维生素和微量元素的食物。

a. 心肺气虚、血瘀饮停证:饮食宜甘温,忌生冷肥腻之品。宜食补益心肺、活血化瘀之品,如莲子、大枣、蜂蜜、花生等。可选食红糖银耳羹等。

b. 气阴两虚、心血瘀阻证:宜食甘凉,忌食辛辣、温燥、动火之食物。宜食益气养阴、活血化瘀之品,如山药、银耳、百合、莲子、枸杞子等。

c. 阳气亏虚、血瘀水停证:宜食温热,忌生冷、寒凉、黏腻食物。宜食益气温阳、化瘀利水之品,如海参、鸡肉、羊肉、桃仁、木耳、大枣、冬瓜、玉米须等。可选食莲子山药饭等。

d. 肾精亏虚、阴阳两虚证:宜食温,忌辛辣寒凉之物。宜食填精化气、益阴通阳之品,如芝麻、黑豆、枸杞、鹌鹑、牡蛎、鸽肉、桑椹等。可选食山药鸡蛋羹等。

e. 阳虚水泛证:宜食温阳利水、泻肺平喘之品,如牛鞭、海参、羊肉、冬瓜等。

f. 痰浊壅肺证:宜食宣肺化痰之品,如橘皮薏苡仁粥等。

②控制液体摄入量:减轻心脏负荷,24h 入量比出量少 200~300ml 为宜。

③控制钠盐摄入量:限制量视心衰的程度而定。遵医嘱轻度者每日供给食盐不超过 5g,中度者每

日不超过 3g,重度者每日不超过 1g。

④进食的次数:宜少量多餐,每日进餐 4~6 次,每晚进食宜少,避免饱餐。

(5)用药护理

①内服中药

a. 根据医师诊疗要求,辨证施护指导中药汤剂及中成药服用方法,汤剂宜浓煎,每剂 100ml,分上下午服用。服药期间不宜进食辛辣刺激之品,以免影响药效。红参、西洋参宜另煎,宜上午服用。

b. 中成药适用于慢性稳定期患者,宜饭后半小时服用,以减少胃黏膜的刺激,服药期间根据治疗药物服用注意事项、禁忌,做好饮食调整。

②注射给药

a. 根据医嘱辨证选择适宜中药输注的静脉。用药前询问患者过敏史。

b. 输液过程加强巡视,严格遵医嘱控制液体的入量及输入速度。

c. 严格遵医嘱用药。

(6)情志护理

①指导患者保持情绪稳定,树立战胜疾病的信心,积极配合医护人员的治疗护理。

②心衰病发作时有恐惧感者,应有人在旁陪伴,并予以心理抚慰。

③平时多向患者讲解紧张、恐惧、冲动、思虑对病情的不良影响。

④指导患者掌握自我排解不良情绪的方法,如自我安慰法、转移法、音乐疗法、谈心释放法等。

(7)并发症护理

①肺部感染:鼓励早期做深呼吸(吹气球)、有效咳嗽及双上肢扩胸运动,每日协助拍背排痰,必要时给予震动排痰仪辅助排痰。

②压力性损伤:指导患者定时翻身(每 2~3h 1 次)。使用便盆时,不要硬塞,应将患者臀部抬起,指导患者腰腾空,再将便盆放入。

③尿潴留:放松紧张情绪,用诱导法帮助排尿,也可采用局部按摩,艾灸中极、气海、关元穴,以上处理均无效者予以导尿。对留置尿管的患者,嘱多饮水,每日不少于 2500ml,每日 2 次 1:20 五味黄连液行尿道口及会阴护理,妥善固定尿管。

④腹胀便秘:指导患者做腹部环状按摩或腹部热敷促进排气排便,同时配合艾灸或穴位贴敷神阙、天枢穴。腹胀较剧伴大小便不利者穴位贴敷或艾灸足三里、中脘、气海等穴。必要时肛管排气,口服缓泻剂(番泻叶或大黄泡水服)或中药大承气汤灌肠,胃肠减压。

⑤深静脉血栓:鼓励患者加强患者功能训练。遵医嘱予空气压力波治疗促进患肢血液循环。

(二)慢性心力衰竭急性加重期患者的护理措施

1. 体位:绝对卧床休息,采取半卧位或端坐位,双腿下垂。

2. 吸氧:鼻导管吸氧,开始氧流量从 1~2L/min 开始,如果动脉血气分析未见 CO_2 潴留,可采用高流量 6~8L/min,并通过 30%~50%酒精湿化吸入,以降低泡沫表面张力;伴有呼吸性碱中毒患者,必要时可以给予面罩吸氧。

3. 病情观察:注意观察病人意识、精神状态,血压、心率、心律、呼吸困难程度、咳嗽咳痰情况、皮肤颜色、温度变化及各种药物的作用和副作用。

4. 出入量管理:肺瘀血、体循环瘀血及水肿明显患者应严格限制饮水量及静脉输液速度,一般每天摄入液体量限制在 1500ml 以内,滴速为每分钟 20~30 滴,观察并记录 24h 出入量。

5. 对症护理:①定时给病人叩背,协助排痰,保持呼吸道通畅;②当病人出现大汗淋漓、端坐呼吸、咯粉红色泡沫痰等急性左心衰症状时,应立即报告医生,并配合抢救;③对发生四肢冷、口唇发绀的病人,要注意避寒及保暖。

6. 用药护理:用吗啡时注意病人有无呼吸抑制、心动过缓;用利尿剂要严格记录尿量,注意水、电解质和酸碱平衡情况;用血管扩张剂要注意输液速度、监测血压变化;用硝普钠应避光,现配现用,用输液泵控制滴速;洋地黄制剂静脉使用时要稀释,推注速度宜缓慢,同时观察心电图变化。

7. 心理护理:急性左心衰患者因严重呼吸困难而烦躁不安、焦虑或恐惧,护士抢救时做到沉着、熟练、稳重,避免在患者面前讨论病情,及时做好患者精神安慰和鼓励工作,使其积极配合治疗护理。可向其简要解释检查和治疗的目的,告诉患者医务人员正积极采取措施,不适症状会逐渐得到控制。限制探视,必要时可留亲属陪伴。

(三)健康指导

1. 起居:指导患者制定适宜的作息时间表,在保证夜间睡眠时间的基础上,尽量安排有规律的起床和入睡时间,最好在上午、下午各有一次卧床休息或短暂睡眠的时间,以 30min 为宜,不宜超过 1h。

2. 饮食:饮食有节,少食多餐避免过饱,在限盐的基础上将水的摄入量控制在 1500~2000ml。富含营养。多食水果蔬菜及富含蛋白质食物,忌辛辣刺激性食物,禁烟酒。

3. 情志:保持心态平和,避免七情过激,学会倾诉,以排解忧思烦恼。

4. 用药:严格遵医嘱坚持用药,不得随意增减或撤换药物。如服用洋地黄类药物时,应学会自测脉搏,若脉率增快、节律增快、节律改变并出现厌食时,应警惕洋地黄毒性反应,及时就医。

5. 活动/功能锻炼:根据心功能情况,进行适当活动和锻炼。活动中若出现明显胸闷、气促、眩晕、面色苍白、紫绀、汗出、极度疲乏时,应停止活动,就地休息。

(四)延续护理

进行电话及门诊随访,指导患者科学地休息活动,按时服药,定期复查,避免诱发心力衰竭加重的因素等。

(五)护理评价

1. 患者呼吸正常,血气指标恢复正常,肺部音消失,嘴唇、甲床恢复红润。

2. 水肿、腹水症状消失。

3. 活动耐力增加,活动时无不适感。

4. 焦虑减轻,增强疾病治疗的信心。

5. 患者和家属了解常用药物的剂量、作用和不良反应,洋地黄中毒现象未发生。

6.《心衰病中医护理方案效果评价表》得分≥4 分。

第二节 院外管理模式与实践

尽管医学科技的进步及新药的临床应用带来射血分数降低心衰患者预后的改善,但住院心衰患者出院后死亡率和再入院率在过去 20 年中并没有明显改变,其 5 年生存率与恶性肿瘤相仿,消耗了大量医疗资源。这与众多患者早期预防意识淡薄(糖尿病、高血压、血脂异常等代谢性疾病发病率不断上升)、基础治疗不到位(基础治疗的规范性与指南间存在较大差距,缺乏规范的心衰管理平台和体系)、患者治疗依从性差(家庭经济等因素使得部分患者私自停药或更改用药方案) 等有关。慢性心力衰竭患者的院外管理正成为进一步改善疾病远期预后的重要环节之一,为此从院外生活方式的管理、体重管理、症状管理、检查管理、药物管理及管理效果的评价等入手,强化心力衰竭患者的健康教育、非药物干预措施,着重如何提高患者的自我管理能力,突出中医药在防治中的优势,使其延缓病程进展、改善生存质量、延长预期寿命。

一、院外的自我管理

(一)生活方式管理

1. 限盐:研究证实,高盐饮食会增加 HF 发病率。HF 急性发作伴有容量负荷过重的患者,要限制钠摄入<2g/d。一般不主张严格限制钠摄入和将限钠扩大到轻度或稳定期心衰患者,<5g/d 即可。目前的指南建议 C 期或 D 期 CHF 患者的钠摄入量应限制在 3g/d 以内。研究发现,每天摄入 2.7g 钠与每天摄入 1.8g 钠相比,死亡率或住院率降低了 25%。但要注意不是所有的心力衰竭患者都要过分限盐,患者出现低钠血症时需口服或静脉补充;服用利尿剂的患者,可能排尿较多,也不要过度限盐。除了控制食盐的用量,还要注意食物中的"隐性食盐",不仅是人们经常批判的"垃圾食品",而且包括面包、午餐肉、比萨、三明治、奶酪等天天吃的"常规"食物。

2. 限水:轻中度症状患者常规限制液体并无益处。严重心衰患者液体量限制在 1.5~2L/d 有助于减轻症状和充血,严重低钠血症(血钠<130mmol/L)患者液体摄入量应<2L/d。CHF 病人喝水方式:应"文雅"喝水,即喝小口水缓慢地咽下,若口渴明显,也需要控制入量,可口中含冰块解除口渴感,不渴时不要喝水。CHF 患者应记录 24h 出入量,入量:喝水量(包括汤、奶等入量),水果、食物本身含水量等;出量:尿量、粪便量、呕吐物量、腹泻量、大量出汗量等。可用刻度杯或者在杯子上画刻度线,即可准确地记录每次饮水量,还应尽量减少进食汤水、饮料、酸奶等液体食物。

3. 营养:HF 患者宜低脂饮食,优质蛋白质应占总蛋白的 2/3 以上。适宜的能量摄入量取决于患者的干重(无水肿情况下的体重)、活动受限程度以及心衰的程度,一般给予 105~125kJ/kg。肥胖患者应减轻体重,低能量平衡饮食(4180~5015kJ/d)有利于体重减轻。由于摄入不足、利尿剂治疗易导致低钾、低镁血症,应注意门诊随访。CHF 患者应戒烟、限酒。院外宜食用富含不饱和脂肪酸的鱼类和鱼油,可以降低甘油三酯水平,预防心房颤动,甚至可能降低 HF 病死率。

(二)自我体重管理

1. 体重测量:建议患者每日在晨起排空大小便,空腹状态,穿同样衣服条件下测量体重,如果在 3d 内体重增加 2kg 以上,应考虑患者已经有水钠潴留(隐性水肿),需用利尿剂或加大利尿剂剂量。

2. 体重控制:超重和肥胖心衰患者在 6~12 个月内应减轻体重 5%~10%,BMI 应维持在 18.5~23.9kg/m²;腰围应控制在男性≤90cm,女≤85cm。每次就诊应评估 BMI 和腰围,鼓励患者通过体力活动,降低热量摄入以维持或降低体重。

(三)运动管理

结合阻力训练以及柔韧性和平衡训练,对减轻这些年龄和疾病相关的疾病具有显著作用。在没有正式训练计划的情况下,经常散步或其他中等强度的运动是值得采纳的,具体如下:

1. 心功能分级 Ⅰ~Ⅲ 级的稳定性 HF 患者均应考虑接受运动康复。有氧运动是 CHF 患者运动康复的主要形式。研究证实有氧运动对于慢性稳定性心力衰竭患者是安全的。

2. 运动形式:有氧运动种类包括走路、踏车、游泳、骑自行车、爬楼梯、太极拳等。运动时间为 30~60min,包括热身运动、真正运动时间及整理运动时间,针对体力衰弱的 CHF 患者,建议延长热身运动时间,通常为 10~15min,真正运动时间为 20~30min。运动频率为每周 3~5 次。

3. 运动强度:运动强度因人而异,以运动过程中不感觉劳累为标准,运动时无胸痛、呼吸困难、头晕等症状,如出现上述不适症状需停止运动。此外,稳定的 CHF 患者可每天多次步行,每次 5~10min,并酌情延长步行时间。

(四)症状管理

1. 水肿:HF 患者主要表现为身体低垂部位的水肿,其主要见于右心衰或全心衰患者。水肿程度可由于 CHF 严重程度而有所不同,可自轻度的踝部水肿以至严重的全身性水肿。能起床活动者,最早出现于踝内侧,行走活动后明显,休息后减轻或消失;经常卧床者以腰骶部为明显。颜面部一般不出现水肿。水肿为对称性、凹陷性。心衰患者出现水肿前先有体重的增加,体液潴留达 5kg 以上时才出现水肿,因此在临床中需要严格检测患者的体重及 24h 液体出入量。患者出院后应每天检查双下肢是否肿胀或其他部位是否有水肿或水肿加重。

2. 运动耐量:运动耐量指机体达到或承受的最大体力负荷,运动耐量降低主要见于左心衰患者。心衰患者的运动耐量比健康个体降低 40%~60%,患者中 30%体能减退,运动耐量提高与心绞痛发作频率下降相伴随,HF 患者的生活自理程度越低,抑郁发生越高,长期卧床的心衰患者,远期预后极差。CHF 患者出院后应检测活动耐量,若出院后患者的活动耐量较前显著降低,出现呼吸困难、乏力,或较出院前明显气短,应及时门诊就诊或联系随访医生。

3. 呼吸困难:几乎所有类型的 HF 都会出现不同程度的呼吸困难,密切观察夜间是否有呼吸困难发作:如夜间不能平卧,需要两个枕头或更多枕头时才能感觉呼吸通畅;是否有夜间睡眠时突然无法憋气、因气短憋醒,需要 20~30min 或更长时间才能缓解;或夜间平卧后有较明显的干咳,有时会咳醒,坐起后方能缓解。

(五)避免诱发因素

1. 避免过度劳累和体力活动,活动应量力而行,要注意适度,不可过量,也不可过强。

2. 避免情绪激动和精神紧张等应激状态。保持健康心态,乐观看待事物,遇事要冷静,看得开,想得通。对待疾病,要积极治疗,但又不急于求成。

3. 预防感冒、呼吸道及其他各种感染,感染是心衰加重的常见诱因。

4. 吸烟是 HF 死亡的主要因素,因而心衰患者禁止吸烟。限制饮酒,但若为酒精性心肌病者,必须戒酒。

5. 坚决遵从医嘱,不可擅自停药、减量。未经医生同意,不可擅自加用其他药物,如非甾体类抗炎药、激素、抗心律失常药物等。

(六)服药管理

利尿剂:常见呋塞米、托拉塞米或者布美他尼等。使用期间注意补钾,定期检测电解质,家属应每天准确记录出入量、测体重;服药时间尽量选择在早晨,如果下午服药,可能会导致夜尿频繁,影响患者休息。长期服用利尿剂会有电解质流失,出现低钠血症,表现为肌无力、下肢痉挛,或出现低钾血症,表现为恶心、呕吐、腹胀、肌无力、心律失常。如果出现低钾血症,应该多摄入富含钾的食物,如橘子、香蕉、苹果、鱼、肉、青菜等。

血管紧张素转换酶抑制剂(ACEI):常见的有卡托普利、培哚普利、福辛普利、依那普利和雷米普利等。不良反应是干咳及过敏,轻者皮肤过敏,重者面部或舌头肿胀。应指导患者及时向医生咨询可否减少药量或停药,若不能停用该类药物,则应在医生的指导下使用止咳药物。服用 ACEI 或血管紧张素 Ⅱ 受体拮抗剂(ARB)者,可能会导致较明显的体位性低血压,若晨起感到头晕,最好在床边坐几分钟后再起床,头晕严重及时就医。

β 受体阻滞剂:主要有卡维地洛、美托洛尔和比索洛尔 3 种。用药初期 2~3 个月内可能会出现液体潴留或者 CHF 恶化的表现,如果出现心力衰竭加重及时就医进一步诊断治疗,确定药物继续应用还是减量或者停用。另外,这类药可能会影响血压和心率,应注意监测,如果血压<90/60mmHg 或心率<55 次/min,应该及时就医。

醛固酮受体拮抗剂:常用药物为螺内酯,该类药物可引起肾功能恶化和高钾血症,螺内酯可引起男性乳房疼痛或乳房增生症(10%),为可逆性,停药之后能够恢复。

洋地黄制剂:常用药物为地高辛,服药期间要注意监测有无洋地黄中毒症状,如出现纳差、恶心、呕吐、心慌、黄绿视等应停药并及时就医;另外,还要注意监测心率,如果心率<60 次/min 或者心律从规整变为不齐也须就医。

ARB 和脑啡肽酶抑制剂(ARNI):沙库巴曲缬沙坦钠,服药期间要严格按照医嘱服用,警惕肝肾功能损伤、低血压、高钾血症等。

伊伐布雷定:最常引起闪光现象(光幻视)及心动过缓,心率<50 次/min 或出现视觉功能恶化时停药。

钠-葡萄糖协同转运蛋白 2(SGLT2)抑制剂:常见的有达格列净和恩格列净。可引起鼻咽炎、高钾血症、尿路感染、肾盂肾炎、肾功能不全、脓毒血症和低血糖。使用该类药物时需注意:重度肾损害、终末期肾病或需要透析的患者禁用。

维列西呱:最常见的不良反应是低血压和贫血,服用期间应注意血压及血常规监测,若出现头晕及乏力等症状须停药。

(七)基础疾病管理

1. 高血压:从事健康的生活方式,包括控制体重,增加体力活动,限量饮酒,减少钠盐摄入,增加新鲜蔬菜和水果的摄入。进行正确的家庭血压检测,提高依从性等。

2. 糖尿病:CHF 患者应注意空腹血糖检测,必要时做口服葡萄糖耐量试验。指导并监督患者改变生活方式,包括严格的饮食控制和适当运动,无效者使用降糖药物;强化其他危险因素的控制,包括控制体重、控制血压和胆固醇的摄入,必要时与内分泌科合作管理糖尿病。

3. 血脂代谢异常:维持健康的生活方式,减少饱和脂肪酸在总热量中的比例(<7%)及反式脂肪酸和胆固醇的摄入(<200mg/d);增加植物固醇的摄入(2g/d)。增加身体活动并控制体重。如无禁忌证,即使入院时患者血脂无明显升高,亦应启动并坚持使用他汀类药物;如使用他汀类药物没有达到目标值或不能耐受,可用依折麦布、胆酸螯合剂和/或烟酸。

二、随访管理

(一)管理人员

主管或门诊医生、随访护士或医助、专职随访第三方团队。

(二)管理计划

CHF 患者出院后 1 周内,主管医生安排 1 次电话随访。患者门诊随访应在出院后或启动指南指导的药物治疗后 2 周、1 月、3 月、6 月及 1 年进行,出院后 1~3 个月内随访频率为 2 周 1 次,病情稳定后改为 1~2 个月 1 次。

(三)管理原则

1. 个体化原则:根据患者 NYHA 心功能分级、6min 步行试验判断病情严重程度及发展变化,制订个体化随访计划。

2. 综合性管理原则:包括规范的药物治疗、非药物治疗、定期复查相关指标和症状监测、患者自我管理、家庭护理、健康教育及运动康复等综合性措施。

3. 连续性管理原则:对已登记、已建档的 CHF 患者进行连续性的动态管理。

(四)管理目的

1. 早期有效控制病情,减少或延缓主要不良心血管事件的发生发展,减少再住院次数、住院日及并发症的发生次数,降低致残率、死亡率。

2. 及时评估药物或非药物治疗效果和不良反应,及时调整治疗方案,提高患者的用药依从性。

3. 及时监测病情、危险因素及并存的其他疾病的变化,发现心力衰竭的预警症状,并及时转诊。

4. 及时发现患者存在的不良情绪,并予以适当的药物或精神干预。

5. 及时给患者宣传健康知识,加强患者自我管理与院外运动康复训练常识。

6. 使每一位 CHF 患者知晓心衰疾病常识,学会定期随访,遵照医嘱,做好居家自我管理,提高生活质量,医患共同形成合理、有效、连续的治疗及管理模式,减轻 CHF 患者就医负担。

(五)管理方式

1. 门诊随访:门诊医生利用患者就诊时,在门诊环境下开展慢性 HF 患者随访管理工作,并按照随访要求进行检查并记录患者近期病情变化情况,根据检查结果和病情调整治疗方案。严重者收住入院缓解病情,减轻症状。适用于运动耐力良好可自行或在家属陪同下到门诊就诊的患者。

2. 家庭随访:医生通过上门服务,深入到患者家中进行慢性心力衰竭患者随访管理,并按照随访要求进行记录,询问血压、水肿程度、饮食情况、患者病情变化及药物使用情况。一旦发现病情加重,及时送往医院进行规范治疗。适用于卧床、行动不便及各种原因不能到门诊就诊的患者。

3. 集体随访:专业团队可在社区设点定时(健康教育活动场所、HF 患者之家活动、社区服务中心、老年活动站、居委会等)进行集体随访,提前沟通社区宣传通知 CHF 患者,并按照随访要求对患者进行基本检查,例如血压、血糖等进行记录。若有病情严重的患者,建议专科就诊。适用于距离医疗机构较远,医疗卫生条件较差,各种原因不便定期就诊的患者。

4. 电话及网络随访:对能进行自我管理且没有必要检查项目的患者,并且具备一定的智能化软件操作技术,可以通过电话、远程指导及网络联系方式如微信、小鹿医馆、腾讯会议等进行随访,可以对有条件的患者线上指导 6min 步行试验,并按照随访要求进行记录。适用于能进行自我管理且掌握现代通讯方式的 CHF 患者。

(六)管理内容

1. 高危因素控制情况:各种可控的高危因素是否控制在要求范围,例如:血压、血糖、饮水量等。

2. 用药情况:是否坚持服药,是否按时、按量、遵照医嘱服用;服用之后是否出现不良反应,例如:干咳、胃出血、溃疡、头痛等。告知患者上述症状较轻,停药后即可缓解。严重者调整治疗方案,消除患者顾虑。

3. 运动康复情况:是否按时、按计划进行适当的运动锻炼,计划的运动量是否完成,运动后是否有不适症状,例如:喘憋、心悸、出汗等。随访人员应指导患者运动量根据病情情况,切忌过度运动,以免加重病情。

4. 健康行为情况:是否有不健康的生活方式,例如吸烟、嗜酒、失眠,针对患者不健康的生活方式和危险因素,开展健康指导和家庭护理,严重者进行药物干预。

5. 心衰症状是否加重或有无出现新症状。

6. 治疗效果的评估:各种危险因素控制情况、指标达标情况、6min 步行试验、生活质量情况、并发症的出现情况,慢性心力衰竭是否急性加重等。

(七)登记建档

中医门诊随访建档资料见表8-1。

表8-1 慢性心力衰竭患者中西医诊疗建档表

第一部分 中医门诊随访建档资料

1. 症状调查表

症状	病变程度	评分	随访时
心悸	无症状	0	
	正常活动时稍感心悸,活动量轻度受限	2	
	正常活动时明显心悸,休息后可缓解,可勉强坚持日常活动	4	
	轻微活动或休息时即会引起心悸,日常活动严重受限	6	
气短	无症状	0	
	正常活动时稍感气短,活动量轻度受限	2	
	正常活动时明显气短,休息后可缓解,可勉强坚持日常活动	4	
	轻微活动或休息时即感气短喘促,日常活动严重受限	6	
畏寒肢冷	无症状	0	
	手足不温,自觉怕冷	1	
	四肢发冷,须加衣被	2	
	全身发冷,增加衣被仍觉不能完全缓解	3	
面浮肢肿	无症状	0	
	晨起颜面轻微浮肿、足踝部或平卧时腰部等低垂部位水肿	1	
	双下肢水肿(对称性凹陷性水肿)	2	
	全身水肿(按之凹陷不易恢复)或见双侧胸腔积液、腹水	3	
倦怠乏力	无症状	0	
	精神不振,轻度乏力,日常活动轻度受限	1	
	精神疲乏,全身无力,日常活动明显受限	2	
	精神萎靡,严重疲乏,日常活动严重受限	3	
胸部闷痛	无症状	0	
	偶感胸闷或胸痛,无规律,发作次数少	1	
	胸闷或胸痛,时作时止,频繁发作	2	
	胸闷或胸痛明显,伴随症状,须服用药物缓解	3	
自汗	无症状	0	
	不活动皮肤即微潮,稍活动则汗出	2	
	平素即汗出,动则汗出如水渍状	3	

续表

症状	病变程度	评分	随访时
小便量少	无症状	0	
	尿量稍减少,24h 尿量达 1000ml 以上	1	
	尿量减少,24h 尿量 400~1000ml	2	
	尿量明显减少,24h 尿量 400ml 以下	3	
咳吐稀白痰	无症状	0	
	偶有咳嗽,伴少量(昼夜咳痰 10~50ml)白痰	1	
	频繁咳嗽,伴中量(昼夜咳痰 51~100ml)稀白痰或泡沫痰	2	
	昼夜咳嗽频繁或阵咳,有大量(昼夜咳痰 100ml 以上)白痰或泡沫痰	3	
大便稀薄	无症状	0	
	大便溏	2	
口唇青紫	无症状	0	
	口唇青紫	2	

2. 舌诊调查表

舌神		有神				无神			
舌体	舌色	正常		淡白		红	绛		青紫
	舌形	正常	苍老	娇嫩	胖大	肿胀	瘦薄	点刺	裂纹	光滑	齿痕
		重舌		舌衄		舌痈	舌疔		舌疮	舌菌	舌下脉络
	舌态	正常	强硬	痿软	颤动	歪斜	吐弄	短缩	舌纵	麻痹
舌苔	苔色	白		黄		灰	黑		绿	霉酱
	苔质	薄	厚	润	滑	燥	糙	腐	腻	真	假	偏	全	剥	镜面

3. 脉诊调查表

浮脉类	浮脉	洪脉	濡脉	散脉	芤脉	革脉
沉脉类	沉脉	伏脉		牢脉		弱脉
迟脉类	迟脉	缓脉		涩脉		结脉
数脉类	数脉	促脉		疾脉		动脉
虚脉类	虚脉	微脉	细脉	代脉		短脉
实脉类	实脉	滑脉	紧脉	长脉		弦脉

4. 中医治疗调查表

分期		稳定期						是	否
		加重期						是	否
证型	主证	气虚血瘀证						是	否
		气阴两虚血瘀证						是	否
		阳气亏虚血瘀证						是	否
	兼证	痰浊证						是	否
		水饮证						是	否
即时症状	气喘	心悸	胸痛	乏力	水肿	自汗	畏寒肢冷	便溏
中药汤剂	基础方剂	保元汤	血府逐瘀汤	生脉饮	真武汤	葶苈大枣泻肺汤	参附龙牡汤	三子养亲汤	其他
	具体方药	保元汤:桂枝、白术、炙甘草、人参、当归、生附子							
		血府逐瘀汤:桃仁、红花、当归、生地黄、牛膝、川芎、桔梗、赤芍、枳壳、甘草、柴胡							
		生脉散:人参、麦冬、五味子							
		真武汤:白芍、茯苓、生姜、附子、白术							
		葶苈大枣泻肺汤:大枣、葶苈							
		参附龙牡汤:熟附子、人参、煅龙骨、煅牡蛎、白芍、炙甘草							
		三子养亲汤:白芥子、莱菔子、紫苏子							
中成药	药物名称	参芪益气滴丸	芪苈强心胶囊	心脉隆注射液	生脉饮注射液	生脉饮口服液	参附注射液	参麦注射液	丹红注射液
	用药方法	用量(ml、mg)		用药频率(qod、qd、bid、tid)			用法(po、iv、ih、im、ivgtt)		
治疗效果（缓解与否）	气喘	心悸	胸痛	乏力	水肿	自汗	畏寒肢冷	便溏
不良反应	头晕/头痛	心慌/胸闷	恶心/呕吐	腹痛/腹泻	自汗/盗汗	麻木/疼痛	便血/尿血	瘀点/瘀斑

第二部分　西医门诊随访建档资料

1. 基本情况

心率：_____次/min；血压：_____/_____mmHg；身高：_____cm；入院体重：_____kg
心衰相关症状:□胸闷　□气短　□静息时呼吸困难　□劳力性呼吸困难 □夜间阵发性呼吸困难　□端坐呼吸　□平卧后咳嗽　□疲乏/乏力　□头晕　□腹胀 □纳差　□其他_____　□未知
心衰相关体征:□颈静脉怒张　□肝颈静脉回流征　□第三心音奔马律　□肝肿大　□肺啰音 □下肢/踝部水肿　□腹腔积液　□胸腔积液　□其他_____　□未知
纽约心功能分级(NYHA)：　□Ⅰ级　□Ⅱ级　□Ⅲ级　□Ⅳ级　□未知

2. 最近一次辅助检查

心脏超声：

左心房前后径_____mm

左室舒张末期内径（LVDD）_____mm

室间隔厚度（IVSD）_____mm

左室后壁厚度（LVPW）_____mm

射血分数（LVEF）_____%

短轴缩短率（FS）_____%

右心室前后径_____mm

估测肺动脉收缩压（PASP）_____mmHg

心脏瓣膜：a. 主动脉瓣　　狭窄/关闭不全　　轻/中/重

　　　　　b. 二尖瓣　　　狭窄/关闭不全　　轻/中/重

　　　　　c. 肺动脉瓣　　狭窄/关闭不全　　轻/中/重

　　　　　d. 三尖瓣　　　狭窄/关闭不全　　轻/中/重

心包积液：□少量　□中量　□大量

血 BNP/NT-proBNP：_____pg/ml

生化检查：

白细胞总数（WBC）_____×10^9/L

血红蛋白（Hb）_____g/L

白蛋白（ALB）_____g/L

丙氨酸氨基转移酶（ALT）_____U/L

天门冬氨酸氨基转移酶（AST）_____U/L

总胆红素（TBIL）_____μmol/L

直接胆红素（DbIL）_____μmol/L

肌酐（CREA）_____μmol/L 尿素氮（BUN）_____mmol/L

尿酸（UA）_____μmol/L

钾（K）_____mmol/L

钠（Na）_____mmol/L

空腹血糖（FGlu）_____mmol/L

糖化血红蛋白（HbA1c）_____%

甘油三酯（TG）_____mmol/L

总胆固醇（CHO）_____mmol/L

低密度脂蛋白（LDL-C）_____mmol/L

高密度脂蛋白（HDL-C）_____mmol/L

血清游离三碘甲腺原氨酸（FT3）_____pmol/L

血清游离甲状腺素（FT4）_____pmol/L

总三碘甲状腺原氨酸(T3)_____nmol/L 总四碘甲状腺原氨酸(T4)_____nmol/L 促甲状腺激素(TSH)_____mIU/L 心肌肌钙蛋白 I(cTnI)_____μg/L 心肌肌钙蛋白 T(cTnT)_____μg/L D-二聚体(D-Dimer)_____mg/L
常规心电图: 报告:心律:□窦性　　□异位心律,心室率_____,P-R 间期_____,QRS 波时限_____,Q-T 间期_____ 心电轴:□正常　　□左偏　　□右偏,ST 段:□正常　　□抬高　　□压低
24h 动态血压: 报告:白天监测次数_____,夜间监测次数_____,白天高峰值_____,夜间低谷值_____ 昼夜节律变化:□明显　　□减弱　　□消失,形态:□杓型　　□非杓型　　□反杓型 血压变异率_____,血压负荷:□正常(<40%)　　□升高(40%<负荷<80%)　　□明显升高(>80%)
24h 动态心电图: 报告:总心搏数_____,平均心率_____,最高心率_____,最低心率_____,房性早搏_____,占总心搏百分数_____,室性早搏_____,占总心搏百分数_____,长间歇总次数_____,最长间歇时间_____
心电图运动平板试验: 诊断:□阴性　　□可疑阳性　　□阳性
胸片: 报告:□正常　　□肺瘀血　　□肺水肿　　□胸腔积液
胸部 CT:
心脏 MRI:
冠脉造影:

3. 近期用药

药物类别	具体名称	每日剂量	用法（口服/静脉）
利尿剂			
ACEI/ARB			
β受体阻滞剂量			
ARNI			
醛固酮受体拮抗剂			
洋地黄类			
血管扩张剂			
抗血小板、抗凝药			
钙通道阻滞剂 CCB			
SGLT2i			

4. 近期器械治疗

器械类别	近期有无接受新的器械治疗
再血管化	PTCA/PCI/CABG/无
起搏器	CRT/IDC/双腔起搏器/单腔起搏器/无
机械通气	无创(BiPAP/CPAP)/有创/无
血液净化	血液超滤/血液透析/无

第三部分 西医电话随访

1. 基本情况

心率：＿＿＿＿次/min；血压：＿＿＿＿/＿＿＿＿mmHg；身高：＿＿＿＿cm；体重：＿＿＿＿kg
心衰症状：□胸闷 □气短 □静息时呼吸困难 □劳力性呼吸困难 □夜间阵发性呼吸困难 □端坐呼吸 □平卧后咳嗽 □疲乏/乏力 □头晕 □腹胀 □纳差 □其他 □未知
心衰体征：□下肢/踝部水肿 □其他＿＿＿＿
纽约心功能分级（NYHA）：□Ⅰ级 □Ⅱ级 □Ⅲ级 □Ⅳ级 □未知

2. 辅助检查

心脏超声：

左心房前后径_____mm

左室舒张末期内径(LVDD)_____mm

室间隔厚度(IVSD)_____mm

左室后壁厚度(LVPW)_____mm

射血分数(LVEF)_____%

短轴缩短率(FS)_____%

右心室前后径_____mm

估测肺动脉收缩压(PASP)_____mmHg

心脏瓣膜:a. 主动脉瓣　　狭窄/关闭不全　　轻/中/重

　　　　　b. 二尖瓣　　　狭窄/关闭不全　　轻/中/重

　　　　　c. 肺动脉瓣　　狭窄/关闭不全　　轻/中/重

　　　　　d. 三尖瓣　　　狭窄/关闭不全　　轻/中/重

心包积液:□少量　　　□中量　　　□大量

血 BNP/NT-proBNP:_____pg/ml

生化检查：

白细胞总数(WBC)_____×10⁹/L

血红蛋白(Hb)_____g/L

白蛋白(ALB)_____g/L

丙氨酸氨基转移酶(ALT)_____U/L

天门冬氨酸氨基转移酶(AST)_____U/L

总胆红素(TBIL)_____μmol/L

直接胆红素(DbIL)_____μmol/L

肌酐(CREA)_____μmol/L 尿素氮(BUN)_____mmol/L

尿酸(UA)_____μmol/L

钾(K)_____mmol/L

钠(Na)_____mmol/L;

空腹血糖(FGlu)_____mmol/L

糖化血红蛋白(HbAlc)_____%

甘油三酯(TG)_____mmol/L

总胆固醇(CHO)_____mmol/L

低密度脂蛋白(LDL-C)_____mmol/L

高密度脂蛋白(HDL-C)_____mmol/L

血清游离三碘甲腺原氨酸(FT3)_____pmol/L

血清游离甲状腺素(FT4)_____pmol/L

总三碘甲状腺原氨酸(T3)_____nmol/L

总四碘甲状腺原氨酸(T4)_____nmol/L

促甲状腺激素(TSH)_____mIU/L

续表

心肌肌钙蛋白Ⅰ(cTnⅠ)＿＿＿＿＿＿＿μg/L 心肌肌钙蛋白 T(cTnT)＿＿＿＿＿＿＿μg/L D-二聚体(D-Dimer)＿＿＿＿＿＿＿mg/L
常规心电图： 报告:心律:□窦性　　□异位心律,心室率＿＿＿＿＿,P-R 间期＿＿＿＿＿,QRS 波时限＿＿＿＿＿,Q-T 间期＿＿＿＿＿, 心电轴:□正常　　□左偏　　□右偏,ST 段:□正常　　□抬高　　□压低
24h 动态血压： 报告:白天监测次数＿＿＿＿,夜间监测次数＿＿＿＿,白天高峰值＿＿＿＿,夜间低谷值＿＿＿＿ 昼夜节律变化:□明显　　□减弱　　□消失,形态:□杓型　　□非杓型　　□反杓型 血压变异率＿＿＿＿,血压负荷:□正常(<40%)　　□升高(40%<负荷<80%)　　□明显升高(>80%)
24h 动态心电图： 报告:总心搏数＿＿＿＿,平均心率＿＿＿＿,最高心率＿＿＿＿,最低心率＿＿＿＿,房性早搏＿＿＿＿,占总心搏百 分数＿＿＿＿,室性早搏＿＿＿＿,占总心搏百分数＿＿＿＿,长间歇总次数＿＿＿＿,最长间歇时间＿＿＿＿
心电图运动平板试验： 诊断:□阴性　　□可疑阳性　　□阳性
胸片： 报告:□正常　　□肺瘀血　　□肺水肿　　□胸腔积液
胸部 CT：
心脏 MRI：
冠脉造影：

3. 近期用药

药物类别	具体名称	每日剂量	用法(口服/静脉)
利尿剂			
ACEI/ARB			
β 受体阻滞剂			
ARNI			
醛固酮受体拮抗剂			
洋地黄类			
血管扩张剂			
抗血小板、抗凝药			
钙通道阻滞剂			
SGLT2i			

4. 近期器械治疗

器械类别	具体名称(有无变更)
再血管化	PTCA/PCI/CABG
起搏器	CRT/IDC/双腔起搏器/单腔起搏器
机械通气	无创(BiPAP/CPAP)/有创
血液净化	血液超滤/血液透析

5. 近期住院治疗/死亡

住院时心功能分级 NYHA：
□ Ⅰ级　　□ Ⅱ级　　□ Ⅲ级　　□ Ⅳ级
住院时生命体征：
心率：　　　　次/min
体重：　　　　kg(入院时体重)
血压：　　　/　　　mmHg

死亡日期：　　　年　　　月　　　日
死亡原因：
□心衰加重　　□心肌梗死　　□恶性心律失常　　□心跳骤停　　□猝死　　□脑梗死　　□脑出血
□其他心血管原因：_____　　□非心血管原因：_____

三、院外管理方法及技术

(一)管理团队

需要建立 CHF 的专病病房和门诊,主要在区域性医疗中心,可提供 CHF 院外管理的技术支持。同时建立县、乡镇(社区)村三级区域性管理专职机构或者人员。

完整的 CHF 管理团队包括:业务负责人,主要为区域性医疗中心心力衰竭专家,负责业务指导和业务管理;管理负责人,主要为区域性医疗中心资深护士或者医生,全面负责院外管理;基层团队成员,指县、社区、乡镇、村设立的管理专人,负责管理工作内容的落实。

（二）管理流程

从各级医疗卫生机构、行业行政管理机构到患者或居民，从院内管理到院外管理，通过建立县、乡、村三级行政区域网络数字化管理分中心，实现中心与基层的双向互动管理模式。借助网络数字化中心，专家团队、专科医生、全科医生（社区、乡镇医生）与患者组成四维立体互动模式，可通过文字、图片、音频、视频等多种方式为患者提供丰富的疾病相关知识教育。利用网络平台的互动功能实现对患者"一对一"的连续监控、管理、预防、行为指导、疗效评估以及医疗咨询等。

（三）管理方式

CHF 患者及其家属应主动参与疾病的治疗和护理，调整生活方式，掌握基本药物的调整原则，自觉地与医生沟通；合理饮食，监测体重，及时发现体液潴留，体重持续增长或明显下降，要及时就诊；戒烟、酒，保证足够热量及维生素，低盐低脂，少食多餐，保持居室环境舒适、通风，防止受凉；在医生指导下进行适当体能运动；家属参与对患者疾病的管理，特别是对于自我管理能力差或无法进行自我管理者，家庭支持很重要。

面对面指导是 CHF 患者院外管理最基本的方式。虽然受到时间、空间等因素的限制，但是它利于医生准确获得患者病情相关信息，利于判断健康教育效果，促进医患关系和谐发展。

电话随访是目前大多数医院最常用的院外管理方式。定期电话随访可以方便有效地提高院外管理效率，提高患者就医依从性，能够及时了解患者院外情况，因无法面对面准确获得患者信息，或由于联系方式更换导致失访等，需要随访人员具有专业的疾病知识和经验。

电子新兴产品能够实时记录个人健康状态或进行健康行为指导的，包括能够记录运动、睡眠等状况的穿戴式设备，有关疾病的诊断、监测管理的手机或电脑应用。虽然这些电子产品所能记录的信息有限且误差较大，健康行为指导专业度不够，但作为院外管理的一个新的发展方向，具有家庭性、实时性、便利性等特点的患者自我管理模式。

社区医院通过建立社区 CHF 患者的电子档案；根据患者情况主动家访或电话随访，并随时与综合医院专科医生取得联系；采用专题讲座、个体指导和病例介绍等形式，多途径引导和教育患者；让患者调整饮食及生活习惯、坚持每天记尿量称体重；引入心脏康复理念，在社区建立小型心脏康复中心，请专业的康复训练师指导病情稳定的 CHF 患者适当进行康复活动；组织同病患者群体活动，增进其交流。

综合医院通过教育首次住院 CHF 患者及其家属本病的管理知识；患者的出院指导：用药情况、注意事项、检测指标、定期门诊随访等；教育出院患者识别心衰的症状及急性加重表现；建立 CHF 患者电子档案，并与社区医院联网，对出院后患者网络化管理；设立 CHF 专病门诊，医生负责指导和培训社区医生，并接诊社区的转诊患者，护士负责患者的健康教育和电话随访。

综合性的干预模式是通过加强医生、患者及保险公司之间的沟通，涉及综合医院、社区医院、患者及家属、同病患者及志愿者等各个方面。运用标准化的医疗指南加强对患者本身的教育来预防病情恶化，强调对临床结果和经济效益进行及时和持续的评估，最终通过健康教育和临床治疗减少总医疗经费，做到早诊断、早治疗、双向转诊、持续追踪观察和包括急诊在内的心衰管理体系。

此外，有经验的 CHF 患者可开展简单的健康讲座，增加同患者间的动力支持，以促进患者心理健康；社区身体健康且志愿服务的退休居民或大学生志愿者经培训可参与心理咨询或心理疏导等患者管理工作。

参考文献

[1]李秋萍.内科护理学[M].北京:人民卫生出版社.2006.

[2]刘玉珍,张广清.临床中西医结合护理全书[M].广州:广东人民出版社.2006.

[3]中华医学会心血管病学分会心衰学组,中国医师协会心衰专业委员会.中国心衰诊断和治疗指南2018[J].中华心衰和心肌病杂志,2018,2(3):196-225.

[4]YANCY CW,JESSUP M,BOZKURT B,et al. 2017ACC/AHA/HFSA Focused Update of the 2013 ACCF/AHA Guideline for the Management of Heart Failure:A Report of the American College of Cardiology/American Heart Association Task Force on Clinical Practice Guidelines and the Heart Failure Society of America[J]. Journal of the American College of Cardiology,2017,70(6):776-803.

[5]马琳琳,文杰.心衰病中医护理方案优化思路——多中心大样本量探析[J].中华现代护理杂志,2016,22(18):2595-2598.

[6]HEIDENREICH P A,BOZKURT B,AGUILAR D,et al. 2022 AHA/ACC/HFSA Guideline for the Management of Heart Failure:A Report of the American College of Cardiology/American Heart Association Joint Committee on Clinical Practice Guidelines[J]. Circulation,2022,145(18):e895-e1032.

[7]PATEL Y,JOSEPH J. Sodium Intake and Heart Failure[J]. Int J Mol Sci,2020,21(24):132-139.

[8]MCDONAGH T A,METRA M,ADAMO M,et al. 2021 ESC Guidelines for the diagnosis and treatment of acute and chronic heart failure:Developed by the Task Force for the diagnosis and treatment of acute and chronic heart failure of the European Society of Cardiology(ESC). With the special contribution of the Heart Failure Association (HFA) of the ESC[J]. Eur J Heart Fail,2022,24(1):124-131.

[9]邱小芩,黄彩献,傅桂芬,等.慢性心力衰竭患者院外健康管理程序的构建及应用[J].中华护理杂志,2022,57(4):401-407.

附表 8-1

心衰病中医护理方案效果评价表

医院：　　　患者姓名：　　　性别：　　　年龄：　　　ID：　　　文化程度：　　　入院日期：　　年　月　日

证候诊断：慢性稳定期：心肺气虚、血瘀饮停证□　气阴两虚、心血瘀阻证□　　　　　　　　　　　　　　　　　　　　　　　　　　　　　　出院日期：　　年　月　日

　　　　　　　　　　　　阳气亏虚、血瘀水停证□　肾精亏损、阴阳两虚证□　　　　　　　　　　　　　　其他：

　　　　　　急性加重期：阳虚水泛证□　阳虚喘脱证□　痰浊壅肺证□

主要症状	症状评分	治疗前积分	主要辨证施护方法	中医护理技术	治疗后积分	护理效果
神疲乏力□		精神不振气弱工作活动□	1. 限制活动□ 2. 生活照顾□ 3. 排便护理□ 4. 皮肤护理□ 5. 情志护理□ 6. 其他护理措施：	1. 穴位按摩□　应用次数：　次，应用时间：　天 2. 中药泡洗□　应用次数：　次，应用时间：　天 3. 耳穴贴压□　应用次数：　次，应用时间：　天 4. 灸　法□　应用次数：　次，应用时间：　天 5. 其　他□　应用次数：　次，应用时间：　天		好□ 较好□ 一般□ 差□
		精神疲乏全身无力勉强坚持日常活动□				
		严重疲乏难以坚持日常活动□				
尿少肢肿□		双足及足踝部水肿，按压后指印可视或用手抚摸有凹陷者，尿量稍减少，24h尿量400~1000ml□	1. 准确记录出入量□ 2. 正确测量体重□ 3. 合理体位□ 4. 饮食护理□ 5. 皮肤护理□ 6. 其他护理措施：	1. 中药泡洗□　应用次数：　次，应用时间：　天 2. 耳穴贴压□　应用次数：　次，应用时间：　天 3. 灸　法□　应用次数：　次，应用时间：　天 4. 其　他□　应用次数：　次，应用时间：　天		好□ 较好□ 一般□ 差□
		双下肢水肿，按压后有较深的指印，10s后仍不可视恢复，可明视，尿量减少，24h尿量100~400ml□				
		双下肢明显水肿，甚至周身浮肿，短时间(3s内)轻压压痕在长时间(10s以上)不恢复，皮肤发亮，甚至伤口渗液，尿等水明显减少，24h尿量少<100ml□				

续表

主要症状	症状评分	治疗前积分			主要辨证施护方法	中医护理技术	治疗后积分	护理效果
		轻(2分)	中(4分)	重(6分)				
喘促□					1. 体位□ 2. 活动□ 3. 情志护理□ 4. 强心药用药护理□ 其他护理措施□	1. 中药泡洗□ 应用次数：＿＿ 次，应用时间：＿＿ 天 2. 耳穴贴压□ 应用次数：＿＿ 次，应用时间：＿＿ 天 3. 灸法□ 应用次数：＿＿ 次，应用时间：＿＿ 天 4. 中药贴敷□ 应用次数：＿＿ 次，应用时间：＿＿ 天 5. 穴位按摩□ 应用次数：＿＿ 次，应用时间：＿＿ 天 6. 其他□ 应用次数：＿＿ 次，应用时间：＿＿ 天		好□ 较好□ 一般□ 差□
胸闷/心悸□		稍感心悸，可生活和工作□	明显心悸可缓解胸闷胸痛时作时止，可日常活动□	轻微活动可发病不能进行日常活动□	1. 体位□ 2. 活动□ 3. 情志护理□ 4. 其他护理措施□	1. 中药泡洗□ 应用次数：＿＿ 次，应用时间：＿＿ 天 2. 耳穴贴压□ 应用次数：＿＿ 次，应用时间：＿＿ 天 3. 灸法□ 应用次数：＿＿ 次，应用时间：＿＿ 天 4. 中药贴敷□ 应用次数：＿＿ 次，应用时间：＿＿ 天 5. 其他□ 应用次数：＿＿ 次，应用时间：＿＿ 天		好□ 较好□ 一般□ 差□

续表

主要症状	症状评分	治疗前积分	主要辨证施护方法	中医护理技术	治疗后积分	护理效果
不寐□	睡眠时常觉醒□ 睡眠不足4h□ 彻夜不眠□		1.其他护理措施：	1.耳穴埋豆□ 应用次数：＿＿次，应用时间：＿＿天 2.穴位按摩□ 应用次数：＿＿次，应用时间：＿＿天 3.穴位贴敷□ 应用次数：＿＿次，应用时间：＿＿天 4.其他： 应用次数：＿＿次，应用时间：＿＿天		好□ 较好□ 一般□ 差□
便秘□	大便干每日一行□ 大便秘结两日一行□ 大便艰难数日一行□					好□ 较好□ 一般□ 差□
其他： □ （请注明）			1. 2. 3.			好□ 较好□ 一般□ 差□
		治疗前积分合计			治疗后积分合计	

备注：症状护理效果以治疗前、治疗后积分差值衡量（计算公式=治疗前积分-治疗后积分），标准如下：①好：症状消失或差值≥4分 ②较好：2分≤差值<4分 ③一般：0分≤差值<2分 ④差：差值在0分以下。

附录 8-1

坐式八段锦

坐式第一式 两手托天理三焦

由坐式起势动作开始,两手自下而上,自胸前徐徐上举至头顶,于头前时翻掌向上,掌心朝上,两手上举至身体中轴线平行,双臂紧贴双耳,双目凝视掌背,随手上举缓缓抬头,双手上举时缓缓深吸气,脖颈保持放松,上举至顶屏息停留 3~5s 后双臂保持伸直从身体两旁缓缓放下,同时缓缓深呼气,恢复至起势动作。

坐式第二式 内关、曲泽通心包

双手自坐式起势起,缓缓抬起于身前,拍打双侧曲泽、内关穴各 8 次,一息一动。曲泽穴是手厥阴心包经的主要腧穴之一,位于肘横纹中,当肱二头肌腱的尺侧缘。内关穴是手厥阴心包经的主要腧穴之一,位于前臂掌侧,当曲泽与大陵的连线上,腕横纹上 2 寸,掌长肌腱与桡侧腕屈肌腱之间。大陵别名鬼心,属手厥阴心包经,在腕掌横纹的中点处,当掌长肌腱与桡侧腕屈肌腱之间。

坐式第三式 膻中、鸠尾调心经

双手自坐式起势动作起,缓缓自身前上升,于胸前双手合十,平举于胸前,双手紧贴胸骨,然后以手掌桡侧面敲打胸前膻中穴、鸠尾穴 8~10 次,并配合呼吸,一息一动。膻中穴位于身体前正中线上,两乳头连线的中点。鸠尾穴在膻中穴下 2 寸。

坐式第四式 摇头摆脑去心火

头部、脖颈保持放松,腰背部保持正直,双手自然下垂置于双膝,闭目养神,低头,头部再分别以顺时针、逆时针方向缓慢旋转,旋转时以鼻缓缓吸气,半闭嘴唇缩唇做吹口哨状缓慢呼气,动作速度宜慢,以充分放松脖颈,幅度以无不适为度。

坐式第五式 抱头扩胸运气血

双手自坐式起势起,上抬至胸前,然后外展划圈至头枕部,双手置于枕后,双手上抬时深吸气,外展至枕后时深呼气。双手向前摆动,双肘内收,身体放松前屈,前屈时深吸气,停留 1s 后将双肘外展分开,上体复位至坐位,复位时缓慢深呼气。如此重复上述动作 16~20 次。前屈时双手切忌过度用力带动头部,以免损伤颈部肌群。

坐式第六式 背摩精门固心肾

双手自起势起,上抬至胸后,自腋下翻掌至背后,呈抚背状,双手上抬时深吸气,身体保持正直,脖颈放松;双手下滑至后背肾区,约为腰部,上下来回揉搓肾区,揉搓时保持深呼吸,来回揉搓 16~20 次,以肾区稍感温热为度。

坐式第七式 左右划拳循气机

双手自坐式起势起,握拳上收于两腰际,手臂紧贴躯干,身体保持正直,先向身体左前方出右拳,同时目视右拳;手臂保持伸直,顺时针方向于身前划圈后收回至右腰际,保持缓慢深呼吸;后向身体右前方出左拳,以逆时针方向划圈后收回至左腰际。以此重复上述动作 8~10 次。

坐式第八式 雄鹰展翅定心神

自坐式起势起,上体缓慢前屈,保持上体前屈状态约一息时间,然后抬头目视前方,双掌自双肋旁向身后外展上举,呈雄鹰展翅状,停留 3~5s,保持缓慢深呼吸,后双臂内收自然垂于双膝,上体复位至坐位起势。以此重复上述动作 8~10 次,动作宜缓,幅度以无不适为度。再重复上述动作 8 遍,再做收势。

第九章　慢性心衰与睡眠呼吸障碍

第一节　慢性心力衰竭与睡眠障碍

目前我国慢性心力衰竭(chronic heart failure,CHF)患病率仍呈现持续上升趋势,心衰患者死亡率和再入院率仍居高不下,慢性心力衰竭患者常合并冠心病、房颤/房扑、二尖瓣狭窄、高血压、慢性阻塞性肺疾病、睡眠呼吸障碍等多种疾病,尽早识别这些疾病并进行评估,判断其与心衰预后的相关性,进行合理转诊或遵循相关指南进行诊疗,对于改善患者的生活质量、延缓疾病的恶化、降低再住院率具有重要意义。

睡眠障碍(somnipathy)系指睡眠—觉醒过程中表现出来的各种功能障碍的总称,包括睡眠数量、质量、时间或节律紊乱。广义的睡眠障碍应该包括各种原因导致的失眠、过度嗜睡、睡眠呼吸障碍以及睡眠行为异常。而睡眠障碍目前已成为困扰 CHF 患者的主要症状之一,CHF 患者中发生睡眠障碍者高达 70%,并且 60~90 岁的患病人群中 80%~90%存在睡眠障碍。睡眠障碍与 CHF 通过代谢、内分泌、免疫等诸多方面相互影响,相互作用,其产生的不良结果与 CHF 患者长期死亡率密切相关。与 CHF 密切相关的睡眠障碍主要是指失眠及睡眠呼吸障碍。因此,预防和干预 CHF 患者睡眠障碍可以明显改善 CHF 患者症状、降低患者死亡率、降低再住院率以提高患者生活质量,改善心衰患者的预后,使其极大获益。

一、睡眠障碍相关概念、分型

(一)睡眠呼吸障碍相关概念、分型

1. 睡眠呼吸障碍(sleep-disordered breathing,SDB):是一种以睡眠过程中反复出现呼吸暂停、低通气、血氧饱和度下降和睡眠结构紊乱等为特征的疾病,包括中枢性睡眠呼吸暂停及阻塞性睡眠呼吸暂停(obstructive sleep apnea,OSA)等。

(1)中枢性睡眠呼吸暂停(central sleep apnea,CSA):无上气道阻塞,呼吸气流及胸腹部的呼吸运动均消失。

(2)阻塞性睡眠呼吸暂停(obstructive sleep apnea,OSA):上气道完全阻塞,呼吸气流消失但胸腹呼吸运动仍存在。

(3)混合型睡眠呼吸暂停综合征(mixed sleep apnea syndrome,MSAS):兼有中枢性睡眠呼吸暂停及阻塞性睡眠呼吸暂停的特点,两种呼吸暂停发生在同一患者。

(4)睡眠呼吸暂停低通气综合征(sleep apnea hypopnea syndrome,SAHS):因各种原因导致睡眠状态下反复出现呼吸暂停和/或低通气,引起睡眠中断、低氧血症、高碳酸血症,从而使机体发生一系列病理生理改变的临床综合征,包括中枢性睡眠呼吸暂停低通气综合征(CSAHS)、阻塞性睡眠呼吸暂停低通气综合征(OSAHS)和混合性睡眠呼吸暂停低通气综合征(MSAHS)。

表 9-1　睡眠呼吸障碍相关术语

睡眠呼吸暂停(sleep apnea)	至睡眠过程中口鼻呼吸气流停止 10s 或以上呼吸暂停计算为 1 次
低通气(hypopnea)	是指睡眠过程中口鼻气流较基础水平降低≥30%,或动脉血氧饱和度减低≥4%;或口鼻气流较基础水平降低≥50%伴血氧饱和度减低≥3%或微觉醒
睡眠暂停低通气指数	每小时睡眠暂停次数+低通气次数
血氧饱和度(SaO₂)下降	末梢动脉血氧饱和度值与基线相比下降 3%或 4%以上的现象
氧减饱和度指数(oxygen desaturation index,ODI)	睡眠呼吸监测中平均每小时血氧饱和度下降≥4%的次数
睡眠呼吸暂停低通气指数(AHI)	每小时呼吸暂停低通气的次数
睡眠呼吸暂停综合征	指睡眠过程中呼吸暂停反复发作导致睡眠断断续续,产生睡眠不实感或白天嗜睡的病理现象。不同研究者或临床学者采用睡眠呼吸紊乱指数的数值有所不同,但一般采用 AHI≥5 的比较多见
陈—施呼吸(Cheyne-Stokes respiration,CSR)	陈-施呼吸又称潮式呼吸,指呼吸由浅慢逐渐加快加深,达高潮后,又逐渐变浅变慢,暂停数秒之后,又出现上述状态的呼吸,如此周而复始,呼吸呈潮水涨落样。潮式呼吸周期可长达 30s 至 2min,暂停期可持续 5~30s,需要较长时间才可观察到这种周期性呼吸

根据 AHI 及夜间最低血氧饱和度将 SAHS 分为三级:轻度 SAHS,5≤AHI<15,85%≤SaO₂<90%;中度 SAHS,15≤AHI<30,80%≤SaO₂<85%;重度 SAHS,AHI≥30,SaO₂<80%

(二)失眠相关概念、分型

失眠通常指患者对睡眠时间和/或质量不满足并影响白天社会功能的一种主观体验。按临床常见的失眠形式有:①睡眠潜伏期延长:入睡时间超过 30min;②睡眠维持障碍:夜间觉醒次数≥2 次或凌晨早醒;③睡眠质量下降:睡眠浅、多梦;④总睡眠时间缩短:通常少于 6h;⑤日间残留效应:次晨感到头昏、精神不振、嗜睡、乏力等。

根据病程分为:①急性失眠:病程小于 4 周;②亚急性失眠:病程大于 4 周,小于 6 个月;③慢性失眠:病程大于 6 个月。

二、慢性心力衰竭患者合并睡眠障碍的影响因素

(一)夜尿是影响心衰患者睡眠最常见、最重要的因素

有学者研究调查,心衰患者夜尿 1~2 次/晚的患者占 50.2%,≥3 次/晚的患者占 32.4%,不当使用利尿剂甚至可加剧这种情况,夜尿可迫使心衰患者睡眠中断,频繁的夜尿可以降低心衰患者的睡眠质量和躯体功能,引起患者白天疲乏、嗜睡、运动能力降低。

(二)心衰症状是心衰患者睡眠质量极其重要的影响因素

呼吸困难、咳嗽、疲乏、水肿、心悸等症状越重,心衰患者睡眠质量越差,越容易日间嗜睡。可能由于心衰症状使患者入睡困难、易醒、睡眠效率降低、睡眠时间缩短,严重者常需要采用相应的药物和器械治疗,这进一步影响了患者的睡眠质量。

(三)健康状况、心功能分级、合并症是影响心衰患者睡眠质量的主要因素

自我感知健康状况越差,合并症越多,心功能分级越高的心衰患者睡眠质量越差,这部分患者日常活动能力减退,活动耐力下降,日间卧床时间增多,干扰自身生物节律,影响患者正常睡眠节律。心衰患者入睡后因憋气而被惊醒,被迫取坐位后方可缓解,严重者出现阵发性呼吸困难及端坐呼吸,使患者睡眠效率降低、连续性变差,白日更容易嗜睡,严重影响睡眠质量,出现睡眠障碍。

三、慢性心力衰竭与睡眠障碍之间的相互作用机制

(一)慢性心力衰竭与睡眠呼吸障碍之间的相互作用机制

SDB 患者由于呼吸暂停会引起间歇性低氧、上气道塌陷,可增加胸腔内负压,致体内儿茶酚胺增加,过度激活交感神经系统,收缩血管、升高血压、加快心室率,增加心室壁应力;同时,由于胸腔内负压增加,左室收缩压与胸腔压力之差增加,加重左室后负荷,心排血量减少,诱发或加重左心衰。另外,胸腔内负压增加可引起右房压下降,静脉回流增加,右心前负荷增加促发右心衰;同时室间隔左移,左室顺应性下降,左室充盈量减少,与心输出量下降,肺瘀血程度加重,肺与化学感受器之间的传导时间延长,该传导发生在交换气体的肺泡毛细血管内皮与周围化学感受器(颈动脉体)之间,这使得从周围化学感受器传到延髓的信息反馈延迟,从而导致气体自身平衡的不稳定,发生周期性呼吸,加重患者 SDB 的程度。因此,心力衰竭患者更易发生低氧血症,而严重缺氧能进一步加重心肌损害,相互之间形成恶性循环。

1. OSA 与 CHF

CHF 患者合并 OSA 的主要危险因素是男性肥胖和女性高龄。当 OSA 患者夜间睡眠时,由于反复发生睡眠呼吸暂停及低通气,进而导致夜间间歇性低氧以及高碳酸血症的反复发生。低氧血症和高碳酸血症不仅能够通过直接损伤患者的心肌收缩功能进而对其左心功能产生不良影响,而且可以通过刺激颈动脉体和主动脉弓等化学感受器使大量儿茶酚胺类物质释放入血,导致患者外周小动脉呈急剧脉冲式收缩,进而大幅度增加外周血液循环阻力而致左心室的后负荷大大增加,最终导致患者左心功能持续恶化。而且,OSA 患者睡眠中反复发生的低氧血症、睡眠中频繁觉醒引起交感神经活动亢进,气道阻塞时机体用力呼吸造成胸腔内压降低,以至心脏前后负荷增大,心肌需氧量增大,加速心功能恶化进程。此外,作为诱发心血管障碍的机制除交感神经活动亢进外,还包括内皮功能障碍、氧化应激、炎症、凝血功能亢进及胰岛素抵抗、肥胖、瘦素抵抗等代谢功能障碍,OSA 患者多合并代谢综合征,造成脉搏传播速度及 C 反应蛋白亢进,进一步加重左室舒张功能衰竭。且随着 OSAHS 患者病情程度的加重,其夜间低氧程度亦随之加剧。这些因素均促使老年 CHF 患者本已恶化的心功能持续受到损伤,不断恶化。

慢性充血性心力衰竭常使患者体内潴留大量体液而致下肢浮肿,当患者夜间平卧位睡觉时这部分液体便重新分布,聚集到颈部和咽部软组织周围使得上气道变得更加狭窄或易于塌陷,从而促进 OSA 的发生。由此可见,OSA 可加剧 CHF 的病程,而后者本身又能促进前者的发生,两者互为因果,最终形成恶性循环。

2. CSA 与 CHF

慢性心衰引起过度换气使血中二氧化碳分压($PaCO_2$)降低。睡眠中 $PaCO_2$ 降低到刺激呼吸阈值以下时造成呼吸暂停。心衰患者由于延髓中存在的中枢性二氧化碳 (CO_2)化学受体的敏感性亢进轻微的 CO_2 上升即可导致过度换气。心搏出量低下伴有循环周期延长,因为这种 $PaCO_2$ 变化的信息传递需要时间调节呼吸暂停阈值的 $PaCO_2$ 上下波动使呼吸暂停及深大呼吸维持交替出现。低氧及交感神经

活性亢进更使中枢性 CO_2 敏感性亢进形成恶性循环。CSR-CSA 对循环动态的影响比 OSA 小，原本低下的心功能在低氧血症及交感神经活动亢进的作用下诱发两心室后负荷增大和心肌缺血，进一步睡眠的间断性使白天出现气短及疲劳感等症状使心衰的病情恶化。CSA 又使 $PaCO_2$ 上升和 PaO_2 下降，造成过度通气—通气不足的恶性循环持续存在，最终引起 CSA 反复发生。

（二）慢性心力衰竭与失眠之间的相互作用机制

据 Zambroski 等研究调查发现心力衰竭患者主要的五个症状——呼吸困难、乏力、口干、白天嗜睡、入睡困难，其中入睡困难被评为是最常见和最严重的症状。心力衰竭的患者最常抱怨的便是糟糕的睡眠，不能平躺入睡，常有入睡困难、早醒、眠中频繁觉醒、阵发性呼吸困难、睡眠质量下降，虽卧床时间增加，但总睡眠时间减少，睡眠效率降低。同时长期睡眠—觉醒周期紊乱可能导致机体处于微炎症反应状态，心肌细胞及心肌细胞间质纤维长期的微炎症反应，可能是导致患者心脏功能改变的主要因素，而基础代谢增加，交感神经持续性兴奋，自主神经功能紊乱，患者脏器氧耗增加，功能储备进一步降低。慢性失眠被认为与交感神经系统活动增加以及与过度觉醒有关的激素（如皮质醇）的增加有关，会导致患者静息心率加快，血压升高以及心率变异性改变。而交感神经系统的过度激活会导致心衰患者的心率增快，并且激活肾素-血管紧张素-醛固酮系统（RAAS），导致心脏功能的进一步恶化，提示 RAAS 过度激活可能是心衰合并失眠不良预后的重要因素。因此对于失眠合并慢性心衰患者，睡眠质量越差，患者心脏负荷越重，临床发生心源性猝死概率也会骤增。

第二节　睡眠障碍的诊断与评估

睡眠障碍目前已成为困扰 CHF 患者的主要症状之一，CHF 患者中发生睡眠障碍者高达 70%，并且 60~90 岁的患病人群中 80%~90% 存在睡眠障碍。常见的睡眠障碍包括睡眠呼吸障碍与失眠两大类。

睡眠呼吸障碍指由于上气道阻力增加或呼吸中枢驱动障碍等原因导致的低通气或呼吸暂停，并由此引发一系列病理生理改变和临床症状的症候群。SBD 的发病率较高，并发症多，潜在危害性大。它分为阻塞性睡眠呼吸暂停低通气综合征和中枢性睡眠呼吸暂停综合征，临床上以前者多见。中医认识为本病主要病理因素为痰湿、血瘀，主要病机为痰湿内阻、瘀血阻窍、脏腑失调，与肺、脾、肾等脏密切相关，尤以脾失健运、肺气不利为关键。

失眠是指人群以频繁而持续的入睡困难和/或睡眠维持困难并导致以睡眠质量不满意为特征的睡眠障碍。失眠是一种常见的生理心理疾患，长期失眠会给人的正常生活和工作带来严重的不利影响，甚至会造成严重的意外事故。根据 2002 年全球失眠调查显示，有 43.4% 的中国人在过去 1 年中曾经历过不同程度的失眠。中医将失眠称之为"不寐"，不寐是由于多种病因，引起心神失养或心神不安，从而导致经常不能获得正常睡眠为特征的一类病证。

一、临床症状评估

（一）OSA 的症状

OSA 的症状包括睡眠时打鼾、他人目击的呼吸暂停和日间嗜睡、并发症及全身靶器官损害表现。睡眠时打鼾、他人目击的呼吸暂停和日间嗜睡表现：①夜间表现：打鼾、呼吸暂停、憋醒、夜尿增多、睡眠行为异常等。②日间表现：嗜睡、疲倦乏力、认知功能障碍、头痛头晕、个性变化等。③并发症及全身靶器官损害的表现:高血压、冠心病、心律失常、肺动脉高压、缺血性或出血性脑卒中、代谢综合征、心理异常和情绪障碍等。中医诊断:参照国家中医药管理局制定的《鼾证(阻塞性睡眠呼吸暂停低通气综合征)中医诊疗方案(试行)》。①主要症状:眠时有鼾声,鼾声响亮,时断时续。②次要症状:形体肥胖,晨起口黏,夜寐不安,神疲嗜睡,健忘。

(二)CSA 的症状

CSA 的症状包括高碳酸 CSA 及非高碳酸 CSA 的症状。高碳酸 CSA 表现为呼吸暂停和呼吸减弱,包括:①潜在的通气不足特征:晨起头痛、肺源性心脏病、周围性水肿、红细胞增多症、肺功能异常;②睡眠呼吸暂停或呼吸减弱症状:夜间睡眠质量差、打鼾、日间嗜睡。非高碳酸 CSA 主要症状各不相同:可以表现为打鼾和日间嗜睡,还可以表现为失眠及夜间睡眠质量差。

(三)失眠的症状及中医辨证

1. 睡眠潜伏期延长:①入睡时间超过 30min。②睡眠维持障碍:夜间觉醒次数≥2 次或凌晨早醒。③睡眠质量下降:睡眠浅、多梦。④总睡眠时间缩短:通常少于 6h。⑤日间残留效应:次晨感到头昏、精神不振、嗜睡、乏力等。中医诊断:①辨脏腑:失眠的主要病位在心,由于心神失养或不安,神不守舍而失眠,但与肝、胆、脾、胃、肾的阴阳气血失调相关。如急躁易怒而失眠,多为肝火内扰;遇事易惊,多梦易醒,多为心胆气虚;面色少华,肢倦神疲而失眠,多为脾虚不运,心神失养;嗳腐吞酸,脘腹胀满而失眠,多为胃腑宿食,心神被扰;胸闷,头重目眩,多为痰热内扰心神;心烦心悸,头晕健忘而失眠,多为阴虚火旺、心肾不交、心神不安等。②辨虚实:失眠虚证,多属阴血不足,心失所养,临床特点为体质瘦弱,面色无华,神疲懒言,心悸健忘,多因脾失运化、肝失藏血、肾失藏精所致。实证为火盛扰心,临床特点为心烦易怒,口苦咽干,便秘溲赤,多因心火亢盛或肝郁化火所致。

2. 体格检查

包括身高、体质量、颈围、气道评估、鼻咽部特征、扁桃体、舌体大小、是否无牙颌状态、脉象、舌象等。

3. 实验室检查方法

包括 PSG 量表、膈肌电监测、体动记录仪等。

(1)多导睡眠图(polysomnography,PSG)

目前被认为是睡眠障碍疾病的"金标准"。在睡眠时记录脑电图、肌电图、眼动图、口鼻气流、胸腹式呼吸运动、心电图以及血氧饱和度等,由此所组成的图形为多导睡眠图。目前以睡眠呼吸暂停和低通气指数(Apnea hypopnea index,AHI)或呼吸紊乱指数(Respiratory disturbance index,RDI)作为诊断标准,并可以此划分 SAS 的病情轻重程度。AHI 指平均每小时睡眠呼吸暂停+低通气次数,是经 PSG 记录与电脑计算而得出。目前主要根据 AHI 将 OSA 分为轻度(5 次/h≤AHI<15 次/h)、中度(15 次/h≤AHI<30 次/h)、重度(AHI≥30 次/h)。SaO₂下降的严重程度也很重要。对于 >65 岁的衰弱老年人群,有研究将 AHI≥10 次/h 定为诊断 OSA 的指标,且不进行病情分度。多导睡眠图也可以客观了解失眠问题的性质与严重性,可以全面了解睡眠的结构和进程。

PSG 睡眠中心由专业技师行 PSG 对所有怀疑 SAS 的患者应根据临床情况进行整夜 PSG。对存在明显 OSA 临床表现而急需治疗的患者,可行分段诊断滴定:即前半夜诊断,后半夜压力滴定。PSG 同步记录呼吸努力是鉴别呼吸暂停低通气事件是中枢型还是阻塞型的主要方法,临床上常用胸腹带记录呼吸运动来反映呼吸中枢驱动。脑电图则可以了解睡眠结构以此来判断失眠的性质及程度。

(2)HSAT

HSAT 是诊断 SBD 的另一种方法,在人群中应用可能成本更低、效率更高。使用 HSAT 诊断 SAS

前,需要专业医师对病史、体格检查、危险因素等进行详细评估。HSAT 设备至少要记录呼吸气流、呼吸运动、SaO_2 和脉率,且技术指标要与 PSG 相一致。HSAT 设备诊断 OSA 需要在习惯睡眠时间内记录不少于 4h 的数据。根据导联数目不同,HSAT 可分为Ⅱ、Ⅲ、Ⅳ型。HSAT 适用条件:①怀疑中、重度 OSA 的患者,在排除合并症及其他睡眠障碍的前提下,可以使用 HSAT 进行诊断。中、重度 OSA:满足日间嗜睡及下列症状中的两个:习惯性响亮鼾声,观察到的窒息、呼吸暂停、喘息,已经被确诊为高血压;合并症:心肺疾病、神经肌肉疾病、高碳酸血症、睡眠相关的肺泡低通气、脑卒中病史、服用阿片类药物、严重失眠;其他睡眠障碍:CSA、周期性肢体运动障碍、异态睡眠、昼夜节律障碍、发作性睡病等。②对于无法前往睡眠实验室行 PSG 的病重、移动不便等患者可行 HSAT。HSAT 可应用于评估口腔矫治器、上气道手术、减重等非呼吸机疗法治疗 OSA 的效果。HSAT 应用注意事项:①对于 65 岁以上的老年人,由于自身合并症较多,因谨慎应用 HSAT 诊断 OSA。②不适用于无症状人群的筛查。HSAT 不适用于失眠患者。

（3）量表

量表主要用于基层医院和社区卫生服务机构初筛,若量表初筛评估为睡眠障碍高风险,建议行 PSG 或 HSAT。评估睡眠障碍量表主要包括爱泼沃斯嗜睡(ESS)量表、睡眠呼吸暂停初筛量表(STOP-BANG 量表)、柏林问卷、睡眠日记、匹兹堡睡眠质量指数(PSQI)、失眠严重指数量表(ISI)、清晨型与夜晚型量表(MEQ)、睡眠信念和态度问卷(DBAS)、其他睡眠障碍量表(PLMI)ESS 可用于评估健康人群、轻度认知功能损害患者日间嗜睡程度。STOP-BANG 量表可作为 OSA 初筛工具,匹兹堡睡眠质量指数(PSQI)、失眠严重指数量表(ISI)可作为失眠患者睡眠质量及严重程度的测评。

（4）膈肌肌电监测

其可作为评价睡眠呼吸暂停患者呼吸中枢驱动的一种辅助方法。膈肌肌电监测按部位放置可分为体表、经皮肌内及多导食管电极。体表电极监测结果易受到周围肌肉信号、皮下脂肪等干扰,结果多不准确;经皮肌内电极信号虽然监测范围局限,但影响因素少,能准确反映单位神经元与肌肉纤维的生理特点,气胸是经皮肌内电极最主要的并发症,现常结合超声引导来避免;多导食管电极是监测膈肌电生理活动的经典手段,但仍需经鼻置放,有一定的侵入性,需被检者配合,因此多导食管电极监测膈肌肌电多用于科学研究。脉搏传导时间,其波动的幅度与食管内压有很好的相关性。临床主要应用于判断呼吸努力度、检出呼吸事件、鉴别呼吸事件性质、检出皮质下觉醒。

（5）体动记录仪

体动记录仪作为一种较新的睡眠监测技术,具有经济、非侵入性、能在自然状态下连续监测等特性,特别适宜对儿童、青少年、老年人和重症住院人群等进行睡眠监测。对于伴有睡眠节律紊乱、情感障碍及体动异常的睡眠障碍类型,具有一定的临床价值,已经成为随访和临床疗效评估的重要工具,由于睡眠状态伴随身体运动状态的变化,通过对活动参数的分析,可间接了解患者的睡眠情况。

三、鉴别诊断

SBD 需要鉴别引起打鼾、日间嗜睡、夜间呼吸困难的疾病,内科疾病或神经肌肉疾病相关的睡眠低通气疾病及其他相关睡眠疾病。

1. 单纯鼾症

夜间有不同程度打鼾,AHI<5 次/h,日间无症状。

2. 上气道阻力综合征

夜间可出现不同频度、程度打鼾,虽上气道阻力增高,但 AHI<5 次/h,日间嗜睡或疲劳,试验性无

创通气治疗有效则支持诊断。

3. 肥胖低通气综合征

过度肥胖（BMI>30kg/m²），清醒时 CO_2 潴留，$PaCO_2$>45mmHg，多数患者合并 OSA。

4. 睡眠相关肺泡低通气患者

PSG 或者 HAST 显示反复 SaO_2 下降，但无明确气流阻塞。动脉血（或替代监测方法）$PaCO_2$ 升高且>55mmHg 持续时间≥10min，或睡眠期动脉血（或替代监测方法）$PaCO_2$ 较清醒仰卧位增高≥10mmHg 并且>50mmHg 持续时间≥10min 可诊断。需要注意，如果睡眠期存在明确呼吸暂停或低通气，则应诊断 OSA 或在 OSA 基础上增加睡眠相关低通气的评估。

5. 发作性睡病

主要临床表现为难以控制的白天嗜睡、发作性猝倒、睡眠瘫痪和睡眠幻觉，多在青少年起病，主要诊断依据为多次睡眠潜伏期试验时异常的快速眼球运动睡眠。鉴别时应注意询问发病年龄、主要症状及 PSG 结果，同时应注意该病与 OSA 合并的可能性很大，应考虑继发性发作性睡病的可能，临床上不可漏诊。

6. 不宁腿综合征和睡眠周期性肢体运动障碍

不宁腿综合征患者日间犯困，晚间出现强烈腿动需求，常伴异样不适感，安静或卧位时严重，活动时缓解，夜间入睡前加重，主要通过患者病史及临床症状诊断，PSG 可作为鉴别其他睡眠疾病的重要辅助检查。睡眠周期性肢体运动障碍的 PSG 有典型的周期性腿动，应和睡眠呼吸事件相关的腿动鉴别。后者经呼吸机治疗后常可消失。通过详细向患者及同室睡眠者询问患者睡眠病史，结合查体和 PSG 结果可以鉴别。

7. 惊恐发作

夜间惊恐发作是在睡眠中出现喘气和窒息的症状，与 SAS 的憋气症状相似。老年人中睡眠困扰因素常导致广泛性焦虑和惊恐发作。夜间惊恐发作患者夜间 PSG 不显示 SAS 特征性的低通气或低 SaO_2 模式。惊恐发作的频率较低，伴有强烈的自主觉醒，无过度困倦，OSA 患者通常无惊恐发作病史。

8. 失眠及药物或其他物质所致的嗜睡

老年人易出现睡眠节律紊乱和夜间片段睡眠，失眠药物在老年人中使用较为常见，常导致日间疲劳、过度嗜睡及小睡次数增多等相应的临床症状。使用药物的患者，如有与 SAS 一致的症状和体征，应给予确认。PSG 不作为常规检查，但 PSG 可排除其他睡眠疾病。

9. 昼夜节律紊乱

睡眠时相前移综合征和不规律睡眠——觉醒节律障碍是老年人两种常见的疾病。睡眠日志有助于诊断和监测治疗反应。诊断不明确或疑有其他睡眠障碍，需使用 PSG 进行鉴别。

10. 快速眼球运动睡眠行为障碍（RBD）

RBD 是老年人中常见的一种睡眠疾病，其特点是患者在快速眼球运动睡眠出现各种与梦境高度吻合的行为，可能会伤害自己或他人。其非运动症状及特点为轻度认知功能障碍，且 PSG 的肌电监测显示在 R 期肌肉迟缓丧失。一些重度 OSA 患者可能会出现与 RBD 相似的临床症状，OSA 患者 R 期伴有肌肉迟缓丧失。RBD 和 OSA 可以发生在同一患者，尤其是老年人，需要 PSG 确诊并排除其他情况。

四、睡眠障碍综合评估

睡眠障碍综合评估包括：①完整的睡眠历史记录；②从家人或床伴处获得相关信息；③明确有无

精神疾病、服用处方药、饮酒及认知功能障碍的详细信息；④详细的体格检查；⑤详细的实验室检查；⑥通过四诊合参，精准辨证；⑦量表结果的判定；⑧CSA 多见，需重视呼吸运动监测；⑨老年患者合并其他疾病概率增高，应仔细评估并发症及合并症。

第三节　睡眠障碍的治疗

慢性心力衰竭(CHF)是大多数心血管疾病的最终归宿，也是最主要的死亡病因。近年来，心力衰竭的诊治取得了很大的进展，但是慢性心力衰竭的发病率和患病率仍然很高。SA 与 CHF 在中年人群中发病率分别为 2%~4% 和 1%。40%~50% 的心衰病人伴有阻塞性睡眠呼吸暂停或中枢性呼吸暂停的陈-施呼吸(Cheyne-Stokes respiration with central sleep apnea,CSR-CSA)。充血性心力衰竭患者在觉醒和睡眠时常伴有中枢性睡眠呼吸暂停，其患病率高达 30%~40%。

2008 年，美国心脏协会/美国心脏病学会基金会(AHA/ACCF)首次联合发表了《睡眠呼吸暂停与心血管疾病科学共识》，旨在促进临床医生全面深刻地认识睡眠呼吸暂停与心血管疾病之间的关系及治疗现状，并呼吁开展大规模研究。紧接着，2009 年，中华医学会呼吸病学分会睡眠学组会同心血管病学分会专家就睡眠呼吸暂停与心血管疾病的相关问题进行了座谈、讨论，并就有关若干问题达成共识。睡眠呼吸暂停对 HF 的影响，在 HF 发生与发展中的作用引起人们的重视和兴趣。睡眠呼吸暂停包括阻塞性睡眠呼吸暂停(OSA)和中枢性睡眠呼吸暂停(CSA)，前者最为常见。

大量临床资料显示，失眠在心衰中的发生率高，且对心衰的疾病进展和预后有潜在不利影响。一般认为失眠或睡眠剥夺会导致机体自主神经功能(Autonomic nervous system,ANS)紊乱，下丘脑-垂体-肾上腺轴功能失调和系统性炎症的增加。但失眠对慢性心衰患者外周 ANS 功能及其预后的影响尚不十分明确，特别是对国人的研究资料较少。

一、危险因素

心力衰竭患者发生 CSA 的主要危险因素包括：男性、高龄(年龄≥60 岁)、低碳酸血症(清醒状态下 $PaCO_2 \leqslant 38mmHg$)、心房纤颤；合并疾病如甲状腺功能低下、脑血管疾病等，不包括肥胖。严重左心功能受损、肺毛细血管楔压(PCWP)及左室收缩末期容积下降、NYHA 分级≥Ⅲ级及 BNP 升高也与 CSA 的发生相关。CSA 在女性心力衰竭患者中很少见，这种性别的差异是否为造成心力衰竭患者中男性病死率高的原因有待于进一步研究。

在慢性心衰合并失眠患者中，利尿剂的使用导致患者夜间频繁排尿，导致蛋白的丢失，睡眠连续性破坏，导致睡眠维持困难，也可能是导致心衰患者夜间血压改变的一个因素，而夜间血压的改变加重心室重构进而导致心衰的不良预后。苯二氮䓬类药物的使用也是加重慢性心衰患者再入院的风险。通过对 CHF 患者的住院焦虑抑郁情绪状态评估发现，失眠更多的伴有焦虑、抑郁情绪，可能有异常的神经免疫、遗传多态性、HPA 过度活跃等多种因素相关。心衰合并失眠患者中的 ANGⅡ、肾素水平均增高，提示失眠组存在 RAAS 系统过度激活。

二、心力衰竭患者发生 CSA 的病理生理学机制

心力衰竭患者发生 CSA 的机制包括 $PaCO_2$ 降低、动脉循环时间延长以及功能残气量降低等。

1. $PaCO_2$ 降低：不是 CSA 的必要条件，但是许多研究均证实清醒状态下 $PaCO_2$ 降低高度提示发

生 CSA 的可能，以 $PaCO_2$ 35mmHg 为界值，心力衰竭合并 CSA 患者的 $PaCO_2$ 在 35mmHg 以下者占 80%。心力衰竭患者易发生过度通气最常见原因为肺瘀血。一般认为，肺瘀血和肺水肿刺激肺血管旁受体引起呼吸加快，进而导致肺泡通气量增加和低碳酸血症。另外，心力衰竭导致的交感神经兴奋同样可以引起过度通气和低碳酸血症。而高通气介导的低碳酸血症是慢性心力衰竭合并 CSA 的重要原因之一。

2. 动脉循环时间增加：心力衰竭患者动脉循环时间延长可能是导致 CSA 发生的原因之一。心力衰竭时循环时间增加的原因包括每搏输出量降低和胸腔血容量增加，即肺瘀血和左房、左室容量增加等。动脉循环时间的延长可使肺毛细血管 PO_2 和 PCO_2 变化的信息到达化学感受器的时间延迟，因而可能使由于低氧或高碳酸血症所致的负反馈转换成正反馈。

3. 功能残气量的降低：是 CSA 发生的另一机制。心力衰竭患者由于胸腔积液、肺水肿及心脏肥大等原因导致功能残气量降低，进而使肺的缓冲作用降低。具体地讲，功能残气量降低使肺内气体的残留量降低，结果导致机体 O_2 和 CO_2 的储存量均减少，使得呼吸系统更加不稳定。短暂的通气改变即可使 PaO_2 和 $PaCO_2$ 出现较大变化，进而易引起低碳酸血症诱发 CSA。

三、心力衰竭患者发生 CSR–CSA 的环路增益理论

呼吸控制系统主要是通过负反馈机制来调节，任一部分异常均可导致呼吸不稳定。近年来，有学者通过一个用来描述经反馈回路来获得系统控制增益的工程学名词"环路增益"来解释 CSR–CSA 患者呼吸控制系统的不稳定性。呼吸控制系统的环路增益主要受到以下三个方面的影响：设备增益、控制器增益和循环时间。设备增益反映了 CO_2 通过肺组织（肺实质和呼吸肌）排出体外的效能；控制器增益反映了通气控制系统的反应性，主要受 PCO_2 影响，其次是 PO_2；循环时间代表肺内血气与到达脑干 CO_2 感受器处血气的时间差，主要受心输出量影响。呼吸控制系统变得不稳定必须满足两个条件：①在效应器（肺）产生效应（通气增大或减小）与感受器（颈动脉体、脑干感受器）感知 CO_2 的变化之间存在一定的时间间隔；②环路增益≥1。

在慢性充血性心力衰竭患者中，由于 LVEF、心搏出量减小，血流速度减慢，脑–肺循环时间延长，导致外周化学感受器及呼吸中枢发出的信号延迟，因此使肺通气产生变化的时间间隔被延长。慢性心力衰竭时机体代偿作用使交感神经活性增高，儿茶酚胺释放增加，进而使外周化学感受器敏感性提高；慢性心力衰竭时低氧对呼吸中枢产生刺激，引起通气增加；严重慢性心力衰竭引起肺瘀血、肺水肿，从而导致肺组织牵张，产生神经反射引起通气增加；上述反应共同作用引起心力衰竭时机体对 $PaCO_2$ 变化感知性增加，并且对 $PaCO_2$ 升高或降低时产生的反应增加，即心力衰竭时控制器增益增加，引起环路增益≥1。因此导致慢性心力衰竭患者呼吸控制系统不稳定，引发过度通气或者通气不足。过度通气使 $PaCO_2$ 降至呼吸暂停阈值以下引发中枢性呼吸暂停。CSA 又使 $PaCO_2$ 上升和 PaO_2 下降，造成过度通气—通气不足的恶性循环持续存在，最终引起 CSA 反复发生。

四、心力衰竭合并 CSR–CSA 的治疗

1. 改善心肺功能

CSR–CSA 主要是由心力衰竭所致，因此 β–受体拮抗剂、利尿剂、血管紧张素转换酶抑制剂强化治疗心力衰竭可能改善甚至消除周期性呼吸。其机制可能是：①减少肺毛细血管充血和压力，降低迷走神经 J 受体、心脏交感神经的过度兴奋；②通过增加心搏出量以及减少心肺血容量，减少了动脉循环时间；③增加功能残气量。这些都有利于减少环路增益，维持呼吸的稳定。

2. 茶碱

茶碱可能通过与呼吸抑制剂腺苷竞争呼吸中枢某些受体来刺激呼吸。但是,茶碱是一种磷酸二酯酶抑制剂,长期使用有致心律失常、增加心力衰竭患者病死率的风险,因此它的使用受到一定限制。

3. 乙酰唑胺

一些研究报道乙酰唑胺可以有效治疗心力衰竭患者的 CSA,其机制可能是通过抑制碳酸酐酶活性导致代谢性酸中毒,从而刺激呼吸。

4. 苯二氮䓬类药物

苯二氮䓬类药物可能通过减少觉醒次数来降低 CSA 的发生。苯二氮䓬类药物减少觉醒,但它们不能减少 CSA 的发生。同时,该类药物可能会增加阻塞性睡眠呼吸暂停的发生,因此我们不建议使用苯二氮䓬类药物治疗 CSR-CSA。

5. 二氧化碳

实时动态给予吸入低浓度 CO_2,通过提高 PCO_2 等机制,能完全消除心力衰竭患者 CSA,减少觉醒发生。因此这一新方法或许可用于治疗心力衰竭患者的 CSR-CSA。

6. 氧疗

经鼻氧疗可能通过多种机制减少周期性呼吸的发生,包括增大 PCO_2 与呼吸暂停阈值之间的差值;降低 CO_2 水平和低氧血症引起的通气反应;增加机体的氧储备量(例如肺容量),从而增强对肺内气体分压变化的缓冲作用。目前尚待长期的前瞻性对照研究,以明确夜间氧疗是否能降低收缩性心力衰竭患者的病死率。

7. 无创正压通气治疗

(1)持续气道正压通气(continue positive airway pressure,CPAP):经鼻 CPAP 能够高效地消除阻塞性睡眠呼吸暂停患者的呼吸事件,但是 CPAP 治疗心衰患者的 CSA 的疗效仍然不确切,不同患者对 CPAP 治疗的反应也不一致。对 CPAP 治疗无反应的主要是那些合并有严重 CSA 的心力衰竭患者,并且 CPAP 治疗也无明显改善心室功能的作用。最近一项多中心的随机对照临床研究显示,CPAP 治疗能够改善 CSA,提高夜间血氧饱和度,增加 LVEF,降低去甲肾上腺素水平,增加 6min 步行距离,但是仍然有 53% 的 CSA 患者对 CPAP 治疗无反应,并且发现 CPAP 治疗并不能提高非心脏移植患者的存活率。经鼻 CPAP 治疗 CSA 的作用机制可能有:①通过提高 PCO_2,减少 PCO_2 与呼吸暂停阈值之间的差值;②通过降低左心室后负荷,提高心搏出量,减少动脉循环时间;③通过增加功能残气量,增强对肺泡气体分压变化的缓冲作用;④使部分 CSA 患者的上气道开放。综上所述,我们应该谨慎使用经鼻 CPAP 治疗,因为这将增加胸腔内压力,可能因此减少心输出量而导致低血压,在心力衰竭患者中如果冠状动脉血流减少,可能会引发心肌缺血和心律失常而进一步恶化心力衰竭。对于这类不能耐受 CPAP 治疗以及治疗无反应的患者我们建议使用伺服通气治疗。

(2)双水平气道正压通气(bilevel positive airway pres-sure,BPAP):当患者不能耐受 CPAP 治疗时可以尝试 BPAP 治疗,BPAP 治疗可以降低心力衰竭合并 CSA 患者的 AHI、微觉醒指数,提高睡眠的质量。但这一理论目前还处于争论中。

(3)适应性伺服通气(adaptive servo-ventilation,ASV):ASV 是一种新型的通气支持方式,其基本原理为,ASV 呼吸机首先提供一个固定的压力支持,然后在此基础上通过呼吸机内的自动跟踪反馈系统提供一个随患者呼吸周期呈波浪式递变(吸气时逐步递增,呼气时逐步递减)的支持压力,确保患者的通气水平维持在平均水平的 90%。同时,呼吸机的备用频率能够及时阻止中枢性呼吸暂停的形成,使患者的通气频率和潮气量始终处于平稳状态。

多项临床研究显示,ASV治疗能够最大限度地纠正心力衰竭合并CSR-CSA患者的呼吸紊乱以及改善心功能,因此更适合心力衰竭合并CSR-CSA的患者。

8. 膈神经刺激(phrenic nerve stimulation)

膈神经刺激可以改善氧合指数,并提高最低血氧饱和度和平均血氧饱和度;单晚的治疗患者耐受性良好,未发现心律失常、血流动力学不稳定等不良反应。但是,目前还需要长期、随机、对照试验来评估这一新方法长期疗效及其不良反应。

9. 心脏起搏(cardiac pacing)

心房超速起搏(atrial overdrive pacing,AOP)能否改善阻塞性睡眠呼吸暂停和CSA需要进一步的研究来评价。

心脏再同步化治疗(cardiac resynchronization therapy)是另一种被建议用来治疗心力衰竭患者CSA的心脏起搏技术,对有左束支传导阻滞的CSA的心力衰竭患者行心脏再同步化治疗,能明显降低AHI值,减少呼吸暂停低通气时间,改善心力衰竭患者的睡眠质量。其治疗机制可能是通过提高心输出量,缩短循环时间,从而改善呼吸控制系统的环路增益。

五、心力衰竭合并失眠的治疗

对于合并失眠的心力衰竭患者,一般包括药物治疗和非药物治疗或两者结合策略。药物治疗包括选择性的褪黑激素受体激动剂,雷美替胺被认为是改善心衰患者睡眠的安全药物。非药物治疗包括睡眠卫生教育、认知疗法、放松疗法、刺激控制疗法和睡眠限制疗法。

六、鼾症及不寐的中医治疗

(一)鼾症

1. 鼾症的中医治疗理论

中医认为鼾症主要病理因素为痰湿、血瘀,主要病机为痰湿内阻、瘀血阻窍、脏腑失调,与肺、脾、肾等脏密切相关,尤以脾失健运、肺气不利为关键。先天因素多因先天禀赋不足,如先天性鼻中隔偏曲、下颌后缩、小颌畸形、巨舌等上气道解剖结构异常,导致气道不畅而出现鼾声,呼吸不利而出现暂停。后天因素可分为虚实两端,实证的主要病机为痰瘀互结。多因嗜食膏粱厚味,使脾失健运,不能运化与转输水谷精微,聚湿生痰,《脾胃论》曰"能食而肥……油腻,厚味,滋生痰涎",痰湿聚集于体表,以致体态臃肿,痰湿上阻于气道,壅滞不畅,痰气交阻,肺气不利,入夜益甚;使肺主气、司呼吸功能失常,出现鼾声如雷、呼吸暂停等症状;或因嗜烟成性,烟气熏蒸清道,灼津成痰,上阻咽喉,肺失宣降,气机升降失常,痰气搏击气道而作鼾,甚至呼吸暂停;或因外感六淫,"风气壅塞、卫气不利",感受风温热邪伤阴耗气,灼津成痰,咽喉肿胀壅塞,气血痹阻,或感受风寒湿之邪,引动痰湿,诱发或加重病情。痰浊之邪日久,阻碍三焦之升降出入,三焦主持诸气,总司全身的气机和气化,道路壅塞以致血运不畅,阻于脉中,而成瘀血,终致痰瘀互结,使病情逐步加重而难愈。虚证的主要病机是肺脾气虚或脾肾阳虚。素体虚弱,或病后体虚,或劳倦内伤,损伤脏腑功能。肺主气,司呼吸,肺气通于鼻。《类证治裁·喘证》说:"肺为气之主,肾为气之根,肺主出气,肾主纳气,阴阳相交,呼吸乃和。"肺气虚弱,失于宣降,肾亏摄纳无权,呼吸失去均匀调和,则夜间打鼾、呼吸表浅甚至呼吸暂停。或肺脾肾虚,脾不能转输水湿,肺不能发散津液,肾不能蒸化水液,而致阴津水液凝聚成痰,壅遏肺气而作鼾,甚至出现呼吸暂停症状。

2. 鼾症的辨证分型及药物治疗

(1)痰湿内阻:眠时有鼾声、鼾声响亮、时断时续,夜寐不安,形体肥胖,晨起口干不明显,胸闷,咯痰白稀,神疲嗜睡,睡不解乏,健忘,脘痞。舌淡红边有齿痕,苔白腻或白滑,脉弦滑或濡缓。

治法:健脾化痰,顺气开窍。

推荐方:二陈汤加减。

常用药:姜半夏、茯苓、陈皮、甘草、党参、白术、苍术、石菖蒲、郁金、旋覆花、杏仁、川朴、浙贝、苏子、桔梗等。

加减:湿邪较甚者,可加苍术、泽泻、薏苡仁渗利水湿;若清阳不升见头晕头痛、睡不解乏者,可加黄芪、升麻、柴胡益气升清;咳嗽痰多者,加胆南星、苦杏仁、白前燥湿化痰、降逆止咳;鼻渊者,加辛夷、苍耳子通鼻窍。

(2)痰热内蕴:眠时有鼾声、鼾声响亮、时断时续,气粗,夜寐不安,晨起口干,咯痰黄而黏稠,便秘,易出汗,乏力。舌红,苔黄或黄腻,脉弦滑数。

治法:清肺化痰,顺气开窍。

推荐方:清金化痰汤加减。

常用药:黄芩、胆南星、茯苓、浙贝、瓜蒌仁、天竺黄、制半夏、陈皮、甘草等。

加减:咳痰色黄量多者,可加桑白皮、鱼腥草、黄芩、鲜竹沥等清解痰热;喉核肿大疼痛,加猫爪草、牛蒡子、桔梗、胖大海清利咽喉。

(3)痰瘀互结:眠时有鼾声、鼾声响亮、时断时续,夜寐不实、时时憋醒,口干但不欲饮,晨起头痛,胸闷,面色晦暗,健忘,气短,神疲乏力,腰膝酸软。舌质黯红或有瘀斑瘀点,苔薄润,脉细涩。

治法:益肾健脾,祛瘀除痰。

推荐方:金水六君煎加减。

常用药:当归、熟地、陈皮、姜半夏、茯苓、黄芪、太子参、石菖蒲、胆南星、郁金、丹参、地龙、白芥子、枳实、淫羊藿、甘草等。

加减:偏痰热者,酌加天竺黄、浙贝母、桑白皮、蛤壳、海浮石清化热痰;偏血瘀者,酌加苏木、川芎、路路通活血祛瘀;鼻塞不通,可加白芷、辛夷、川芎通鼻窍;咽喉阻塞不适或喉核增生,加用山慈姑、皂角刺软坚散结;夜寐不宁者,加酸枣仁、首乌藤、珍珠母潜镇安神。

(4)气虚痰瘀:睡时鼾声、时有暂停,肥胖,晨起昏沉嗜睡,平日精神不振,健忘,甚至出现烦躁或有行为智能的改变,或自觉胸闷或胸痛,或有口干、口苦。舌体胖大,舌质黯,苔白厚腻,或伴有舌底络脉青紫,脉沉涩或弦滑。

治法:健脾燥湿,化痰祛瘀。

推荐方:四君子汤、半夏白术天麻汤合血府逐瘀汤加减。

常用药:人参、茯苓、白术、甘草、姜半夏、天麻、川芎、桃仁、红花、僵蚕、地龙、石菖蒲、郁金、天麻、甘草等。

加减:眩晕头痛、面色潮红者,加天麻、钩藤、石决明平肝潜阳;目赤口苦者,加夏枯草、龙胆草清肝泻火;心烦不寐者,加黄连、淡竹叶、龙齿清热安神除烦。

(5)肺脾气虚:眠时打鼾,甚或呼吸反复暂停,鼾声低弱、胸闷气短、动则气促,神疲乏力,嗜睡,头晕健忘,形体虚胖,食少便溏,记忆力衰退,注意力不集中。舌淡,苔白,脉细弱。

治法:补脾益肺,益气升清。

推荐方:补中益气汤加减。

常用药:人参、黄芪、白术、甘草、当归、陈皮、升麻、柴胡、石菖蒲等。

加减:表虚自汗加浮小麦、大枣益气敛汗;恶风、易感冒者,加桂枝、白芍、防风调和营卫、祛风散寒;脘痞纳呆者,加枳壳、木香、厚朴理气运脾。

(6)脾肾两虚:鼾声轻微,呼吸浅促,甚至呼吸暂停,白天昏昏欲睡、呼之能醒、旋即复寐,神衰色悴,神情淡漠,反应迟钝,头晕健忘,喘息气促,腰膝酸软。偏阴虚者,伴颧红、口干咽燥、耳鸣耳聋,舌红少苔、脉沉细;偏阳虚者,伴畏寒肢冷、小便清长、夜尿频多或遗尿、性欲减退、肢体浮肿,舌淡苔白,脉沉无力。

治法:益气健脾,固肾培元。

推荐方:四君子汤合金匮肾气丸加减。

常用药:党参、白术、茯苓、甘草、桂枝、附子、熟地黄、山萸肉、山药、茯苓、牡丹皮、泽泻、石菖蒲、郁金等。

加减:四肢不温、阳虚明显者,加肉桂、干姜、淫羊藿、巴戟天、鹿角胶温补肾阳;头晕耳鸣、颧红咽干、肾阴亏虚者,加女贞子、枸杞子、何首乌、黄精滋养肾阴。

(二)不寐

1. 不寐的中医治疗理论

不寐是由于多种病因,引起心神失养或心神不安,从而导致经常不能获得正常睡眠为特征的一类病证。不寐在《内经》中称为"目不瞑""不得眠""不得卧",并认为失眠原因主要有两种,一是其他病证影响,如咳嗽、呕吐、腹满等,使人不得安卧;二是气血阴阳失和,使人不能入寐。《难经》最早提出"不寐"这一病名,汉代张仲景在《伤寒论》及《金匮要略》中记载了用黄连阿胶汤及酸枣仁汤治疗失眠。张景岳《景岳全书·不寐》较全面地归纳和总结了不寐的病因病机及其辨证施治方法。西医学中神经官能症、更年期综合征等以失眠为主要临床表现时可参考不寐辨证论治。

不寐的病因虽多,但以情志、饮食或气血亏虚等内伤病因居多,由这些病因引起心、肝、胆、脾、胃、肾的气血失和,阴阳失调,其基本病机以心血虚、胆虚、脾虚、肾阴亏虚进而导致心失所养及由心火偏亢、肝郁、痰热、胃失和降进而导致心神不安两方面为主。其病位在心,但与肝、胆、脾、胃、肾关系密切。失眠虚证多由心脾两虚、心虚胆怯、阴虚火旺引起心神失养所致。失眠实证则多由心火炽盛、肝郁化火、痰热内扰引起心神不安所致。但失眠久病可表现为虚实兼夹,或为瘀血所致。

2. 不寐的辨证分型及药物治疗

(1)肝火扰心证

主症:突发失眠,性情急躁易怒,不易入睡或入睡后多梦惊醒。

次症:胸胁胀闷,善太息,口苦咽干,头晕头胀,目赤耳鸣,便秘溲赤。

舌脉:舌质红,苔黄,脉弦数。

治法:疏肝泻火。

推荐方药及参考用量:龙胆泻肝汤。龙胆草 10g,黄芩 10g,栀子 6g,泽泻 10g,车前子 10g,当归 15g,生地 15g,醋柴胡 10g,炙甘草 6g,生龙骨 30g,生牡蛎 30g,磁石 10g 等。

(2)痰热扰心证

主症:失眠时作,噩梦纷纭,易惊易醒。

次症:头目昏沉,脘腹痞闷,口苦心烦,饮食少思,口黏痰多。

舌脉:舌质红,苔黄腻或滑腻,脉滑数。

治法:清化痰热。

推荐方药及参考用量:黄连温胆汤。清半夏 9g,陈皮 10g,竹茹 10g,枳实 6g,山栀 6g,黄连 6g,茯苓 10g,远志 10g,柏子仁 30g,甘草 6g 等。

（3）胃气失和证

主症：失眠多发生在饮食后，脘腹痞闷。

次症：食滞不化，嗳腐酸臭，大便臭秽，纳呆食少。

舌脉：舌质红，苔厚腻，脉弦或滑数。

治法：和胃降逆。

推荐方药及参考用量：保和丸合平胃散。神曲 15g，山楂 15g，莱菔子 15g，半夏 9g，茯苓 10g，陈皮 10g，厚朴 10g，苍术 10g，连翘 10g，鸡内金 15g，麦芽 30g，谷芽 30g 等。中成药：保和丸，每次 1 丸，每日 2 次。

（4）瘀血内阻证

主症：失眠日久，躁扰不宁，胸不任物，胸任重物，夜多惊梦，夜不能睡，夜寐不安。

次症：面色青黄或面部色斑，胸痛、头痛日久不愈，痛如针刺而有定处，或呃逆日久不止，或饮水即呛，干呕，或内热瞀闷，或心悸怔忡，或急躁善怒，或入暮潮热。

舌脉：舌质暗红，舌面有瘀点，唇暗或两目暗黑，脉涩或弦紧。

治法：活血化瘀。

推荐方药及参考用量：血府逐瘀汤。当归 15g，生地黄 15g，桃仁 10g，红花 6g，川芎 10g，柴胡 15g，桔梗 10g，川牛膝 10g，枳实 10g，赤芍 10g，甘草 10g，牡丹皮 10g，香附 10g。中成药：血府逐瘀口服液，每次 1 支，每日 2 次。

（5）心脾两虚证

主症：不易入睡，睡而不实，多眠易醒、醒后难以复寐，心悸健忘。

次症：神疲乏力，四肢倦怠，纳谷不香，面色萎黄，口淡无味，腹胀便溏。

舌脉：舌质淡，苔白，脉细弱。

治法：补益心脾。

推荐方药及参考用量：归脾汤加减。人参 15g，白术 15g，黄芪 10g，当归 10g，茯神 15g，木香 10g，远志 15g，龙眼肉 15g，酸枣仁 30g，合欢皮 15g，甘草 10g 等。中成药：人参归脾丸，每次 1 丸，每日 2 次。

（6）心胆气虚证

主症：心悸胆怯，不易入睡，寐后易惊。

次症：遇事善惊，气短倦怠，自汗乏力。

舌脉：舌质淡，苔白，脉弦细。

治法：益气镇惊。

推荐方药及参考用量：安神定志丸合酸枣仁汤加减。人参 15g，龙齿 10g，茯神 12g，石菖蒲 10g，远志 10g，川芎 10g，合欢皮 10g，知母 15g，夜交藤 30g，酸枣仁 30g 等。

（7）心肾不交证

主症：夜难入寐，甚则彻夜不眠。

次症：心中烦乱，头晕耳鸣，潮热盗汗，男子梦遗阳痿，女子月经不调，健忘，口舌生疮，大便干结。

舌脉：舌尖红，少苔，脉细。

治法：交通心肾。

推荐方药及参考用量：六味地黄丸合交泰丸。黄连 6g，肉桂 3g，生地 15g，熟地黄 15g，山萸肉 15g，山药 10g，牡丹皮 10g，茯苓 15g，泽泻 10g 等。中成药：六味地黄丸，每次 1 丸，每日 2 次。

(三)针灸治疗

1. 针刺治疗

取安眠、四神聪、廉泉、旁廉泉、神门、膻中、丰隆、血海、三阴交、照海等穴位,毫针针刺或电针治疗,每日1次,10次为1个疗程,可连续应用2~4个疗程。

2. 头针治疗

取运动区、感觉区为穿刺点,沿刺激区在头皮下将针推进3~4cm,每次留针约20min,每日1次,15次为1疗程,连续治疗2~3个疗程。

3. 耳穴贴压治疗

取耳穴神门、交感、皮质下、心、肺、脾、肾、垂前、咽喉,用王不留行籽贴压,每日按压3~5次,每次每穴按压10~20次。

参考文献

[1]KÖHNLEIN T,WELTE T,TAN LB. et al. Central sleep apnea syndrome in patients with chronic heart disease:a critical review of the current literature[J]. Thorax,2002,57:547-554.

[2]CORMICAN L J,WILLIAMS A. Sleepdisorderedbreathinganditstreatment in congestive heart failure [J]. Heart,2005,91(10):1265-1270.

[3]黄席珍,慢性充血性心力衰竭与睡眠呼吸障碍研究的进展[J]. 实用诊断与治疗杂志,2004,18(6):465-467.

[4]VAZIR A,HASTINGS PC,DAYER M,et al. Ahighprevalence of sleep disordered breathing inmen with mild symptomaticchroni cheart failure dueto left ventricularsystolicdysfunction [J]. Eur J Heart Fail,2007,9(3):243-250.

[5]赵蕾,王羡懿. 充血性心力衰竭患者合并中枢性睡眠呼吸暂停综合征时的心脏结构特点[J]. 中国全科医学,2005,8(20):1664-1668.

[6]TRUPP R J. THEHEART of sleep:sleep-disordered breathing and heart failure [J]. Cardiovasc Nurs,2004,19(6 Suppl 1):67-74.

[7]高田佳史. 慢性心力衰竭合并睡眠呼吸障碍的治疗[J]. 日本医学介绍,2007,28(6):247-250.

[8]沈倩波,许顶立,林晟. 慢性心力衰竭患者的左室重构与睡眠呼吸障碍[J]. 南方医科大学学报,2006,26(4):486-489.

[9]胡克,陈喜兰,杨炯,等. 稳定期慢性充血性心力衰竭患者睡眠呼吸障碍[J]. 中华内科杂志,2002,21(15):15-19.

[10]中华医学会呼吸病学分会睡眠呼吸障碍学组. 阻塞性睡眠呼吸暂停低通气综合整治指南(2011年修订版)[S]. 中华结核和呼吸杂志,2012,1(35):9-12.

[11]GUPTA R,DAS S,GUJAR K,et al. Clinical practice guidelines for sleep disorders[J]. Indian J Psychiatry,2017,59(Suppl 1):116-138.

[12]中国医师协会神经内科医师分会睡眠障碍专业委员会,中国睡眠研究会睡眠障碍专业委员会,中华医学会神经病学分会睡眠障碍学组. 中国成人多导睡眠监测技术操作规范及临床应用专家共识 [J]. 中华医学杂志,2018,98(47):3825-3831.

[13]BORDONI B,MARELLI F,MORABITO B,et al. Manual evaluation of the diaphragm muscle[J]. Int J Chron Obstruct Pulmon Dis,2016,11:1949-1956.

[14]YAYAN J,RASCHE K. Absence of typical symptoms and comorbidities in patients with central sleep apnea[J]. Adv Exp Med Biol,2015,873:15-23.

[15]ARMSTRONG P W,MOE G W.Medical advances in the treatment of congestive heart failure [J]. Circulation,

1994,88:2941-2952.

[16]XIE A,SKATRUD J B,PULEO D S et al. Apnea-hypopnea threshold for CO_2 in patients with congestive heart failure[J].Am J Respir Crit Care Med,2002,165:1245-1250.

[17]MEIR H K,THOMAS R,WILLIAM C D. Principles and practice of sleep medicine[M]. 5th. St. Louis,Missouri,United states of America:Saunders,2011.

[18]SOMERS VK,WHITE DP,AMIN R,et al. In collaboration with the National Heart,Lung,and Blood Institute National Center on Sleep Disorders Research (National Institutes of Health)[J]. Circulation,2008,118(10):1080 – 1111.

[19]睡眠呼吸暂停与心血管疾病专家共识写作组. 睡眠呼吸暂停与心血管疾病专家共识[J]. 中华结核和呼吸杂志,2009,32(11):1001-1006.

[20]陈志斌,兰岚. 鼾症中医诊疗专家共识意见[J]. 中国中医药信息杂志,2019,26(1):1-5.

第十章　慢性心衰与勃起功能障碍

慢性心力衰竭(chronic heart failure,CHF)是各种心脏病的严重阶段和终末期表现,是 21 世纪常见的慢性心血管疾病。据报道,全球 CHF 发病率为 0.1%~0.9%,估计全世界有 6430 万患者。由于人口老龄化,预计未来 10 年 CHF 的患病率将增加 46%。《中国心血管健康与疾病报告 2021》显示,中国心力衰竭患者达 890 万,CHF 住院患者的 5 年死亡率高达 50%。由此可见,CHF 给全世界的公共卫生系统带来了巨大的负担。据调查显示:30%的 CHF 患者完全没有性活动。此外,CHF 引起的运动耐力下降、CHF 药物的副作用可能会进一步加剧 CHF 患者的性健康。因此,尽早识别勃起功能障碍并进行评估,判断其与心衰预后的相关性,进行合理转诊或遵循相关指南进行诊疗,对于改善患者的生活质量、延缓疾病的恶化,降低再住院率具有重要意义。

勃起功能障碍(erectile dysfunction,ED)是指阴茎持续不能达到或维持足够的勃起以完成满意的性生活,病程持续 3 个月以上者。表现为临房时阴茎不能勃起,或勃起不坚,或坚而不久。是男性性功能障碍最常见的病症之一。据国外有关资料统计,本病发病率占成年男性 10%以上。以前认为本病多为精神心理性病变,属器质性病变者较少。但近年来随着检测手段的提高,器质性 ED 的发病率也较以往增加。中国城市男性的 ED 总患病率为 26.1%,其中 40 岁以上的男性患病率超过 50%。因此,预防和干预 CHF 患者心肌的血供及耗氧量,从而可以明显改善 CHF 患者症状、降低患者死亡率、降低再住院率、提高患者生活质量,改善心衰患者的预后,进而扩张阴茎血管诱发阴茎勃起,使患者减少负面情绪,改善患者的心理状态,提高患者性生活全周期的信心,提升性生活水平,提高就诊者的生活质量。

一、勃起功能障碍相关分型

ED 有多种分类方法,可依据病史、病理生理机制、发病原因、发病时间、病变程度和复杂程度等不同方法对其进行分类。现根据病因可大致分成三类,即心理性、器质性和混合性。

(一)心理性 ED

心理压力与 ED 密切相关,导致心理性 ED 的因素有日常夫妻关系不和谐、性知识不对称或缺乏、不良的性经历、工作或经济压力、人格缺陷、对药物和疾病不良反应的恐惧心等。同样,ED 作为心理因素,也可引起抑郁、焦虑和躯体症状。

(二)器质性 ED

从功能解剖的角度上看,与勃起有关的神经、血管的损伤可导致 ED;从病理生理的角度上看,凡可损伤阴茎海绵体平滑肌舒张、动静脉血流机制的因素都可能成为 ED 的病因。

1. 血管性 ED:正常的血管功能是阴茎生理性勃起的基础,因此,任何可能导致阴茎海绵体动脉血流异常的疾病,如动脉粥样硬化、动脉狭窄、动脉损伤、静脉漏、阴部动脉分流及心脏功能异常等均可导致 ED。

2. 神经性 ED:勃起是一种神经-血管功能活动,中枢、外周神经疾病或损伤均可以引起 ED。如脑卒中、帕金森、脊髓病变、多发性硬化病、酒精中毒、尿毒症、多发性神经病变等会累及神经的疾病。

3. 手术与外伤性 ED：引起与阴茎勃起有关的血管和神经损伤可导致 ED。如大脑和脊髓手术、盆腔或腹膜后手术、经腹会阴直肠癌根治术及骨盆骨折、腰椎压缩性骨折或尿道骑跨伤等。

4. 内分泌性 ED：常见于性腺功能减退症、高泌乳素血症、血脂代谢异常（如高胆固醇血症）、甲状腺疾患、雄激素合成减少等。

5. 阴茎本身疾病：阴茎解剖或结构异常，如阴茎硬结症、严重包茎和包皮过长、阴茎弯曲畸形、龟头炎等。

6. 其他原因性 ED：心血管疾病（如肥胖、代谢综合征等）、肝肾功能不全、长期服用某些药物（如抗抑郁药、抗高血压药、抗雄激素药等）、不良生活方式等均是诱发 ED 的危险因素。

（三）混合性 ED

指精神心理因素和器质性病因共同导致的勃起功能障碍。如器质性 ED 未得到及时的治疗，患者心理压力加重，害怕性交失败，使 ED 治疗更加趋向复杂。ED 可由一种或多种疾病和其他因素引起。如糖尿病、高血压、外伤、手术损伤等原发疾病，以及精神心理、药物、生活方式、社会心理因素等。各种疾病及致病因素通过各自不同或相同途径导致 ED 发生。

二、慢性心力衰竭患者合并勃起功能障碍的影响因素

研究发现有许多因素可导致 ED 的发生和发展，同时这些因素也在 CHF 形成中占主导地位，通常它们共存并相互影响。CHF 患者 ED 的病因包括内皮功能障碍、动脉粥样硬化、运动耐量降低、心脏药物、心因性因素和 CHF 相关的性腺功能减退。

1. 内皮功能障碍。这种病理状况与 CHF 密切相关，可能会减少一氧化氮产生和血管扩张，这是整个勃起过程中的基本步骤。

2. 动脉粥样硬化。是导致心肌缺血和坏死成为 CHF 的主要原因之一，同时它也可能诱发阴茎血流障碍。

3. 运动耐量障碍。根据心脏功能的严重程度，CHF 患者的运动耐量会有不同程度降低，既有体力消耗的限制；又有日常基本活动的限制。除此，尽管与性活动相关的体力劳动相对适中，但是一些 CHF 患者（尤其是 NYHA Ⅲ~Ⅳ级患者）仍负担不起。CHF 分期与 ED 患病率和严重程度之间可能有相关性。

4. 心脏药物治疗。由于其内在的多重血管、代谢和神经体液作用，可能对勃起功能产生负面影响。

5. 合成代谢缺乏。代谢失衡是 CHF 患者的典型特征。研究表明，CHF 患者中硫酸脱氢表雄酮和总睾酮等代谢激素合成障碍，进而降低男性性功能和运动耐量。

6. 心因性因素。CHF 患者常合并有抑郁症，同时这种疾病也会降低并损害勃起功能。戈特利布等在 155 例 CHF 患者中证明了抑郁程度与性功能受限严重程度之间的线性相关性。抑郁症可能会诱发焦虑，从而增加交感神经张力，使小动脉收缩，最终减少阴茎血流量。

三、慢性心力衰竭与勃起功能障碍之间的相互作用机制

（一）慢性心力衰竭与内皮细胞障碍

血管内皮主要通过内分泌和旁分泌活动调节血管的结构和功能。健康的内皮细胞释放多种松弛和收缩血管的物质，主要以 NO 和内皮素为代表。NO 是血管舒张因子，是内皮细胞释放的有效血管舒张剂，对保持血管稳态起着关键作用，血管内皮细胞产生后通过弥散方式进入血管平滑肌细胞，进而

激活鸟苷酸环化酶(guanylate cyclase,GC),GC 将三磷酸鸟苷转换成细胞内环磷酸鸟苷(cyclic guanosine monophosphate,cGMP),细胞 cGMP 水平升高后使血管平滑肌细胞质内钙离子减少,促使肌球蛋白去磷酸化,导致血管平滑肌细胞松弛,产生血管舒张作用。NO 在保护血管内皮方面发挥重要作用,是最重要的内皮调节物质。内皮功能障碍的特征在于内皮源性血管舒张作用与血管收缩作用之间的不平衡,从而导致血流或刺激物(例如乙酰胆碱)介导的血管舒张减少。

随着慢性心衰发病机制的研究逐渐深入,大量实验证实慢性心衰与血管内皮功能损伤的发生发展密切相关。其机制是 CHF 使心功能减退、心输出量减少、血管壁剪切应力降低。研究表明,血流量、剪切应力降低是造成内皮细胞一氧化氮合酶表达减少、NO 合成降低的主要原因。此外,CHF 时伴发的低氧及缩血管反应状态也是内皮细胞一氧化氮合酶表达减少、NO 生成减少的原因。Driss 等人在心衰的动物模型上发现,在血流动力学改变的肺动脉上,内皮细胞一氧化氮合酶水平和内皮细胞一氧化氮合酶转录减少,肺动脉对乙酰胆碱引起的舒张反应程度降低。

CHF 时氧自由基(Oxygen-derived free radicals,OFR)和抗氧化剂之间失衡介导的氧化应激是心衰时内皮依赖性血管舒张反应障碍的另一重要原因。OFR 可以直接灭活 NO 并抑制其介导的舒血管反应,OFR 还可通过引发脂质过氧化反应,不断地生成脂质过氧化物,并由此分解成具有细胞毒性的稳定的代谢产物丙二醛使血管内皮细胞皱缩,膜系统破坏和通透性增加,进一步造成内皮细胞结构、功能损害。此外,CHF 时血管紧张素 II、内皮素等血管内皮衍生性收缩因子增高直接作用于血管对抗 NO 的舒血管作用,使血管张力增高,可能是造成 CHF 患者内皮依赖性血管舒张反应障碍的重要原因。

(二)勃起功能与内皮细胞障碍

阴茎的勃起是神经、血管、精神多重因素相互作用的复杂的生理过程。正常的勃起过程在很大程度上依赖功能正常的内皮细胞及 NO。NO 由海绵体动脉内皮细胞产生,通过神经末梢释放的乙酰胆碱激动内皮细胞的一氧化氮合酶。反过来,NO 激活阴茎海绵体平滑肌上的鸟苷酸环化酶,从而促进 cGMP 的合成。cGMP 通过促进细胞内蛋白激酶的释放促进钾通道开放,增加海绵体内的血流量及压力,并反过来阻断静脉血液回流,从而保证良好的阴茎勃起。而当内皮功能障碍或因氧化应激增加或活性氧产生过度导致 NO 合成减少时,会促进勃起功能障碍的发生,这些活性氧包括超氧化物、过氧化氢、过氧亚硝酸盐等,而上述活性氧常见于高血压、糖尿病、慢性心力衰竭等病理状态。

四、勃起功能障碍的临床表现

(一)症状

1. 心理性 ED:起病急,阴茎有自发勃起,但在性兴奋时却不能或勃起不坚,勃起时间短,以致不能够进行或者完成性交;或刚接触女体时坚硬勃起,但试图性交时又立即痿软。发病时间在 3 个月以上。常伴有抑郁、焦虑、失眠、健忘、头晕、胆怯等症状。

2. 器质性 ED:阴茎在任何情况下都不能勃起,发病患者呈进行性加重。一般伴有原发疾病症状。

(二)体征

1. 心理性 ED:多无明显体征。

2. 器质性 ED:可因其原发疾病的不同,表现出不同的体征。仔细地体检可以发现与勃起功能障碍相关的神经系统、心血管系统、内分泌系统及阴茎本身的缺陷或异常。检查中应注意病人的体型、第二性征发育情况,测量血压和四肢脉搏,检查下肢、会阴部及阴茎的感觉、肛门括约肌肌张力、球海绵体反射等。外生殖器检查应注意阴茎的发育情况及形态,有无弯曲、包皮情况,仔细触摸阴茎海绵体。检查睾丸的大小和质地。

五、勃起功能障碍的诊断与鉴别诊断

（一）诊断

1. 病史

详细地询问病史是 ED 诊断中最为重要的环节。问诊的内容应包括既往和当前性关系,如婚姻状况(未婚、已婚、离异、丧偶),性生活频率,有无固定性伴侣,是否性厌恶,是否有抑郁、焦虑、紧张情绪,是否有晨勃及手淫情况等,也需询问勃起问题的起始和持续时间、勃起障碍发生的环境和就诊经过。同时,应注意患者除勃起障碍外有无合并其他性功能障碍,如早泄、性欲减退、无性高潮、射精异常等,临床上往往多种性功能障碍同时存在。

2. 体格检查

常规检查包括体型、毛发及皮下脂肪分布、肌肉力量、第二性征及有无男性乳房女性化等,必要时评估心血管系统、神经系统,老年男性应常规进行直肠指检等。专科检查重点评估外生殖器,包括阴茎的大小、外形(如阴茎是否弯曲),包皮有无异常(如包茎)、包皮阴茎头炎、包皮粘连或包皮系带过短等;仔细触摸阴茎海绵体,特别需要注意阴茎硬结症(Peyronie 病);局部神经反射:会阴部感觉、提睾肌反射等。

3. 辅助检查

（1）实验室检查。对于初次就诊的病人,尤其是中老年病人,应行血常规、尿常规、肝肾功能、血糖及血脂检查。进一步可选择血清性激素水平(睾酮、黄体生成素、促卵泡素、雌二醇、垂体泌乳素)、甲状腺功能等激素检查。

（2）特殊检查。

①阴茎夜间勃起硬度测定(nocturnal penile tumescence and rigidity,NPTR):主要用于鉴别心理性和器质性 ED。正常男性夜间阴茎勃起的前提是处于深睡眠时期,次数 3~6 次,需连续观察 2~3 个夜晚,阴茎头硬度大于 60%,且持续 10min 为有效的功能性勃起。

②视听刺激下阴茎硬度测试(visual stimulation tumescence and rigidity,VSTR):适用于对门诊患者进行快速初步诊断及评价患者对药物治疗的反应情况,也可用于观察患者口服 5 型磷酸二酯酶抑制剂(phosphodiesterase-5 inhibitor,PDE5i)后阴茎勃起情况。

③阴茎海绵体注射血管活性药物(intracavernous injection,ICI):主要用于鉴别血管性、心理性和神经性 ED,一般为前列腺素 E1,或罂粟碱加酚妥拉明。

④阴茎彩色多普勒超声检查(color Doppler duplex ultrasonography,CDDU):是目前用于诊断血管性 ED 最有价值的方法之一。评价阴茎内血管功能的常用参数有:海绵体动脉直径、收缩期峰值流速(peak systolic velocity,PSV)、舒张末期流速(end-diastolic velocity,EDV)和阻力指数(resistance index,RI)。目前该方法还没有统一的正常值。一般认为,注射血管活性药物后阴茎海绵体动脉直径>0.7mm 或增大 75% 以上,PSV≥30cm/s,EDV<5cm/s,RI>0.8 为正常。PSV<30cm/s 提示动脉供血不足;EDV>5cm/s,RI<0.8 提示阴茎静脉闭塞功能不全。

⑤神经诱发电位检查:其包含多种检查方式,如阴茎感觉阈值测定、球海绵体反射潜伏时间(bulbocavernosus reflex,BCR)、阴茎海绵体肌电图、躯体感觉诱发电位及括约肌肌电图等。目前应用较多的检查为 BCR,该法主要用于神经性 ED 的间接诊断和鉴别诊断。BCR 的正常均值为 30~45ms,超过均值 3 个标准差以上者为异常,提示有神经性病变的可能。

⑥选择性阴茎动脉造影:可以显示原发或外伤后引起的阴部动脉畸形、狭窄或梗阻,血管重建术

前必须做此检查。

⑦阴茎海绵体静脉造影：可以显示阴茎海绵体静脉瘘、海绵体纤维化、弯曲等结构异常。

⑧海绵体活检：对于准备行静脉手术的勃起功能障碍病人，海绵体活检是必要的。经穿刺取出海绵体组织，分析其中的平滑肌含量有助于估计手术效果。

4. 勃起功能障碍程度判定

为了客观地量化勃起功能障碍的程度，可以使用国际勃起功能评分（International index of erectile function，IIEF），它包括 15 个问题，对勃起功能、性欲、高潮、射精等性功能的各个方面进行评分。简化的国际勃起功能评分 5 项（IIEF-5）可以方便地用于对勃起功能障碍的筛查，敏感性和特异性均好（见表 10-1）。根据过去 6 个月内的情况评估。各项得分相加>21 分为勃起功能正常；1~7 分为重度；8~11 分为中度；12~21 分为轻度勃起功能障碍。

表 10-1 国际勃起功能评分 5 项（IIEF-5）

	0	1	2	3	4	5
1.对阴茎勃起及维持勃起有多少信心？	无信心	很低	低	中等	高	很高
2.受刺激后，有多少次阴茎能坚挺地进入阴道？	无性活动	几乎无	只有几次	有时或大约一半时候	大多时候	几乎每次或每次
3.阴茎进入阴道后有多少次维持勃起？	无尝试性交	几乎无	只有几次	有时或大约一半时候	大多时候	几乎每次或每次
4.性交时保持阴茎勃起至性交完毕有多大困难？	无尝试性交	非常困难	很困难	有困难	有点困难	不困难
5.尝试性交有多少时候感到满足？	无尝试性交	几乎无	只有几次	有时或大约一半时候	大多时候	几乎每次或每次

（二）鉴别诊断

1. 早泄：一般指性交时阴茎能够勃起，且能够达到足够的硬度以插入阴道但勃起的时间较短，甚至刚触及阴道即行射精，阴茎继而迅速疲软以致性交过早结束；而勃起功能障碍则是阴茎不能勃起或勃起的硬度极差不能进行性交。

2. 性欲淡漠：表现为男子的性交欲望降低，可间接影响阴茎的勃起及性交的频率，但在性交时阴茎能正常勃起。

六、慢性心力衰竭合并勃起障碍的治疗

（一）慢性心力衰竭的常规治疗

1. 生活方式管理

（1）患者教育：心衰患者及家属应得到准确的有关疾病知识和管理的指导，内容包括健康的生活方式、平稳的情绪、适当的诱因规避、规范的药物服用、合理的随访计划等。

（2）体重管理：日常体重监测能简便直观地反映患者体液潴留情况及利尿剂疗效，帮助指导调整治疗方案。体重改变往往出现在临床体液潴留症状和体征之前。部分严重慢性心力衰竭患者存在临床或亚临床营养不良，若患者出现大量体脂丢失或体重减轻称为心源性恶液质，往往预示预后不良。

(3)饮食管理:心衰患者血容量增加,体内水钠潴留,减少钠盐摄入有利于减轻上述情况,但在应用强效排钠利尿剂时过分严格限盐可导致低钠血症。

2. 休息与活动

急性期或病情不稳定者应限制体力活动,卧床休息,以降低心脏负荷,有利于心功能的恢复。但长期卧床易形成深静脉血栓甚至肺栓塞,同时也可能出现消化功能减低、肌肉萎缩、坠积性肺炎、褥疮等,适宜的活动能提高骨骼肌功能,改善活动耐量。因此,应鼓励病情稳定的心衰患者主动运动,根据病情轻重不同,在不诱发症状的前提下从床边小坐开始逐步增加有氧运动。

3. 病因治疗

对所有可能导致心脏功能受损的常见疾病如高血压病、冠心病、糖尿病、代谢综合征等,在尚未造成心脏器质性改变前即应早期进行有效治疗。对于少数病因未明的疾病如原发性扩张型心肌病等亦应早期积极干预,延缓疾病进展。

4. 药物治疗

(1)血管紧张素 I 转化酶(ACE)抑制剂:研究表明对于射血分数保留的心衰患者而言,无论有无症状,ACEI 均能显著减少住院率和病死率,而且还可以缓解症状,提高生活质量并改善运动耐力,并且相对于小剂量的 ACEI,较大剂量能够取得更多的临床获益。在临床用药中 ACEI 适用于所有射血分数保留的心衰患者,并应从小剂量开始逐渐加量,直至达到目标剂量。调整到合适剂量后应当终生维持服用,避免突然停药。在用药过程中应密切监测血压、肾功能及血钾。

(2)血管紧张素 II(AT2)阻断剂:该类药的适应证及注意事项与 AECI 类药物基本相同,推荐用于不能耐受 ACEI 类的患者,以及已经应用利尿剂、ACEI、β 受体阻滞剂但临床状态改善仍不满意且不能耐受醛固酮受体拮抗剂的患者。

(3)醛固酮受体阻断药:虽然 ACEI 及 ARB 的广泛应用可以抑制肾素-血管紧张素-醛固酮系统系统醛固酮的产生,但是 ACEI 的长期使用常常会出现"醛固酮逃逸现象",即醛固酮水平无法保持稳定持续的降低。因此,在 ACEI 或 ARB 基础上加用醛固酮受体拮抗剂可以进一步抑制醛固酮在心肌细胞外基质重构中的作用。研究表明醛固酮受体阻断药均能在 ACEI 和 β 受体阻滞剂基础上进一步降低心衰患者的再住院率和病死率。其适用于 NYHA 心功能分级 II~IV 级、射血分数小于 40% 的中重度心衰患者,以及急性心肌梗死后并发心衰、射血分数小于 40% 的患者。

(4)利尿剂:利尿剂是慢性心力衰竭传统治疗用药之一,主要分为袢利尿剂和噻嗪类利尿剂两种。有液体潴留的患者均应给予利尿剂治疗。在利尿剂的应用过程中应依据心衰的症状、体征等及时调整利尿剂的剂量,以通过最小的药物剂量使心衰患者达到并维持"干体重",这一原则在利尿剂的应用过程中是至关重要。其主要不良反应为低钾、低镁、低钠等电解质紊乱等情况,以及血压、肾功能恶化,因此在应用过程中需要密切监测肾功能及血钾变化。新型利尿剂托伐普坦是一种血管加压素 V2 受体拮抗剂,具有排除自由水而不排钠的作用,相比袢利尿剂和噻嗪类利尿剂而言,不会导致低钾、低钠等电解质紊乱和肾功能恶化,并且对伴有低钠血症的心衰患者更有效。现有的研究表明托伐普坦能够有效减轻体重,改善呼吸困难、水肿等心衰症状,并能纠正低钠血症。EVEREST 研究显示长期使用托伐普坦改善心衰患者的低钠血症,能更好地控制容量和改善症状,但未能降低心衰患者的病死率,亚组分析显示可降低低钠血症组 180d 死亡率。

(5)β 受体阻断药:CIBISII、OPERNICUS、MERITHF 等 3 项具有里程碑意义的研究充分证实了比索洛尔、卡维地洛以及琥珀酸美托洛尔在心衰治疗中的作用。β 受体阻滞剂能够减少心衰的住院率和病死率,尤其是能够显著降低心衰患者的猝死率。因此指南推荐所有射血分数小于 40% 的心衰患者应

尽早服用 β 受体阻滞剂。β 受体阻滞剂应当从小剂量开始服用,每 2~4 周剂量加倍,逐渐增加至目标剂量或最大可耐受剂量。为了避免其抑制心肌收缩力而引起心衰恶化,β 受体阻滞剂应当在心衰控制稳定后再开始使用并应当长期坚持用药,避免突然停药,并且在病情平稳后应继续使用 β 受体阻滞剂以改善临床预后。

(6)洋地黄类药物:通过抑制心肌细胞膜 Na^+/K^+-ATP 酶使细胞内 Na^+ 水平升高,从而促进 Na^+/Ca^{2+} 交换,提高细胞内 Ca^{2+} 水平、增强心肌收缩力。地高辛是口服的洋地黄类药物,早期的临床试验表明地高辛能够改善左室射血分数、心输出量、肺毛细血管楔压等血流动力学指标和胸闷、气短等临床症状,提高心衰患者的生活质量和运动耐量,并减少心衰恶化的住院,而停用地高辛则可导致血流动力学和临床症状的恶化。地高辛是唯一长期治疗不会增加心衰患者病死率的正性肌力药,其适用于 NYHA Ⅱ~Ⅳ级、已经应用 ACEI、β 受体阻滞剂、醛固酮受体拮抗剂,仍持续有症状的射血分数小于 45% 的慢性心衰患者。心功能为 NYHA Ⅰ 级的患者不宜使用地高辛。在用药过程中应监测血地高辛浓度,以避免洋地黄中毒。

(7)左西孟旦是新一代强心药物,它是一种钙离子增敏剂,通过与肌钙蛋白 C 的结合而增加后者与钙离子复合物的构象稳定性,促进横桥与细肌丝的结合,从而增强心肌收缩力;同时左西孟旦还能激活血管平滑肌的钾离子通道而扩张血管,从而显著改善心衰患者的血流动力学和临床症状。与传统正性肌力药相比,左西孟旦还具有不增加细胞内钙浓度、不引起钙超载、不增加心肌耗氧量等优点。因此,左西孟旦被广泛应用于急性心衰的治疗,临床疗效被临床试验所证实。学者们也认为对于慢性心衰而言,可以考虑间断的持续静脉应用左西孟旦以维持其临床症状的稳定。但是左西孟旦是否能改善慢性心衰患者期预后仍需大规模随机对照研究进一步证实。

(8)If 通道抑制剂:伊伐布雷定是心脏窦房结起搏电流(If)通道的选择性抑制剂,能够呈剂量依赖性地抑制 If 电流,从而减慢心率。研究表明心衰患者的心率与心衰患者 1 年的病死率呈显著正相关,早期控制心室率可显著降低心衰患者的病死率。SHIFT-PRESERVED 研究显示伊伐布雷定与安慰剂相比,在标准药物治疗基础上,能够显著改善 HFpEF 患者峰值氧耗量,降低反映舒张功能的超声指标 E/e。在使用 ACEI、β 受体阻滞剂及醛固酮受体拮抗剂的基础上,对于心率仍大于 70 次/min、射血分数小于 35% 的心衰患者加用伊伐布雷定进一步降低心室率,可使心血管死亡及心衰相关再入院的复合终点下降 18%,并且患者的左心功能和生活质量也得到了改善。

(9)LCZ696:是由血管紧张素Ⅱ受体阻滞剂缬沙坦和脑啡肽酶抑制剂前体构成的新型单分子物质,可同时起到抑制 RAAS 系统及升高内源性利钠肽的作用。PARADIGM-HF 研究证实了 LCZ696 在收缩性心衰中的有益作用,LCZ696 可使全因死亡率进一步下降 16%,心衰相关住院率 21%,并且使心衰患者的症状及活动耐力显著改善,提示 LCZ696 可能比 ACEI 或 ARB 类等单一抑制 RASS 系统的药物对心衰患者更为有益,为心衰患者带来了新的希望。

(二)慢性心力衰竭患者勃起障碍的治疗

1. 药物治疗

(1)磷酸二酯酶 5 抑制药治疗:这是目前作为治疗 ED 的第一线疗法。常用的有西地那非、他达拉非、伐地那非等,药物的不良反应通常很轻微,患者耐受性很好,常见的副作用包括头痛、面色潮红、头晕、消化不良和鼻塞头痛。

(2)多巴胺受体激动剂治疗:常用药物有阿扑吗啡和溴隐亭。

①阿扑吗啡:为多巴胺(D1/D2)受体激动剂,可刺激中枢神经系统与性行为有关的多巴胺受体,也可通过骶副交感神经丛扩张阴茎海绵体血管,改善 ED 病人的勃起功能。副作用有打哈欠、低血压、恶

心、头晕等,皮下注射可引起严重低血压。现已有阿扑吗啡舌下含片——apomorphine SL,该药常见的不良反应有恶心,偶尔也会发生昏厥。

②溴隐亭:是另一种口服的多巴胺能活性药物,作用于垂体,抑制泌乳素分泌,临床上用以治疗高泌乳素血症引起的ED。对维持血透并ED患者亦有效,可能与透析病人常伴有中度高泌乳素血症有关。需定期复查血泌乳素水平,常因不良反应如恶心、呕吐和低血压,使其应用受限。

③5-羟色胺受体拮抗剂治疗:曲唑酮是一种非三环类的三唑吡啶类抗抑郁药,属5-羟色胺受体拮抗剂,既可以作用于中枢5-羟色胺受体,抑制5-羟色胺重吸收,也有抗胆碱能活性和肾上腺能受体阻断作用。Azadmi等体外研究表明:哌唑酮延长阴茎勃起的潜在机制与交感神经介导的疲软机制被阻断有关。

2. 物理治疗

(1)真空勃起装置(vacuum entrapment device,VED)治疗:真空装置通过负压将血液吸入阴茎海绵体中,然后在阴茎根部套入缩窄环阻止血液回流以维持勃起。该方法适用于磷酸二酯酶5抑制剂治疗无效,或不能耐受药物治疗的患者,尤其适用于偶尔有性生活的老年患者。使用时应告知患者,负压助勃时间不宜超过30min。

(2)低能量体外冲击波治疗(low-intensity extra-corpreal shock wave therapy,LESWT):EAU已将LESWT作为治疗血管性ED的一线治疗。国外学者对LESWT的研究发现,使用LESWT治疗血管性ED患者,患者勃起功能、阴茎血流动力学、IIEF-5评分等得到明显改善,对依赖磷酸二酯酶5抑制剂的血管性ED患者有良好的临床疗效,其中约50%参与试验患者无须再用磷酸二酯酶5抑制剂。另外,LESWT对磷酸二酯酶5抑制剂无效的严重血管性ED患者具有治疗作用,能提高其IIEF-5评分及改善阴茎血流动力学。该治疗具有良好的可行性及可能的康复性,未来可能成为血管性ED治疗的重要方法。

3. 手术治疗

(1)血管手术治疗:ED的血管手术包括阴茎静脉漏手术、阴茎动脉重建手术等,治疗效果并不理想,需慎用。阴茎动脉重建手术需要严格选取具有手术适应证的患者。

(2)假体植入治疗:阴茎假体手术的适应证是口服药物及其他治疗无效或不能接受已有治疗方法的患者。通常分为非膨胀型及可膨胀型两类,当前临床常用的是三件套可膨胀假体。随着阴茎假体技术的日益成熟,术后并发症逐渐减少,术后患者性满意度不断改善,目前国内接受假体植入的患者数量在逐渐增多。

参考文献

[1]AIBERTI L,TORLASCO C,LAURETTA L,et al. Erectile dysfunction in heart failure patients:a critical reappraisal[J]. Andrology,2013,1(2):177-191.

[2]邢喜平. 敦煌男科医方集成与应用[M]. 北京:中国医药科技出版社,2022.

[3]刘波,潘铁军,沈国球,等. 疏肝益阳胶囊治疗勃起功能障碍的临床研究[J]. 中国男科学杂志,2015,29(2):51-52.

[4]王士凯. 氟伐他汀对慢性心衰大鼠血管内皮和心功能的保护作用及其机制研究[D]. 泰安:泰山医学院,2012.

[5]吴仲敏. 阴茎勃起神经与神经性勃起功能障碍[J]. 四川解剖学杂志,2007(2):37-39.

[6]DARGIE H J,LECHAT P. The Cardiac Insufficiency Bisoprolol Study Ⅱ(CIBIS-Ⅱ):a randomised trial[J]. Lancet,1999,353(9146):9-13.

[7]KOSMALA W,HOLLAND D J,ROJEK A,et al. Effect of If-channel inhibition on hemodynamic status and exercise tolerance in heart failure with preserved ejection fraction:a randomized trial [J]. J Am Coll Cardiol,2013,62 (15):1330-1338.

[8]PACKER M,FOWLER M B,ROECKER E B,et al. Effect of carvedilol on the morbidity of patients with severe chronic heart failure:results of the carvedilol prospective randomized cumulative survival(COPERNICUS) study[J]. Circulation,2002,106(17):2194-2199.

第十一章　慢性心力衰竭中医药研究进展

第一节　基　础　研　究

一、中医病因病机研究

中医之心力衰竭(简称心衰)是临床上常见的重症、急危症,预后大多不良。西医多见于冠心病、风心病、扩张性心肌病、先天性心脏病、老年退行性心脏瓣膜病等。上述疾病在祖国医学分见于怔忡、惊悸、喘证、支饮、水肿、积聚等病名中。国家技术监督局在 1997 年 10 月发布了国家标准《中医临床诊疗术语》,明确"心衰"这个病名。

随着现代医学不断进步,当代中医学者对慢性心衰(CHF)的病因病机与古代医籍有不同的见解。国医大师颜德馨认为慢性心衰的发生发展主要是肾阳不足,导致心、脾、肺不得阳气温煦,阳虚则水气不化,水饮内停,进而导致血脉不通,温阳利水、活血散瘀是慢性心衰的治疗原则。但国医大师路志正教授认为,脾肾阳虚、寒饮内停是心衰的病机,脾阳不足,运化无力,再加上肾阳虚难以温化水饮,上逆于心肺,甚至可致气阴耗损,心衰治疗应以温补脾肾阳气、泄肺行水为基础随证加减。有临床专家通过总结 839 例慢性心衰患者的中医证型及其症候要素分布规律, 发现慢性心衰的基本病因病机是本虚标实,病位在心,可涉及脾、肺、肾,本虚主要是气虚、阳虚、阴虚,标实以痰浊、瘀血、水饮为主,导致气虚、阳虚、阴虚并存。岐黄学者李应东教授认为慢性心衰的病机是本虚标实,本虚以气虚为主,心衰初期以心肺气虚证为主,因其病程迁延难愈,中期出现肝郁脾虚证,最终发展成心肾阳虚、气阴两虚、阴阳两虚等证型,虚证是致病之本,决定着心衰的发展趋势,兼有血瘀、痰浊、水饮等标实证,实证往往是其诱发因素,两者相互作用且相互影响,最终决定了 CHF 的各个时期出现不同的证型,气虚血瘀始终贯穿于整个心衰的发展过程。有专家通过查阅和总结相关资料对心衰的论述,指出本病病机基于"气、血、水相关"的理论;除此之外还结合《黄帝内经》《类证治裁》等古籍提出气指心之气、阳虚及大气下陷,结合《景岳全书》等著作提出血乃血瘀及心血虚、血瘀为本病的发生的重要机制,以及引用《金匮要略》揭示水饮水停、痰饮等病理变化而导致水肿、气喘等症状。综上所述,虽然慢性心衰病因病机错综复杂,但以气血亏虚、痰瘀阻滞等的病机已基本达成共识。

二、中医辨证研究

(一)心力衰竭体质辨证研究

1. 心衰病的中医体质分布

心衰病并发症亚组之间相互对照比较发现冠心病组与慢性肺病组血瘀体质分布较多, 糖尿病组阴虚体质分布较多,血脂异常组痰湿质分布较多,肥胖组阳虚和气虚体质分布较多,肾功能不全组气虚体质分布较多,心律失常、高血压与其他组比较无明显分布较多的体质。以并发症个数为分组依据,并发症个数组之间体质分布无明显差异,与对照组相比气虚质、阳虚质分布较多。通过两个维度的比较发现:①心衰患者群中,阳虚质、痰湿质、气虚质、血瘀质分布较多,且与冠心病、糖尿病、肥胖、血脂异常及慢性肺病等并发症的体质分布具有一定相关性,心律失常、高血压体质分布较其他并发症体质分布不集中,因此对中医体质分布影响较小。②心衰并发症个数与中医体质分布无明显相关性。③心衰患者主要体质为气虚质、阳虚质、痰湿质、瘀血质,其中气虚质、阳虚质明显多于健康人群。

2. 心衰病中医体质分布与证型的相关性

据最近的研究分析冠心病 CHF 患者体质分布,偏颇质占 95.8%,常见体质依次为气虚质(25%)、瘀血质(20%)、阳虚质(18.3%)和痰湿质(17.5%),男性以气虚质、痰湿质为主,女性以瘀血质、阳虚质为主,61~70 岁患者多为气虚质,而大于 80 岁的高龄患者多阳虚质。国内研究团队通过收集 60 例 CHF 患者,均为偏颇体质中的气虚质,其中有阳虚质倾向 34 例、痰湿质倾向 12 例、血瘀质倾向 14 例,体质类型相对集中。一项临床实验研究认为根据 ACC/AHA Stage 心功能分期,B 期患者中痰湿质最多,其次为血瘀质、气虚质、阳虚质、平和质;C 期患者中气虚质最多,其次为痰湿质、血瘀质、阳虚质、平和质;D 期患者中也是气虚质最多,其次为阳虚质、血瘀质、阴虚质、痰湿质;不同心功能分期的中医体质类型分布不同,差异有统计学意义($P<0.05$)。

有研究认为在心衰发病中,心气虚是病理基础,心阴虚是疾病发展的标志,心肾阳虚则是疾病发展的重度阶段。心衰病气虚质、阳虚质、血瘀质、痰湿质较为多见,并随着病情进展出现不同上述体质分布,但并发症个数与中医体质分布无明显相关性。黄春林教授认为,心力衰竭主要是心气虚衰,病久殃及肺脾肾,而致水、湿、痰、瘀互结,后续发展可致心阳虚衰,甚者阳损及阴,导致阴阳两虚,为本虚标实之证。因此,心衰病患者气虚质、阳虚质分布多于健康人群。通过研究对射血分数中间值(HFmrEF)患者的中医体质类型与中医证型的相关性分析可知,不同体质类型的 HFmrEF 患者的中医证型分布不同。HFmrEF 患者中医体质类型以气虚质多见,其次为阴虚质;中医证型以气阴两虚证多见,其次为气虚血瘀证。气虚质以气阴两虚证所占比例最高,其余依次为气虚血瘀证、心肺气虚证、心肾阳虚证;血瘀质以气虚血瘀证所占比例最高,其余依次是气阴两虚证、痰饮阻肺证;阴虚质以气阴两虚证所占比例最高,其次是气虚血瘀证;阳虚质以心肾阳虚证所占比例最高,其余依次为是痰饮阻肺证、气虚血瘀证、心肺气虚证、气阴两虚证;痰湿质以痰饮阻肺证所占比例最高,其余依次是气虚血瘀证、气阴两虚证。从流行病调查结果可知气虚质和阴虚质发病后均倾向于气阴两虚证,其次是气虚血瘀证;血瘀质发病后倾向于气虚血瘀证,其次是气阴两虚证;阳虚质发病后倾向于心肾阳虚证,其次是痰饮阻肺证;痰湿质发病后倾向于痰饮阻肺证,其次是气虚血瘀证。

(二)心力衰竭地域特点辨证研究

通过数据统计 100 例长期居住于青海地区的 CHF 患者信息:气阴两虚证 29 例,气虚血瘀证 32 例,阳虚水泛证 22 例,痰饮阻肺证 17 例。相关专家探讨广州地区 CHF 患者中医体质分布规律,根据 ACC/AHA Stage 心功能分期,B 期患者痰湿质最多,其次为血瘀质、气虚质、阳虚质、平和质;C 期患者气虚质最多,其次为痰湿质、血瘀质、阳虚质、平和质;D 期患者气虚质最多,其次为阳虚质、血瘀质、阴虚质、痰湿质。研究发现昆明地区 CHF 患者气虚质、阳虚质、血瘀质占比例较大,按 ACC/AHA Stage 心功能分期,B 期平和质比例最大,其次为气虚质、阳虚质;C 期气虚质比例最大,其次为血瘀质、阳虚质;D 期气虚质比例最大;其次为阳虚质、血瘀质。汤献文研究新疆不同民族慢性心衰患者发现,痰瘀互结证和气虚血瘀证最多;少数民族 CHF 患者证型分布最多的是痰瘀互结证,其次为气虚血瘀证。有学者发现广西部分地区 CHF 常见证型在年龄方面,主要以中老年多发,男性气虚血瘀证、阳虚血瘀证高于女性,而气阴两虚血瘀证男性低于女性;气虚血瘀证占 55 例(55%),气阴两虚血瘀证占 22 例(22%),阳虚血瘀证占 23 例(23%),以气虚血瘀证多见。

(三)心力衰竭从证候兼夹性辨证研究

CHF 辨证分型复杂,病性证素常见气虚、血瘀、痰浊、水饮、阴虚、阳虚、气滞、血虚等。辨证可为单证型,可为多证候要素组合型,组合型又可分二证组合、三证组合、四证组合、五证组合和六证组合型等。研究发现 CHF 患者单证候要素构成从高到低依次为:血瘀>气虚>痰浊>阴虚>阳虚;多证候要素组合中以两证候要素组合、三证候要素组合多见。一项研究分析发现心功能Ⅱ级患者以气虚血瘀证、气阴两虚夹心血瘀阻证最多;心功能Ⅲ级患者以气虚血瘀证、气阴两虚证夹心血瘀阻证最多,并出现阳虚水泛夹瘀血内阻证、心阳亏虚夹心血瘀阻证、脾肾阳虚证;心功能Ⅳ级患者阳虚水泛、痰瘀互阻证和气虚血瘀证占优势,出现阳虚水泛证、水饮凌心证、阴阳两虚夹血瘀水结证。一项研究证明基础病因为冠心病的患者,证候要素组合规律主要有单一证型、二证、三证、四证、五证和六证组合型,且以二、三、四证候要素组合最为常见。单证候要素以气虚最常见,二证候要素组合气虚、血瘀最常见,三证候要素气虚、血瘀、水饮最常见,四证候要素组合气阴两虚、血瘀水停最常见,五证或六证候要素组合较少。证候要素组合以二、三、四证组合最为常见,气虚、血瘀组合是所有常见组合的基础。蔡婷对扩张型心肌病研究发现证素组合中心肺气虚证的患者大多为单一证素,气阴两亏患者主要表现为二证素,气虚血瘀和心肾阳虚证患者多为三证素、四证素的组合,阳虚水泛和痰饮阻肺证的患者临床证候复杂,存在四、五、六证素复合者。相关的临床研究报道发现 CHF 常见证候组合出现频率由高到低为气虚血瘀>气虚血瘀痰浊>气阴亏虚血瘀>气虚血瘀痰浊水停=气虚血瘀水停>气虚阳虚血瘀水停。

还有基础病因兼夹,有学者收集河南 610 例 CHF 住院患者,心衰基础病因以冠心病为首,其次为风心病、扩张性心肌病、高血压等;合并症及危险因素以心律失常为主;心衰证型分布包括:气阴两虚血瘀型>气虚血瘀兼痰饮>气虚血瘀>阳气亏虚血瘀兼痰饮>阳气亏虚血瘀>气阴两虚血瘀兼痰饮。有文献报道通过收集患者基础病以冠心病、高血压性心脏病为主,其次是瓣膜性心脏病、扩张性心肌病、风湿性心脏病、肺源性心脏病、甲亢性心肌病、肥厚性心肌病,先天性心脏病所占比例最少。基础病为冠心病的在不同证型间无统计学差异,基础病为高血压性心脏病者以心肺气虚证、气阴两虚证为主。相关文献报道调查 186 例 CHF 中医四诊信息,得出高血压、心肌炎、肾衰竭等原发病与心力衰竭的继发相关。心衰Ⅱ、Ⅲ级的常见证候是气虚、血瘀、水停,在疾病不同时期还兼夹阳虚、阴虚、痰浊。由此可见,CHF 非单一证型可解释,非单一基础疾病所引起,常伴随兼夹证,增加了辨证混淆性,且常相互作用。临床处方用药需分析基础疾病及兼夹证的不同而辨证用药,为临床决策用药及学习增加了难度。

三、治则治法研究

(一)心衰治则治法探讨

《素问》首载"开鬼门、洁净府、去菀陈莝"之说。姚止庵注曰:"……去菀陈莝者,除实积也。开鬼门者,表外邪也。洁净府者,利小便而水下泄也。"(《素问经注节解》)此"治水三法"治疗心衰,临床每获良效。

1. 开鬼门——宣肺化痰,发汗解表

心衰常见心肺同病,或为火克金,或金侮火,心肺气虚,肾不纳气,则见心悸、咳嗽咳痰、气喘、倚息不得卧等症状。通过宣肺化痰、发汗解表之法,使肺气得宣,营卫调和,可达到"上焦得通,浊然汗出"之功效。临床常以真武汤和越婢汤加减应用。肺热者可麻杏石甘汤加减。兼见肺气壅滞不能宣降、饮停痰阻者,可加用鱼腥草、黄芩、金银花、前胡、陈皮、连翘等清肺祛痰。岳美中在临床上善于运用仲景的越婢汤、防己黄芪汤等方,通过发汗之法治疗风水证。

2. 洁净府——温阳化气,行气利水

心衰常见心肾同病,阳气不化,则见畏寒肢冷、高度水肿,甚或胸水、腹水、短气、喘促,动则尤甚。"洁净府"意在温阳化气,行水利小便使多余之水通过小便而排出体外。临床常用苓桂术甘汤加肉桂、附子、沉香等温阳之品,收效甚佳。此外,机体水液分布、代谢失调,机体的某些部位出现水液潴留,而在另一部位又表现为津液不足,在治疗中须注意温润方药的平衡,防止过用温药而伤阴,或过用润药不利于消肿的情况。温阳利水与育阴利水配合或交替使用,临床收效颇佳。

3. 去菀陈莝——活血化瘀,散瘀通络

心衰日久,往往瘀血、水肿并见,常表现癥瘕(肝脾肿大)、紫绀、爪甲青紫,舌黯有瘀斑,血不行则为水,故见水肿。"去菀陈莝"之法意在活血化瘀、散瘀通络,达到化瘀利小便之功,《灵枢·小针解》曰:"菀陈则除去者,去血脉也。"水和血关系密切,水肿患者在直接利水不效时,可根据病情在益气温阳的基础上加用活血化瘀药,临床常以桃红四物汤合真武汤加减。现代医学研究证明,益母草有强心、利尿、抗凝等作用。如肝脏肿大明显、质地偏硬者,可加用三棱、莪术等软坚消积之品。

(二)心力衰竭从痰饮论治

1. 痰饮与心力衰竭

体内水液输布、运化失常,停积于某些部位。肾为水脏,处下焦,主水液的气化,有蒸化水液、分清泌浊的职责。肾气肾阳不足,蒸化失司,水湿泛滥,亦可导致痰饮内生。心为君火,肾为相火(命火)。君火在上,如日照当空,为一身之主宰;相火在下,系阳气之根,为神明之基础,心阳充盛,则相火亦旺。反之,心阳不充,心阳无以温暖肾阳,可致心肾阳虚,蒸化失司,水湿泛滥,亦可导致痰饮内生。饮邪具有流动之性,饮留胃肠则为痰饮,表现为水走肠间,沥沥有声,腹胀,纳差,便秘;饮流胁下,则为悬饮,表现为胸胁疼痛,呼吸困难,息促不能平卧;饮流肢体,则为溢饮,表现为身体沉重,甚则肢体浮肿;聚于胸肺,则为支饮,表现为咳逆喘满不得卧,痰吐白沫,心衰发病过程以上四饮均可出现。

2. 经典方药

(1)真武汤。源于汉代张仲景的《伤寒论》:"少阴病……腹痛,小便不利,四肢沉重疼痛,自下利者,此为有水气。其人或咳,或小便利,或下利,或呕者,真武汤主之。"原方由炮附子、芍药、茯苓、白术和生姜组成。治疗肾阳亏虚,水汽泛滥之证,为温阳化气行水的代表方。方中炮附子温振少阴阳气,肾阳复则下焦气化启动,自能蒸腾水邪,使水有所主;白术苦温燥湿、健脾治水,使水有所致;茯苓淡渗利水,佐白术健脾,脾机运转,则水湿下渗;生姜宣散水气,助附子布阳;芍药活血脉、利小便,并兼制姜、附燥烈之性。五味合用,共奏温阳利水之功。

(2)苓桂术甘汤。源于张仲景《伤寒论》:"伤寒若吐、若下后,心下逆满,气上冲胸,起则头眩,脉沉紧,发汗则动经,身为阵阵摇者,茯苓桂枝白术甘草汤主之。"原方由茯苓、桂枝、白术和甘草组成。治疗由脾虚而致肾阳不足、水气泛滥之证,为温阳益气、健脾化饮的代表方剂。方中茯苓养心益脾,能补能渗,利水渗湿;桂枝温阳化气,与茯苓相配,通阳化气,渗利水湿,使饮邪下排,以折上逆之势;白术健脾燥湿,甘草补脾益气,助苓桂治在中焦,促脾运转,培土制水。桂枝甘草相配,辛甘化阳,以退阴翳,全方正合"病痰饮者,当以温药和之"之旨。

(三)心力衰竭从气血水论治

1. 益"气"为本,活"血"为标

人之生也,全赖乎气。《素问·六节脏象论》云:"气之兴衰,虚实之所起。"人体中的精、血、津皆由气化作用而转化,并由气的升降出入运动输布全身各处发挥作用,万物变化复归于气,若气虚则易生津、血之变,百病易生。《温病条辨·论治血》云:"盖善治水者,不治水而治气。"《证治要诀类方》云:"故善治痰者,不治痰而治气。"《仁斋直指方》云:"人以气为主……血脉之所以流行者,亦气也。"皆体现了气在治病中之重要,《血证论·咳嗽》"血多气少,气不胜血故不散",气虚无力推动血液的运行,则瘀;气虚温煦作用减弱,血遇寒得凝,则瘀;气虚不得统摄血行于脉中,血溢脉外,则瘀。唐氏指出"气行而血自不留也",补益心气,气行血亦行,血行瘀尽散,饮可祛,痰可消。唐氏言:"凡治血者必调气,使气不为血之病,而为血之用。"由此可见,治"气"的重要性,无论是气虚引起的瘀血,还是瘀血加重的气滞、痰水,都以治气为本,同时心气虚也为慢性心衰基础的病因,后继可引发阳虚、阴虚,故重视补气,加用活血祛瘀之药,可达到标本兼治。

2. 温补肾阳,利水化痰

经脉之津液,皆四布水精之所化,苟不善于化,则水积不行,聚于经脉之病,冷则清如饮,热则浊如其痰。从形态和性质而论,饮性清稀,痰性厚浊,均同出一源,皆为津液不归正化而成的病理产物,性皆属阴,且在一定条件下可互相转化。广义而言,均属于"水"。张景岳言:"痰之本无不在肾""肾虚者不可复利水"。唐氏在《脏腑病机论》篇中言:"肾阳气不足者,则水泛为痰,凌心冲肺,发为水肿。"痰为津液所凝,而津液之生源于肾,诸水又皆肾之所主,痰浊、水饮全与肾关系密切。唐氏指出"治痰饮以肾为主""肾气化,则上下内外之水俱化"。水液代谢,尤以阳气为要,肾为水脏,而内含阳气,是为命火。肾水赖阳以化,肾阳蒸水化气,气足有力推动津液运行,气行则水行。《血证论·吐血》云"肾中之阳,达于肝,则木温而血和,达于脾,则土敦而谷化"得之,肾阳在五脏地位之重,久病,需从肾阳考虑诊治,从根论治,方可安抚五脏,化痰利水,减缓病情的发展。

3. 五脏兼治,以脾为主

慢性心衰病位在心,与肺、脾、肝、肾都有关系,其余四脏病变皆可影响心之病变,在此其中,脾居于中州,主四旁,又与心在五行之中属于母子关系,在此病中发挥重要作用。血生于心火,而下藏于肝,气生于肾水,而上主于肺,其间运上下者,脾也。脾为气血生化之源,与气血关系密切。治血以脾为主,心主血,《内经》云"中焦受气取汁,变化而赤是为血"。脾统血,血之营运上下,全赖乎脾。《血证论·脏腑病机论篇》云:"脾阳虚则不能统血,脾阴虚又不能滋生血脉。"脾阳虚则气化不足,统摄无力,血溢脉外。脾阴类水,无水则不能化水谷,水谷不化则难生气血。治气以脾为主,脾作为中间枢纽,主运化水液,可输布、调节水液代谢,升清降浊,防止水液停聚,故唐氏指出"五脏皆受气于脾"。脾主肌肉,全身的肌肉,依赖于脾胃运化的水谷精微的营养滋润,脾失健运,气血匮乏,肌肉失养,收缩无力,在心,则心肌收缩失常,心功能下降,引发慢性衰竭诸证。总而论之,善治脾者,能调五脏,气血得生,五脏得养,可增强人体正气,加强人体机能,改善人体的体质,减少心衰的复发率。

(四)心力衰竭从阴阳论治

1. 益火之源,以消阴翳

"益火之源"主要以益气温阳为主,"阴翳"主要指虚寒症状以及有形之阴邪(瘀血、水饮)。心衰病总属本虚标实,以阳气亏虚为本、瘀水为标,治当益气温阳、活血利水。然而临床上患者的病情具有复杂性,在心衰病不同阶段,益气温阳当有所侧重不同。心衰病初期当以补益心气为主,治当重用黄芪、党参、人参等补气药,其中人参主要应用的是性温之红参;气虚则血行不利,故可适当配以活血药,如生蒲黄、丹参等。气虚及阳阶段,在补气基础上注重扶阳,主要表现为心、脾、肾阳虚,临证需辨证选药:心阳虚为主常用桂枝以通阳气,脾阳虚为主可用白术、茯苓等健脾之药,肾阳虚者则需在益气温阳基础上加用利水之药,如泽泻、车前草等。

2. 阴中求阳,以平为期

《景岳全书》云:"善补阴者,必于阳中求阴,则阴得阳升而泉源不竭。"在应用益气温阳之法时,必辅以滋阴药,如麦冬、北沙参、玉竹、山萸肉等。"孤阴不生,独阳不长";《景岳全书》亦载"火为水之主,水即火之源,水火原不相离也",将阴阳互根互用理论应用于补法往往能获得意想不到的效果。治疗心衰病应用滋阴药,一方面取阴中求阳之效,另一方面阴虚证往往在本病整个病程中相伴出现,滋阴法需辨证合理运用。

3. 因时制宜,天人相应

"四时阴阳者,万物之根本也",王道成常言治病需"谨察阴阳所在而调之",除辨人体病机之阴阳外,据自然四时之阴阳而调之亦非常重要,正如《素问·阴阳应象大论》所述"治不法天之纪,不用地之理,则灾害至矣"。心衰病以阳气虚为本,阴邪盛为标。《素问·六节藏象论》认为心与夏气相通,此时心阳最盛,因此此时乃祛除痰瘀之标最好时机,祛邪不易伤本,且夏日阳气盛,痰瘀较其他季节更易消除。应常于夏日应用化瘀祛痰药多于冬日,夏日常用葶苈子、猪苓、泽泻、丹参、桃仁、红花等药直接祛标。冬日阴气盛则以扶正为主,常用红参、黄芪、党参、干姜、桂枝等温性药。

4. 心神同治,阴阳相交

心衰病患者常有心悸胆怯、汗出、情绪低落或不宁、急躁、易怒善哭、夜难寐等症状。《黄帝内经》认为"心主血脉""心藏神",心为"五脏六腑之大主,精神之所舍"。现代医学将心理疾患伴心血管疾病称为"双心"疾病。在治疗双心病时活用经典,常用安神定志丸镇惊安神;桂枝加桂汤振奋心阳,温阳通脉;柴胡汤类疏郁理气;桂枝甘草龙骨牡蛎汤以温补心阳、潜镇安神等。并非把治心神的方药简单叠加,而是仔细辨证,同时强调生活调护。

第二节　临床研究

一、辨证论治研究

我国慢性心衰的发病率较前显著增加,每年新发病例达 5 万以上。现代的医疗技术通过药物或者辅助设备,对于急性心衰的抢救及治疗取得了一定的效果,如呋塞米等利尿药物使用、控制血压及抗血小板等药物治疗高血压病、冠心病等原发病,以及近几年来对于急性心肌梗死采取的急诊介入治疗对于挽救急性心肌梗死患者的存活心肌起到重要作用, 但是对于由众多基础心脏疾病引起的慢性心衰,以及在心衰治疗中出现一些不易用西药对症治疗的症状,比如乏力、纳差、多汗等,迫切需要寻找更好的诊治思路提高疗效,中医治疗心系病症有着数千年历史,越来越多研究表明中医药治疗慢性心衰有着良好效果。中医学以整体观、辨证论治为治疗思想,着重阴阳平衡,在减轻症状、减少不良反应等方面有一定优势,已成为慢性心衰的重要诊治方法。

中医学中并没有"心力衰竭"这个名词,但关于心衰的描述最早见于《内经》,《灵枢·胀论》云"心胀者,烦心短气,卧不安",心衰发病时有呼吸困难,不能平卧,心慌气急的表现,根据其临床表现可将其纳入心痹、心悸、喘证、饮证、水肿等病证范畴。中医治疗慢性心力衰竭,可以在辨证论治的基础上,从多角度、多层次对其进行治疗,不仅可以改善临床症状,维持心功能,还可以减少西药用量及住院率。

中医学中的辨证论治是重要的诊治方法,能为不同个体提供具体治疗方案,是区别于其他医学的特点之一。现代医家根据对慢性心力衰竭的临床症状、病程发展以及结合自己的临床经验,辨证分型上有不同的见解,少则分为 2 证型,多的可将其分为 10 个证型。参考《中药新药临床研究指导原则(试行)》可分为 7 个证型,分别为心肺气虚、气阴两亏、心肾阳虚、气虚血瘀、阳虚水泛、痰饮阻肺、阴竭阳脱。而在《慢性心力衰竭中医诊疗专家共识》中将心力衰竭分为气虚血瘀、气阴两虚血瘀、阳气亏虚血瘀，均兼痰饮证。分析近10年的相关文献得出，慢性心力衰竭证候种类为41种，其中气虚血瘀证出现频率最高，其次为气阴两亏证；通过对收集的辨证结果进行横断面研究，发现将经验辨证规范化处理后，共得到冠心病合并慢性心力衰竭证候类型39种，其中气虚血瘀证、气阴两虚证要远多于其他证候类型；通过对现有文献资料的研究，总结冠心病合并心力衰竭主要以复合证候为主，包括阳虚水泛、瘀血内停、气阴亏虚、瘀血内停、阴阳两虚、水瘀内停等。通过检索采用学会标准、行业标准或者国家标准作为辨证依据的文献，借助聚类分析得出本病常见心肾阳虚、水饮内停、气血两虚、痰饮内停、肺气不利、气阴两虚、瘀血阻络，以及亡阳。

　　中医各大家对于心力衰竭的辨证不同。王晓峰教授对于慢性心力衰竭病机以及辨证论治的临床思路为正虚邪实、虚实夹杂，正虚以气虚、阳虚、气阴两虚为主，邪实主要责之于瘀血、痰饮，认为该病病位在心，与肺、脾、肾三脏密切相关。瘀血、痰饮既是病理产物，又是致病因素，在疾病的发展变化中互为因果，相互转化。近代研究者通过对近年来收治的慢性心力衰竭患者临床资料进行回顾性分析，总结归纳出本病按照慢性稳定期与急性加重期共分7种证型，慢性稳定期包括气阴两虚证、心肺气虚证、阳气亏虚证、血瘀水停证，急性加重期包括阳虚水泛证、阳虚喘脱证、痰浊壅肺证。基于中医气化论，提出将慢性心力衰竭分加重期和缓解期进行分期辨证论治，加重期分为寒瘀水结型和热瘀水结型，缓解期分为气阴两虚、瘀血内阻型和气阳两虚、瘀血内阻型。从阴阳角度观察，并结合本病患者临床所见心悸、气喘、失眠、少尿等症状与仲景《伤寒论》中六经病所述的"悸""短气""不得卧""小便不利"等描述一一对应，故认为六经辨证理论适用于本病的临床诊治，并将本病分为太阳病证、阳明病证、少阳病证、太阴病证、少阴病证、厥阴病证。基于"血不利则为水"理论将本病分为5种证型，包括阳气虚损、血瘀水泛证，宗气亏虚、血瘀水停证，气郁痰热、血瘀水停证，气虚痰阻、血瘀水停证和气阴亏虚、痰瘀水停证。心衰病程分为早、中、晚3期，并认为早期病机多为心肺气虚，患者多表现为气虚血瘀证，以心气虚为本，血脉瘀阻为标；中期可伤及肾阴，发展为心肺肾三脏同病，出现气阴两虚兼血瘀证；晚期患者由心气虚进一步发展为心阳虚，此阶段以阳虚水泛为主，危重之时可见阴阳俱虚甚或厥脱征象。慢性充血性心力衰竭患者进行回顾性分析发现患者早期阶段（病程1年）主要以气虚证为主，进展至中期（病程2~3年）时以气虚痰瘀、气阴两虚两证为主，当晚期（病程4~5年）则以心阳虚衰证为主，提出本病始终以本虚标实、虚实夹杂贯穿于疾病全程，阳虚衰为最终阶段的主要病机。明确心衰诊断的回顾性分析中，发现随着心功能分级的加重，中医证型亦为由轻至重，比如心气亏虚证、心阳不足证、水气凌心证、阳虚水泛证。此外通过文献研究发现，本病以心气虚衰为发病基础，最易波及肾、肺，此时以正虚为本，瘀血为标；之后由气阴两虚逐渐发展至阳虚水泛，水气泛溢为最终结果，标实以瘀血和水停为主，并兼有部分痰浊。冠心病合并心力衰竭从前心衰阶段到前临床阶段期间，所有证型均易转化为肝脾不调证；从前临床阶段到临床阶段，气阴两虚证、气虚血瘀证、肝脾不调证与阳虚饮停证都易转化为宗气虚乏证，湿阻气结证易转化为肾虚水泛证；从临床阶段到终末阶段，宗气虚乏证易转化为水气凌心证，停饮阻络证、肾虚水泛证与寒饮阻络证易转化为喘脱亡阳证。

二、专方专药研究

（一）专方

1. 真武汤

　　真武汤是出自东汉医圣张仲景所著《伤寒论》中的经典方，该方由附子、茯苓、白术、芍药、生姜等5味中药配伍而成，具有温阳利水的功效，是治疗慢性心力衰竭的经典方剂。临床研究显示真武汤单用或联用其他药物对慢性心力衰竭有显著的临床疗效,能够有效改善慢性心力衰竭患者呼吸困难、体液潴留、体力活动受限等一系列临床症状及体征,明显增加运动耐量且显示出较高的安全性优势。目前实验研究显示真武汤能通过抑制神经内分泌系统、抑制免疫炎症反应、抑制心肌纤维化重构、抑制细胞凋亡、调节细胞自噬、改善心肌能量代谢、抑制氧化应激损伤、保护内皮功能、减轻容量负荷等多途径对慢性心力衰竭发挥作用。临床研究表明真武汤具有明显的温阳利水的作用,对于慢性心力衰竭的疗效确切。真武汤及其加减联合西医常规治疗,能显著缓解慢性心力衰竭患者呼吸困难、体力活动障碍、体液潴留的症状,同时能有效改善心功能、提高患者生活质量、降低再住院率,且具有疗效可靠、安全性高、不良反应少的特点。

2. 复心汤

是由附子、黄芪、葶苈子三种药物组成,是治疗心力衰竭的基础处方,可经过加减化裁治疗各类各证型的心衰,复心汤是山东中医药大学附属医院薛一涛教授经过多年临床验证总结的经验方,对复心汤进行研究和总结,发现复心汤可以温阳益气、平喘利水、活血通经,快速减轻、缓解心衰症状。现代药理研究证实,三药均有强心、抗心衰的作用。

3. 益气温阳汤

采用益气温阳、活血利水法。具体方药组成:黄芪 30g,党参 15g,肉桂 15g,当归 15g,麦冬 15g,白术 15g,茯苓 15g,茯神 30g,川芎 15g,车前子 15g,大腹皮 15g,泽泻 15g,葶苈子 15g,桃仁 15g,红花 15g,三七粉(冲服)5g,甘草 15g。联合西医基础治疗慢性心力衰竭心肾阳虚型患者发现,益气温阳、活血利水法能显著改善心衰患者的中医证候疗效,改善心功能分级,治疗方案具有一定的推广意义。温阳益气活血中药能有效改善慢性心力衰竭患者临床症状,改善心功能,降低 BNP(B 型脑利钠肽),提高运动耐量,且临床安全性较高。采用参芪益心汤加减(党参、黄芪各 20g,丹参、赤芍、麦门冬、五味子、葶苈子、五加皮各 15g,制附子、桂枝、甘草各 10g。阳虚重者附子、桂枝各加 15g;气虚重者增加黄芪至 30g,加人参 15g;瘀血重者加桃仁、玄参 15g;痰浊内停者,加茯苓、泽泻、猪苓各 10g 等)治疗 HFpEF 患者,发现能有效改善患者心功能,增加其活动耐受力。

4. 参附汤

参附汤源自《校注妇人良方》,是十分典型的益气温阳药方,由红参、制附子组成,人参为君,具大补元气、补益脏气、安神益智等功效,附子为臣,具补火助阳、回阳救逆、散寒止痛等功效,君臣配伍,共奏回阳救逆、益气固脱之力。临床研究证实,参附汤能有效改善心力衰竭患者左心室收缩功能,降低心力衰竭患者 B 型脑利钠肽(BNP)水平,减轻患者病情。在高海拔地区慢性心力衰竭患者中应用参附汤,显示患者的心功能指标左室射血分数、左室舒张末期内径均显著优于对照组,显著改善患者纽约心功能分级,能有效改善高海拔地区慢性心力衰竭患者的心率变异性。同时心室构型指标,比如室间隔厚度;左心室后壁厚度;左心室质量;左心室质量指数;相对室壁厚度等较治疗前和对照组均显著改善,表明参附汤能有效改善高海拔地区慢性心力衰竭患者的心室构型。

5. 苓桂术甘汤

苓桂术甘汤出自《伤寒论》,药物组成为茯苓四两,桂枝三两(去皮),白术、甘草各二两(炙)。方中以甘淡之茯苓为君药,健脾利水;桂枝为臣药,苓桂合用以收温阳利水之效;白术为佐药,健脾燥湿,该方味苦质厚重,一可去痰饮,二可调理中焦气机;炙甘草补中益气,调和诸药。苓桂术甘汤药简效宏,可以治疗脾阳虚弱、水饮内停所致的各种痰饮病,为痰饮病的主方。临床研究表明,苓桂术甘汤对于心肌缺血、心绞痛、心力衰竭等多种心系疾病疗效显著,这是因为苓桂术甘汤有桂枝、炙甘草两味药物。据《伤寒论》所载,桂枝甘草汤是治疗心悸的主方和基本方,由桂枝、炙甘草两味药物组成,方中桂枝温通心脉、兴奋心脏,炙甘草补益中气,两药合用,辛甘化阳,有温补心阳、温通心脉之效。苓桂术甘汤对于心系疾病的作用即是基于此。苓桂术甘汤加减配合西药治疗对慢性心力衰竭有显著疗效,可以改善患者心室功能,显著提高临床疗效,表明其机制可能与抑制体内炎症反应、改善细胞免疫功能有关。张宝成等从中医"开玄府—气化三焦"理论讨论了苓桂术甘汤治疗慢性心力衰竭的机制,弥补了理论探讨的不足,也为以后的研究提供了新思路、新方向。

6. 四逆汤

四逆汤是《伤寒论》中的经典名方,方由生附子一枚、干姜一两半和炙甘草二两组成,具有回阳救逆之效,是辨治阳虚阴寒证的重要代表方,主治少阴病如阳虚欲绝、冷汗、四肢厥逆、下利清谷、脉微欲绝等症。历代医家通过对四逆汤进行加减化裁,使其治疗范围不再局限于少阴,还扩大至太阳、阳明、少阳等病变。现代医学的临床应用上,四逆汤被广泛用于治疗心力衰竭、休克、冠心病、心绞痛、心肌梗死等疾病。现代药理研究已表明,四逆汤具备强心、抗休克、舒张血管、抑制炎症、抗氧化及免疫调节等多种药理作用。四逆汤配伍严谨,在抗心肌缺血、心功能不全、动脉粥样硬化等方面的临床应用越来越广泛。

(二)专药

1. 芪苈强心胶囊

是由黄芪、人参、附子、丹参、泽泻等11种中草药组成的中成药,于2004年获得国家食品药品监督管理局(CFDA)批准用于治疗心力衰竭。研究显示经过12周的治疗,在47.95%的患者中心力衰竭生物标志物脑钠肽前体(NT-proBNP)明显下调。此外,芪苈强心胶囊在NYHA功能分级、6min步行距离、左心室射血分数和生活质量方面均优于安慰剂,提示芪苈强心胶囊可与其他药物配伍治疗慢性心力衰竭。基于网络药理学及实验验证探究芪苈强心胶囊治疗射血分数保留型心衰的作用机制,发现芪苈强心胶囊主要有效成分包括黄芪甲苷、异鼠李素、新乌宁碱、次乌头碱、人参皂苷、橙皮苷等,具有非正性肌力洋地黄类作用,能改善心肌收缩、扩血管、增加细胞搏动频率和幅度、改善心功能;丹参、红花活血化瘀以通脉络,主要有效成分包括丹酚酸、丹参素钠、丹参酮、毛蕊异黄酮、槲皮素等,可扩张冠状动脉、减少红细胞聚集、改善血黏度和血液流变等;泽泻、葶苈子、香加皮、玉竹养阴利水消肿以缓其症,主要有效成分包括泽泻醇、异鼠李素、杠柳毒苷、槲皮素-吡喃葡萄糖等,具有强心、利尿、抗炎、免疫调节等多种生物功能。这些药理作用为芪苈强心胶囊治疗射血分数保留型心衰(HFpEF)奠定了基础,诸药配伍使心慌气短、不能平卧、尿少水肿诸症自消,抑制心室重构,改善心脏功能,对射血分数保留型心衰有较好的疗效。

2. 芪参益气滴丸

是经国家食品药品监督管理局批准用于治疗心血管疾病的中成药,是由黄芪、丹参、三七、降香提取物组成的复方制剂,具有补气活血、化瘀的功效,其有效成分主要有黄酮类、醌类、有机酸类、皂荚类、氨基酸类等。黄酮类主要包括木犀草素、黄芩苷等,可保护血管内皮、抗炎、改善心室功能、抑制心室重构等。醌类主要包括丹参酮ⅡA、隐丹参酮等,能够减少心肌梗死面积、抗动脉粥样硬化、抗心肌缺血及改善心脏微循环等。皂苷类化合物主要是人参皂苷,具有抗高血脂、抗高血压、抗高血糖作用等。氨基酸类可介导或互补其他活性成分的生物学功能,增强复方制剂中各成分的协同作用。随着药理和临床研究的深入,芪参益气滴丸在心血管疾病中的抗炎、抗氧化应激、抑制心肌纤维化、抑制凋亡、促血管生成、调节能量代谢、抗血小板聚集等作用确切,在心绞痛、心力衰竭、心肌梗死等心血管疾病中的疗效显著。此外,安全性评价研究表明,芪参益气滴丸具有不良反应少的优点。在治疗心力衰竭方面,芪参益气滴丸通过抑制心室不良重构,增强心脏功能,提高心力衰竭患者的生活质量,减少不良心血管事件的发生。

3. 心脉隆注射液

心脉隆注射液是国家二类新药，通过将大蠊干品进行有效浸渍、浓缩减压和洗脱柱进行分离取得，取得后对其进行充分溶解，得到核苷、复合氨基酸和多肽等有效成分，具有补气活血、通阳利水的功效。心脉隆注射液主要存在以下有效作用：①对三磷酸腺苷（ATP）–Na^+–K^+酶进行有效的抑制，该药物存在与去乙酰毛花苷相似的疗效，应用对ATP–Na^+–K^+酶的抑制，使得Ca^{2+}–Na^+的交换速度进一步提升，或对ATP–Ca^{2+}酶进行作用，达到对心肌收缩的效果。②对冠状动脉起到有效的扩张作用，同时增大冠状动脉血流量，对氧自由基介导心肌伤害进行有效抑制。③对患者血管进行有效扩张，充分减小患者肺毛细血管内压、体动脉压和肺动脉压。④对患者神经失调现象进行纠正，进而增加患者血浆降钙素基因肽量，对患者内皮素的分泌作用进行抑制。⑤对患者肾血管起到有效扩张作用，进而使得患者肾血流量得到有效增加，对患者具有较好的利尿功效。

4. 益气复脉注射液

注射用益气复脉（冻干）源于传统名方生脉散，红参为君药，大补元气；麦冬为臣药，养阴生津，清心除烦；五味子佐使，宁心生津，止汗。三药配伍具有益气复脉，养阴生津的功效。药理研究表明，注射用益气复脉具有增强心肌收缩功能、改善能量代谢、改善微循环、延缓心肌重构及抗氧化的作用。注射用益气复脉（冻干）联合常规西药在改善左室射血分数、BNP、临床心功能疗效、心输出量、左心室舒张末期内径、6min步行距离方面的疗效优于单纯西药组。

5. 参附注射液

参附注射液前身为参附汤，参附汤是传统医学代表方剂之一，主要成分为人参、附子，其主要功效为回阳救逆、益气固脱，也可用于阳虚所致的惊悸、怔忡、咳喘等。人参所含的人参皂苷能使磷脂蛋白酶活化，促进磷脂的生物合成，防止冠状动脉和心脏主动脉血管粥样硬化，且能提高心脏的收缩能力和频率，兴奋心脏。附子中的去甲猪毛菜碱是一种弱β–兴奋剂，可以增加心房收缩频率，加快心率，去甲乌药碱也是附子中的强心成分之一，它对心血管系统的作用很强，能明显增强心肌收缩力。研究表明，参附注射液具有抗心力衰竭、保护心肌、抗心律失常的作用。其抗心力衰竭的作用机制主要有3个方面：①抑制机体细胞因子释放，减少蛋白激酶1（JAK1）、信号传导和转录激活因子3（STAT3）蛋白表达，抑制心肌重塑；②降低BNP水平，改善心力衰竭的临床症状；③抑制神经内分泌、减缓心肌重构，增强心室舒张功能。

三、外治研究

（一）太极拳

太极拳是中医学养生健身疗法之一，坚持打太极拳可起到益气养神、行气通络、健脾固肾等功效。太极拳将开合、起落、顺逆、直横等动作与柔缓均匀的速度、以迂为直的圆弧运动以及深缓细长的呼吸方式相结合，同时以轻微缓和的动作按摩脾胃，达到提升脾胃之气、通畅三焦气机之效，促进了脾胃运化水谷精微以及气血、津液的生成。太极拳要求气沉丹田，丹田为先、后天之气汇聚处，是人体经络的枢纽，气沉丹田则可保持气血畅通。太极拳以心行气，注意意气运动，平衡阴阳气血，对人体的血液循环、内分泌以及组织代谢水平等均具有较好的改善效果，可纠正正气不足的体质。李建超等研究认为心力衰竭是一种慢性进展性疾病，患者生活质量、认知功能状态、情绪及心理健康与心血管事件甚至病死率等指标同样重要，通过对一项随机对照试验的亚组进行分析，发现太极拳练习较一般运动及健康教育更能够改善患者的相关指标，使患者获得较好的生活质量。一项横断面研究指出，太极拳可明显提高心力衰竭患者的生活质量，并且较易于开展，依从性较高，在社区广泛开展有望获得较好的疗效。当前，心脏康复在我国发展迅速，作为一种中等强度的有氧代谢运动，太极拳运动可增进心肺功能,其运动方式不受场地和时间的限制,可作为心力衰竭患者的推荐运动方式。

(二)八段锦

八段锦属于传统的中医健身运动,其动作具有"柔和缓慢,圆活连贯;松紧结合,动静相兼;神与形合,气寓其中"的特点,坚持八段锦锻炼可有效降低血压,改善血管内皮功能,减轻心脏负荷与紧张、焦虑情绪,缓解心肌缺血。八段锦锻炼能够改善患者的心室重构。八段锦运动属于低-中等强度有氧运动。在八段锦锻炼时,患者的相对氧气消耗和心率分别为运动心肺功能试验的44%和67%,八段锦运动平均耗能(97.4±18.4)kJ,表明八段锦运动强度为中等。八段锦运动对健康人群也有所裨益。八段锦运动能够增强下肢本体感觉,提升心肺功能及四肢的爆发力。八段锦运动增加肌肉泵收缩,提高骨骼肌血供,继而改善慢性心力衰竭患者骨骼肌的运动功能和耐受性。此外,在八段锦运动过程中,患者腹式呼吸,增强膈肌的运动功能,有助于排除肺内残气,提高肺活量。八段锦运动联合呼吸训练能够增加老年慢性心力衰竭患者的峰值摄氧量、代谢当量,改善患者呼吸困难症状。

(三)中药足浴治疗

中药足浴治疗是中医学中的"外治法"之一,是集药疗、热疗、水疗等于一身的中医保健特殊治疗方法,其法能够充分体现中医优势。中药足浴治疗依据中医辨证论治原则选方配药,用中草药煮液,使药物离子透过皮肤、穴位、孔窍、反射区直接吸收,再经过经络传导,最后进入血络、经脉,输布到全身进行综合调整或对病灶部进行调整,从而发挥药物效应的特殊治疗方法,能够充分体现中医优势。足浴治疗的原理是借助水的温热作用、机械作用和药物的化学渗透性,起到疏通腠理、祛风散邪、温通经络、调气和血的作用,从而达到增强心脑血管机能、改善睡眠、消除疲劳、改变亚健康状态、增强人体抵抗力等保健功效。另外足浴还可以作用于足底涌泉穴排除经络中的邪气,以祛邪排毒,从而恢复人体正常机能的作用。通过对慢性心力衰竭患者使用中药足浴了解其对心功能和生活质量的改善作用,研究应用中草药足浴1号方(药物组成:附子10g,桂枝20g,红花30g,川芎30g,赤芍30g,生艾叶20g;足浴方法:每服适量水煎煮至600ml,药液置入电动足浴盆,38℃维持浸泡30~50min/次,3次/周,4周为1疗程)对患者进行足浴治疗护理,足浴方1号以温阳、活血、补气药物为主,能够改善阳虚、血瘀、水停等症状。研究结果显示,足浴方1号中药足浴可显著降低慢性心力衰竭患者的心率,改善心衰症状,并提高患者生活质量。

(四)针刺疗法

针刺是中医特色的疾病治疗手段,针刺治疗慢性心力衰竭使用频次最高的穴位为内关,核心穴对为"内关—血海",从经络的选用频次来看,足太阳膀胱经、手厥阴心包经及任脉为针刺治疗慢性心力衰竭的主要选用经络。针刺关元、血海、中脘及郄门联合常规西药治疗慢性心力衰竭可明显改善患者心功能,提高生活质量,且安全性高,可积极推广。发现针刺内关、心俞、间使、神门、足三里、血海、气海、肾俞、太溪联合回阳活血强心饮可有效改善慢性心力衰竭患者各项心功能指标。单纯针刺联合中药治疗慢性心力衰竭效果优于单纯中医或西医治疗。

第三节　中药作用机制研究

一、单味中药药效学研究

中药及其活性成分具有温和、低毒、多靶点综合疗效等特点,在恢复心功能、改善能量障碍和提高生活质量等方面均具有明显优势。近年来在临床治疗心衰过程中日益广泛,对中药及其活性成分抗心衰机制进行深入研究,将为抗慢性心力衰竭的临床治疗提供新的研究靶点和治疗方法。本节根据现有证据及文献查阅,将常用单味中药及相互作用以表展示,并介绍临床常用治疗慢性心力衰竭的部分单味中药,结合现代药理研究结果,供临床参考应用。见表11-1~3。

表11-1　慢性心衰常用单味中药

类别	药物
益气药	人参、红参、西洋参、党参、黄芪、白术、太子参
活血药	丹参、红花、桃仁、川芎、赤芍、当归、三七、益母草、泽兰、延胡索、郁金、马鞭草、水蛭、三棱、莪术、牛膝
温阳药	附子、桂枝、干姜、肉桂、鹿茸、淫羊藿
养阴药	麦冬、白芍、玉竹、北沙参、南沙参
利水药	泽泻、茯苓、猪苓、车前子、薏苡仁、香加皮
化痰平喘药	半夏、瓜蒌、紫苏子、葶苈子、桑白皮
其他	生姜、麻黄、细辛、大腹皮、厚朴、防己、赤小豆、玄参、苦参、五味子

表11-2　以药理作用分类的慢性心衰常用单味中药

药理作用	类别	药物
强心	益气药	人参、西洋参、黄芪、党参
	温阳药	附子、桂枝、鹿茸
	活血药	益母草
	化痰平喘药	葶苈子
	其他	香加皮、麻黄、细辛、山楂
利尿	利水药	茯苓、猪苓、泽泻、车前子、香加皮
	温阳药	桂枝
	活血药	益母草
	化痰平喘药	葶苈子、桑白皮
	其他	麻黄、防己、赤小豆
扩血管	活血药	丹参、红花、桃仁、川芎、当归、三七、益母草、延胡索
	益气药	黄芪、党参
	温阳药	肉桂、鹿茸、淫羊藿
	其他	细辛、防己、玄参、桑寄生、山楂
抑制心室重构	益气药	黄芪、西洋参
	活血药	丹参、三七
	温阳药	淫羊藿
	其他	玄参、苦参

表 11-3　慢性心衰常用中西药可能的相互作用

类别	西药	中药	潜在影响
抗血小板抗凝药	阿司匹林、华法林、肝素	丹参、当归、生姜、大蒜	增加出血风险
	阿司匹林、华法林	银杏叶	增加出血风险
		姜黄、木瓜	增加出血风险
	华法林	人参、贯叶连翘	减弱华法林的作用
强心药	地高辛	丹参、人参	影响地高辛的血药浓度
		贯叶连翘	减少地高辛的血药浓度
		麻黄	增加地高辛的心脏毒性
		当归	对抗地高辛所致心律失常
利尿剂	螺内酯	甘草	增加螺内酯的作用
	β 受体阻滞剂	麻黄	减弱 β 受体阻滞剂的作用
	钙通道阻滞剂	山楂	增加血管舒张作用
	硝酸酯类	山楂	增加血管舒张作用

（一）黄芪

黄芪为豆科黄芪属植物蒙古黄芪 *Astragalus memeranaceus*(Fisch.)Bge. var. *mongholicus*(Bge.)Hsiao 或膜荚黄芪 *A. membranaceus*(Fisch.)Bge.的根。具有健脾补中,升阳举陷,益卫固表,利尿,托毒生肌的功效。现代药理研究表明,黄芪具有改善心功能、调节血压、降低炎症反应等作用。目前心力衰竭的临床治疗中有多种剂型的黄芪制剂,关于黄芪治疗心力衰竭作用机制的研究已经取得一定的进展。

黄芪的主要成分有皂苷、多糖、黄酮类等。研究发现,黄芪甲苷Ⅳ(AS-Ⅳ)可以激活过氧化物酶体增殖物激活受体 α,改善心脏收缩功能、提高线粒体活性、降低脂肪酸沉积、抑制凋亡蛋白的表达。黄芪三萜皂苷对血管紧张素Ⅱ诱导的 Wnt 信号相关蛋白在心肌细胞中的表达及 TGF-β 在成纤维细胞中表达具有显著的抑制作用。黄芪多糖(APS)可激活 AMPK 相关通路,增加 FAT/CD36 转位,同时增加 CPT1 表达,促进心肌摄取利用 FFA,改善心肌代谢底物结构,从而改善心衰。黄酮类可降低血浆中总胆固醇和 LDL-胆固醇的水平,增加 HDL-胆固醇的水平,清除超氧化物和羟基自由基,减少主动脉脂肪沉积,对缺血、再灌注损伤的心肌具有保护作用。黄芪总黄酮在改善心室重塑及提高心功能指标上发挥显著疗效。

（二）党参

党参为桔梗科党参属植物党参 *Codonopsis pilosula*(Franch.)Nannf.、素花党参 *C. pilosula* Nannf. var. *modes*(Nannf.)L. T. Shen 或川党参 *C. tangshen* Oliv.的根。具有补脾益肺,生津养血的功效。现代药理学研究表明,党参具有保护心肌细胞、抑制心肌细胞氧化、改善心肌能量代谢、改善心功能、提高运动耐量、抗凝、抑制血小板聚集、改善微循环、调节血脂的作用。

党参主要成分包括甾醇类、糖苷类、生物碱类、挥发油类和三萜类等,其中又以党参多糖类和党参皂苷为主要活性成分。研究表明党参可改善压力负荷导致 HF 小鼠电生理重构, 可能与通过抑制

CAMKⅡ表达,抑制肌浆网钙漏有关。缺血再灌注损伤(MIRI)后家兔丙二醛(MDA)含量增高,超氧化物歧化酶(SOD)、谷胱甘肽过氧化物酶(GSH-Px)和细胞能源 Na^+-K^+-ATP 及 Ca^{2+}-ATP 酶活性降低,LDH、肌酸激酶(CK)大量释放,党参能抑制 MDA、LDH、CK 升高,增强 SOD、GSH-Px、Na^+-K^+-ATP 及 Ca^{2+}-ATP 活力。结扎大鼠胸主动脉造成心力衰竭模型,给予党参颗粒制剂灌胃 4 周,大鼠心功能各项指标检测结果显示党参组射血分数、左室短轴收缩率明显升高,心肌细胞钙瞬变峰值提高,说明党参可改善心肌细胞收缩功能,改善心力衰竭大鼠的心功能。

(三)人参

人参为五加科人参属植物人参 *Panax ginseng* C. A. Mey.的根。具有大补元气,补脾益肺,生津,安神益智的功效。现代实验研究证实其具有抗心肌缺血再灌注损伤、抑制心肌纤维化、抗动脉粥样硬化、抗心律失常等功效,以人参为主要成分的复方制剂在临床也广泛用于治疗心力衰竭、心律失常、不稳定性心绞痛等疾病。

人参其主要成分包括人参皂苷、人参挥发油、人参多糖等,多种人参皂苷皆具有抗心肌缺血再灌注损伤的作用。动物荟萃分析显示人参皂苷 Rb1 能显著降低心肌梗死面积和心肌酶。人参皂苷 Rg1(G-Rg1)则通过抑制 PTEN 诱导的假定激酶 1-Parkin 介导线粒体过度自噬、下调核转录因子-κB(NF-κB)通路、Rho A 信号通路等多种途径抑制细胞凋亡、炎症反应和调节能量代谢从而抗心肌缺血再灌注损伤。动物实验显示人参多糖可恢复心肌线粒体活性、抗心肌肥厚。

(四)当归

当归为伞形科当归属植物当归 *Angelica sinensis*(Oliv)Diels.的根。具有补血调经,活血止痛,润肠通便的功效。现代研究表明当归活血功效与改善微循环、改善血液流变性、抗血栓等生理活性密切相关。

当归中的主要成分有苯酞类、酚酸及其衍生物类、多糖类、苯丙素类、聚炔类、植物甾醇类、萜类、黄酮类、生物碱类等。研究表明当归总苯酞能延长实验性动脉血栓的形成时间;改善高黏血症模型大鼠的全血及血浆黏度;抑制血小板聚集功能;显著延长大鼠 TT、PT、APTT 等指标,提示当归中苯酞类成分是其活血化瘀的有效组分之一。酚酸类主要有阿魏酸、阿魏酸松柏酯等。该类成分具有抗血小板聚集、舒张血管、抗氧化等作用。当归多糖可减轻氧化应激和炎症反应,上调 VEGFA 表达,抑制 Caspase-3 活化减弱糖尿病缺血/再灌注诱导的心肌细胞凋亡,从而起到保护心脏的作用。

(五)丹参

丹参为唇形科鼠尾草属植物丹参 *Salvia miltiorrhiza* Bge.的干燥根和根茎。具有活血调经,祛瘀止痛,凉血消痈,除烦安神的功效。现代药理学研究显示,丹参对心血管系统具有非常广泛的药理作用,如清除缺血部位自由基、改善微循环和减轻心肌缺血损伤、提高心肌的耐缺氧能力、扩张冠状动脉、增加冠脉流量和保护心脏功能等。

丹参中含有多种天然活性成分,主要分为两大类:一类是以丹参酮型二萜为主的二萜类脂溶性成分;另一类是以酚酸为主的水溶性成分。丹参酮ⅡA(tanshinone ⅡA,TSA)是丹参中的代表性有效成分之一,在心力衰竭等疾病的治疗中具有显著的心肌保护作用。研究显示丹参酮ⅡA 注射抑制心衰大鼠心肌 NADPH 氧化酶中 NOX4 的表达,抑制了心肌氧化应激水平,同时丹参酮ⅡA 升高 SOD 活力,从而抑制了心衰大鼠心肌纤维化水平。丹参能促进冠脉结扎致心衰模型大鼠中 SIRT1 和 SDF-1、CXCR4 表达,增强内源性抗氧化系统功能,从而对心肌损伤有较好保护作用。相关研究表明,丹酚酸 A(Salvianolic acid A,SAA)可增强线粒体的膜稳定性,并上调 PPAR 协同刺激因子 1α(PGC-1α)促进线粒体的生物合成,从而减轻抗急性淋巴细胞白血病药物(如三氧化二砷、阿霉素)引起的心脏毒性。采用多靶点药动学-药效学(PK-PD)结合模型整体评价 SAA 对缺血性心力衰竭模型大鼠的作用,结果发现连续灌胃 4 周后,SAA 可改善 BNP、丙二醛、血管紧张素等指标,从而保护缺血性心力衰竭。

(六)川芎

川芎为伞形科藁本属植物川芎 *Ligusticum chuanxiong* Hort. 的干燥根茎。具有活血行气,祛风止痛的功效。现代研究表明,川芎的活性成分可以有效地扩张心脑血管、增加血流量、防止冠脉及主动脉痉挛、镇静镇痛、抑制血小板聚集和氧自由基释放等。川芎的有效成分主要有挥发油、酚酸及有机酸、生物碱和三萜类化合物等。川芎嗪具有抗血小板聚集、抗心肌损伤、改善微循环、阻断钙通道的作用。在 I/R 心肌损伤大鼠模型中发现,川芎嗪可通过 PI3K/Akt 途径发挥抗心肌细胞凋亡的作用,并可增加一氧化氮合酶(eNOS)的磷酸化,促进一氧化氮(NO)的产生,从而改善模型大鼠的心功能。在异丙肾上腺素诱导的新生大鼠心肌肥大模型中发现,川芎嗪也可通过降低钙调磷酸酶的表达,改善新生大鼠心肌肥大。

(七)附子

附子为毛茛科植物乌头 *Aconitum carmichaelii* Debx 的子根的加工品。具有回阳救逆,补火助阳,散寒止痛的功效。现代研究表明附子的药理作用主要表现在强心、升压、降血糖、10 种拮抗作用(抗炎、抗溃疡、抗腹泻、抗缺氧、抗心肌缺血、抗血栓、抗心律失常、抗休克、抗衰老、抗肿瘤)、镇痛、糖皮质激素样作用、调节机体免疫功能等方面。

附子所含的化学成分种类繁多,数目高达 100 多种,主要分为两大类,一类是生物碱类,一类是非生物碱类,还含有黄酮、皂苷、神经酰胺类。用不同炮制品的附子对慢性心力衰竭大鼠 β_1、β_2 肾上腺素受体(AR)表达的影响显示生附片对雌性大鼠左心室收缩和舒张功能增强最高,阳附片对雄性大鼠左心室收缩和舒张功能增强最高,阴附片对雌性大鼠心肌组织保护作用最显著。研究发现,附子水溶性生物碱抗心衰的治疗作用与其可调节心衰细胞内 Ca^{2+}、Mg^{2+}–ATP 酶的活性与 Na^+、Mg^{2+} 浓度使之趋于正常有关。

(八)葶苈子

葶苈子为十字花科植物播娘蒿 *Descurainia sophia*(L.)Webb. ex Prantl. 或独行菜 *Lepidium apetalum* Willd. 的干燥成熟种子,前者习称"南葶苈子",后者习称"北葶苈子"。具有泻肺平喘,利水消肿的功效。两者在临床上的应用并未严格区分。南葶苈子作为市场上主要流通的商品规格,其化学成分及其药理作用的相关研究也更容易得到关注。现代药理学研究表明,葶苈子及其有效成分具有利尿、正性肌力、抑制心室重构及保护心肌细胞等多种作用。

葶苈子的成分包括硫苷类、异硫氰酸和芥子苷类、黄酮类、强心苷类、苯丙素类、有机酸类、脂肪油类及其他类等 85 种化学成分,黄酮类为其发挥功效的主要成分。在研究南葶苈子对心力衰竭大鼠模型的实验过程中,发现经南葶苈子治疗后大鼠心室的左室舒张末期内径(LVIDd)和左室收缩末期内径(LVIDs)值降低,左室射血分数(LVEF)和左室缩短率(LVFS)值升高心功能相关指标得到一定程度的改善。利用心力衰竭模型大鼠来研究以葶苈子为主的中药治疗心力衰竭的作用机制,结果发现该中药能够降低心力衰竭大鼠模型的心肌细胞线粒体膜电位,进一步改善心肌细胞的线粒体功能,调节 NCX1 和 SERCA2 蛋白表达的平衡,从而保持细胞内 Ca^{2+} 的稳态,起到治疗心力衰竭的作用。

(九)茯苓

茯苓为多孔菌科卧孔属真菌茯苓 *Poria cocos*(Schw.)Wolf 的干燥菌核。具有利水消肿,渗湿,健脾,宁心的功效。现代药理研究表明,茯苓可有效提升心肌收缩力,具有利尿、抗炎、抗氧化和调节免疫等多种作用。

茯苓化学成分主要为多糖和三萜类化合物,还含有树胶、蛋白质、脂肪酸和甾醇等成分。茯苓素是利尿消肿的主要成分,茯苓素能激活细胞膜上的 Na^+-K^+-ATP 酶,而 ATP 与利尿有关。茯苓素作为茯苓的主要活性成分,体外可竞争醛固酮受体,体内逆转醛固酮效应,不影响醛固酮的合成。这些都说明茯苓素是新的醛固酮受体拮抗剂,有利于尿液排出,恢复肾功能,消除蛋白质。研究发现,茯苓皮水提取物可下调心力衰竭大鼠水通道蛋白2及其 mRNA 的表达,从而减弱对水的重吸收作用,发挥利尿作用。

二、中药复方药效学研究

中成药以中药材为原料,在中医基础理论的指导下,为了预防及治疗疾病的需要,按规定处方和制剂工艺将其加工制成一定剂型的中药制品。其组方注重药物之间的相互配伍,根据患者不同阶段不同症状,进行辨证论治,在临床实践中得到较好的效果。因其具有性质稳定,疗效确切,毒副作用相对小,服用、携带、贮藏、保管方便等特点,被广泛应用,常见的剂型有口服剂、注射剂。

1. 芪苈强心胶囊

规格:每粒装 0.3g;用法用量:口服,一次 4 粒,一日 3 次。由黄芪、人参、黑顺片、丹参、葶苈子、泽泻、玉竹、桂枝、红花、香加皮、陈皮组成。具有益气温阳,活血通络,利水消肿的功效。用于冠心病、高血压病所致轻、中度充血性心力衰竭证属阳气虚乏、络瘀水停者,症见心慌气短,动则加剧,夜间不能平卧,下肢浮肿,倦怠乏力,小便短少,口唇青紫,畏寒肢冷,咳吐稀白痰。通过观察 43 例慢性心衰患者,在常规治疗基础上给予芪苈强心胶囊,每次 3 粒,每日 3 次,治疗 6 个月后,患者 BNP 下降,LVEF 值上升,有效改善了患者的症状和体征。

2. 补益强心片

规格:每基片重 0.3g;用法用量:口服,每次 4 片,一日 3 次,2 周为 1 个疗程。由人参、黄芪、香加皮、丹参、麦冬、葶苈子组成。具有益气养阴,活血利水的功效。用于冠心病、高血压性心脏病所致慢性充血性心力衰竭(心功能分级 Ⅱ~Ⅲ 级),中医辨证属气阴两虚兼血瘀水停证者。症见心悸、气短、乏力、胸闷、胸痛、面色苍白、汗出、口干、浮肿、口唇青紫等。通过观察 70 例慢性心衰患者,给予补益强心片治疗,结果显示,补益强心片对慢性心力衰竭具有显著的治疗效果,能促进患者尽快康复,总有效率达94.29%。

3. 参附强心丸

规格:每丸重 3g;用法用量:口服,一次 2 袋,一日 2~3 次。由人参、附子(制)、桑白皮、猪苓、葶苈子、大黄组成。具有益气助阳,强心利水的作用。用于慢性心力衰竭引起的心悸、气短、胸闷喘促、面肢浮肿等症,属于心肾阳衰者。通过观察 54 例慢性心衰患者在常规治疗基础上给予参附强心丸,治疗 4 周后,患者心功能指标、脑钠肽、内皮素-1、白细胞介素-6、超敏 C 反应蛋白、肿瘤坏死因子-α 水平均较治疗前显著改善,说明参附强心丸联合卡维地洛片能提高患者心功能,改善临床症状。

4. 心宝丸

规格:每丸重 60mg;用法用量:慢性心功能不全按心功能 Ⅰ、Ⅱ、Ⅲ 级分别服用:Ⅰ级:每次 120mg(2 丸),一日 3 次;Ⅱ级:每次 240mg(4 丸),一日 3 次;Ⅲ级:每次 360mg(6 丸),一日 3 次。每疗程为 2 个月;在心功能正常后改为维持剂量 60~120mg(1~2 丸)。由洋金花、人参、肉桂、附子、鹿茸、冰片、人工麝香、三七、蟾酥组成。具有温补心肾,益气助阳,活血通脉的功效。用于治疗心肾阳虚、心脉瘀阻引起的慢性心功能不全;窦房结功能不全引起的心动过缓、病窦综合征及缺血性心脏病引起的心绞痛及心电图缺血性改变。通过观察 60 例慢性心衰患者,给予心宝丸和美托洛尔治疗 4 周,观察 LVEF、6min 步行距离、NT-proBNP 指标,显示心宝丸联合琥珀酸美托洛尔缓释片治疗慢性心力衰竭不仅可以改善患者心功能,还可增加患者运动耐量,总有效率为96.67%。

5. 芪参益气滴丸

规格:每袋装 0.5g;用法用量:餐后半小时服用,一次 1 袋,一日 3 次,4 周为 1 疗程或遵医嘱。由黄芪、丹参、三七、降香组成。具有益气通脉,活血止痛的功效。用于气虚血瘀型胸痹。症见胸闷胸痛、气短乏力、心悸、面色少华、自汗,舌体胖有齿痕、舌质暗或紫暗或有瘀斑,脉沉或沉弦;也适用于冠心病、心绞痛见上述症状者。在常规治疗基础上给予 58 例心肌梗死后慢性心衰患者芪参益气滴丸口服,每次 1 袋,每日 3 次,疗程为 30d,结果显示,总有效率为 91.38%,BNP 显著下降,LVEF 显著上升,6min 步行距离较治疗前增加,说明在常规西医治疗的基础上应用芪参益气滴丸治疗心衰患者能显著改善其生活质量,减轻和消除临床症状。一项多中心研究采用随机双盲安慰剂对照试验设计方法,选择 640 名缺血性心力衰竭患者,随机分为治疗组和对照组,每组 320 名患者,两组均采用国际标准西医治疗方案,并在此基础上分别加用芪参益气滴丸和安慰剂,每天 3 次,每次 1 包,疗程 6 个月,结果使用芪参益气滴丸治疗 6 个月耐受性良好,与安慰剂相比,运动耐受性有所改善。

6. 黄芪注射液

规格:每支 10ml(相当于原药材 20g),每支 20ml(相当于原药材 40g);用法用量:肌内注射,一次 2~4ml,一日 1~2 次;静脉滴注,一次 10~20ml,一日 1 次,或遵医嘱。由黄芪组成。具有益气养元,扶正祛邪,养心通脉,健脾利湿的功效。用于心气虚损、血脉瘀阻之病毒性心肌炎、心功能不全及脾虚湿困之肝炎。将 112 名充血性心力衰竭患者随机分为治疗组 62 例,对照组 50 例,治疗组在上述常规治疗的基础上,加用黄芪注射液,疗程 10d,治疗组总有效率 93%,对照组总有效率 80%,左室功能改善与对照组相比具有统计学意义(P<0.01),表明黄芪注射液联合西医常规治疗可提高慢性 HFrEF 患者 LVEF。

7. 生脉注射液

规格:每支装 2ml;用法用量:肌内注射,一次 2~4ml,一日 1~2 次;静脉滴注,一次 20~60ml,用 5% 葡萄糖注射液 250~500ml 稀释后使用,或遵医嘱。由人参、麦冬、五味子组成。具有益气养阴,复脉固脱的功效。用于气阴两亏、脉虚欲脱的心悸、气短、四肢厥冷、汗出、脉欲绝及心肌梗死;心源性休克、感染性休克等具有上述症候者。将 127 名充血性心力衰竭患者随机分为对照组、治疗组Ⅰ、治疗组Ⅱ、治疗组Ⅲ共 4 个试验组。对照组给予常规西药治疗,治疗组Ⅰ在对照组治疗基础上加用左卡尼汀,治疗组Ⅱ在对照组治疗基础上加用生脉注射液,治疗组Ⅲ在对照组治疗基础上加用左卡尼汀及生脉注射液,4 组治疗疗程均为 3 周;治疗后,治疗组Ⅲ与对照组、治疗组Ⅰ、治疗组Ⅱ相比较,LVEDD、LVESD 显著缩小,LVEF、CO 明显提高,差异有显著性(P<0.05)。表明生脉注射液联合左卡尼汀辅助治疗充血性心力衰竭疗效肯定。

8. 注射用益气复脉(冻干)

规格:每瓶装 0.65g(相当于含红参 0.5g、五味子 0.75g 和麦冬 1.5g);用法用量:静脉滴注,每日 1 次,每次 8 瓶,用 250~500ml 5%葡萄糖注射液或生理盐水稀释后静脉滴注,每分钟 40 滴,疗程 2 周。由红参、麦冬、五味子组成。具有益气复脉,养阴生津的功效。用于冠心病劳累性心绞痛气阴两虚证,症见胸痹心痛、心悸气短、倦怠懒言、头晕目眩、面色少华,舌淡、少苔或剥苔,脉细弱或结代;冠心病所致慢性左心功能不全Ⅱ、Ⅲ级气阴两虚证,症见心悸、气短甚则气急喘促、胸闷隐痛、时作时止、倦怠乏力、面色苍白、动则汗出,舌淡、少苔或剥苔,脉细弱或结代。将 120 例慢性心力衰竭并低血压患者,随机分为对照组(53 例)和观察组(55 例),观察组在对照组治疗的基础上给予注射用益气复脉(冻干),治疗后,两组 LVEF 显著升高,NT-proBNP、心率和生活质量评分均明显降低,同组治疗前后比较差异有统计学意义(P<0.05);观察组在 NT-proBNP 水平和生活质量评分显著低于对照组(P<0.05)。治疗后,两组血压均有明显升高,且观察组的血压水平显著高于对照组,两组比较差异有统计学意义(P<

0.05）；观察组患者总有效率为96.4%，显著高于对照组的84.9%，两组比较差异有统计学意义（*P*<0.05）。结果表明注射用益气复脉（冻干）治疗慢性心力衰竭合并低血压不仅能有效改善患者的心功能，减轻临床症状，而且能进一步提升低血压患者的血压水平。

9. 参附注射液

规格：每瓶装10ml；用法用量：肌内注射：一次2~4ml，一日1~2次；静脉滴注：一次20~100ml，用5%~10%葡萄糖注射液250~500ml稀释后使用；静脉推注：5~20ml，用5%~10%葡萄糖注射液20ml稀释后使用，或遵医嘱。由红参、附片（黑顺片）组成。具有回阳救逆，益气固脱的功效。用于阳气暴脱的厥脱症（感染性、失血性、失液性休克等）；也可用于阳虚（气虚）所致的惊悸、怔忡、喘咳、胃疼、泄泻、痹症等。基础研究方面，参附注射液能显著下调心衰大鼠心肌组织中miRNA（rno-miR-125b-5p、rno-miR-133a-5p、rno-miR-221-3p、rno-miR-1-3p）的表达，经细胞质与核苷酸结合后影响相关信号通路的转导，从而发挥其抗心衰作用。此外，研究发现参附注射液还可通过阻断JAK-STAT细胞信号传导通路的介导，抑制机体细胞因子释放，减少JAK1、STAT3蛋白表达，抑制心衰大鼠心肌重塑，改善心肌舒缩功能。临床评价中，参附注射液能通过降低白细胞介素-6（IL-6）、肿瘤坏死因子-α（TNF-α）、C反应蛋白（CRP）等炎性因子水平，升高左室射血分数（LVEF），降低左心室舒张末期内径（LVEDD），改善心功能。

10. 参麦注射液

规格：2ml；用法用量：肌内注射：一次2~4ml，一日1次。静脉滴注：一次20~100ml，用5%葡萄糖注射液250~500ml稀释后应用或遵医嘱。由红参、麦冬组成。具有益气固脱，养阴生津，生脉的功效。用于治疗气阴两虚型之休克、冠心病、病毒性心肌炎、慢性肺心病、粒细胞减少症。能提高肿瘤病人的免疫机能，与化疗药物合用时，有一定的增效作用，并能减少化疗药物所引起的毒副反应。基础研究方面，利用高血压心力衰竭大鼠进行实验发现，参麦注射液可提高LVFS和LVEF，降低NT-proBNP；临床评价上，将参麦注射液联用西药，发现其可降低TNF-α、IL-6、Hs-CRP等炎性因子水平和BNP，抑制心肌肥厚、防止心室重构，从病理机制上延缓CHF进展，改善临床症状，提高生活质量，改善预后。也有研究证明其有效成分中的人参皂苷可通过抑制心肌自噬活化，保护心肌细胞，防止心室重塑，延缓CHF进程。

11. 心脉隆注射液

规格：2ml：100mg；用法用量：每次5mg/kg体重，静脉滴注，加5%葡萄糖溶液或0.9%氯化钠注射液200ml，滴速20~40滴/min，一日2次，两次之间间隔6h以上。5d为1疗程。由心脉隆浸膏组成。具有益气活血，通阳利水的功效。为慢性肺源性心脏病引起的慢性充血性心力衰竭的辅助用药。可用于改善气阳两虚、瘀血内阻的慢性充血性心力衰竭引起的心悸、浮肿、气短、面色晦暗、口唇发绀等症状。将低射血分数慢性心力衰竭患者124例，随机分为对照组和治疗组，每组各62例。治疗组在对照组基础上给予心脉隆注射液，对照组和治疗组总有效率分别是80.65%、93.55%，两组比较差异有统计学意义（*P*<0.05）。治疗后，两组左室舒张末期内径（LVEDD）和收缩末期内径（LVESD）均明显降低（*P*<0.05），而两组左室射血分数（LVEF）明显升高（*P*<0.05）；且治疗后治疗组LVEDD和LVESD低于对照组，而LVEF高于对照组，两组比较差异有统计学意义（*P*<0.05）。

参考文献

[1]严夏,周文斌,杨志敏. 颜德馨教授治疗心衰经验撷拾[J]. 实用中医内科杂志,2003,17(6):447.

[2]高尚社. 国医大师路志正教授辨治心力衰竭验案赏析[J]. 中国中医药现代远程教育,2012,10(10):4-6.

［3］毕志江,赵信科,刘凯,等.基于中医传承辅助平台分析李应东教授治疗慢性心力衰竭用药规律［J］.中国中医急症,2019,28(10):1771-74.

［4］毛静远,朱明军.慢性心力衰竭中医诊疗专家共识［J］.中医杂志,2014,55(14):1258-1260.

［5］杜峣楠,梁晓林,曹宇,等.王晓峰辨治慢性心力衰竭经验介绍［J］.新中医,2021,53(17):218-220.

［6］张宝成,李雪萍,李雪萍,等.苓桂术甘汤"开玄府—气化三焦"治疗慢性心力衰竭的探讨［J］.中华中医药杂志,2019,34(3):1006-1008.

［7］王伊丽,李澜,徐赟晟,等.芪参益气滴丸在心血管系统疾病模型中的药理作用研究进展［J］.天津中医药大学学报,2018,37(2).169-72.

［8］李建超,吴艳婷,刘新灿,等.太极拳对心力衰竭患者心功能及生活质量影响的 meta 分析［J］.慢性病学杂志,2018,19(4):369-74.

［9］张艳艳.芪苈强心胶囊治疗慢性心衰的临床观察［J］.中医临床研究,2017,9(10):83-84.

［10］MAO J,ZHANG J,LAM C S P,et al. Qishen Yiqi dripping pills for chronic ischaemic heart failure:results of the CACT-IHF randomized clinical trial［J］. ESC Heart Failure,2020:128-142.

［11］李雪.心脉隆注射液联合尼可地尔治疗老年低射血分数慢性心力衰竭的疗效观察［J］.现代药物与临床,2020,35(5):938-941.